의료기관평가실무

보문각

김 회 창(金 會 昌)

■ 학력

한양대학교 행정대학원 의료행정학과(병원행정 전공)졸업
대구한의대학교 일반대학원 보건학과(보건학 전공)졸업/보건학박사
(연수)미국 시카코 Governors University(Health care과정)

■ 경력

한림대의료원 한강성심병원 보험심사계장, 강동성심병원 보험심사과장
서울아산병원 보험과장, 원무차장, 건강증진센터 운영팀(부)장
보령아산병원 관리부장, 다보스병원 행정원장, 강원삼성병원 행정원장
동원대학교 보건의료행정과 교수 역임

■ 연구논문

병원의 의료보험 교육실태에 관한 조사연구
종합병원 원무관리의 효율적 운영방안
종합건강진단을 통한 암 발견 수진자의 특성분석 연구
건강진단관리 교과목개설 필요성에 관한 조사연구
진료비심사청구관리의 효율적 운영방안
건강보험 수급자격관리 및 진료행위 청구누락 방지방안 외 5편

의료기관평가실무

초판 발행 2022년 10월 20일
초판 인쇄 2022년 10월 17일

지은이 김회창
펴낸이 이호동
발행처 **보문각**
블로그 http://blog.naver.com/bomungak
e-mail bomungak@naver.com
주소 서울시 서초구 바우뫼로7길 8
등록번호 302-2003-00085
전화 02)468-0457
팩스 02)468-0458

값 26,000원

ISBN 978-89-6220-453-7 93510

머리말

의료기관평가란 의료기관의 의사결정에 유용한 정보를 제공하기 위하여 합리적인 여러 정책방안을 준비하고 적합한 실행방안을 설계할 수 있는 능력이다. 따라서 의료기관평가를 효율적으로 수행하기 위해서는 의료기관에 대한 각 부서의 수행업무를 파악하고 각 단체에서 시행하고 있는 의료기관평가와 병원의 경영실적관리, 재무분석, 원가분석, 감사 등을 실시하고 그에 따른 결과자료를 병원경영 개선과 적정화 대책수립에 활용하여 양질의 의료제공과 경영수익을 증대할 수 있어야 한다. 오늘날 의료기관은 의료정책의 변화, 수가산정의 복잡화, 의료환경의 급격한 변화, 고객의 기대수준 향상, 병원간 환자유치 및 서비스 경쟁의 심화 등으로 최신 경영기법에 의한 병원경영이 필요하게 되었다. 또한 의료기관은 의료환경변화에 대한 적극적인 대응전략 수립으로 대외경쟁력의 강화가 필요하며, 특히 국민들의 의료에 대한 인식수준과 서비스에 대한 기대수준이 높아지고, 병원 간 경쟁이 더욱 심화되고 있는 이 시점에서는 의료기관의 특성화와 차별화 정책이 무엇보다도 주요하다고 본다.

본 교재의 순서는 학습을 11단원으로 분류하여 맨 먼저 Chapter 1 의료기관 분류 및 평가 종류, Chapter 2 의료의 질 평가, Chapter 3 의료기관인증평가, Chapter4 응급의료기평가, Chapter 5 요양급여적정성평가, Chapter6 환자안전관리 및 평가, Chapter 7 병원경영실적관리 및 분석, Chapter 8 병원재무분석, Chapter 9 원가분석 및 성과급제, Chapter 10 병원감사업무, Chapter 11 병원조직문화 및 의사소통의 순서로 나열하고 필요지식과 핵심다지기 등으로 구성하였다.

본 저자는 그동안 서울아산병원을 비롯하여 의료기관에서 약 30년 동안 원무 · 보험 · 검진 및 병원행정관리에 대한 실무경험과 강의경험을 바탕으로 보건행정 및 의료경영을 전공한 학생들이 쉽게 이해를 하고 전문지식을 습득하여 졸업 후 의료기관에서 실무에 활용 할 수 있도록 교재를 집필하였다. 또한 병원의 기획부서나 감사실에 종사하는 직원들이 실무에 활용할 수 있도록 현장 실무위주로 집필하였다.

그리고 그동안 여러 병원의 경영진단 컨설팅 연구원으로 참여해오면서 병원경영의 효율적 운영방안을 제시한 사항을 참고하여 병원경영평가 내용에 주요사항을 삽입하였다.

특히 의료기관의 경영컨설팅자료와 최신법령 및 고시내용을 참고하여 교재집필에 활용하였다, 아무쪼록 이 책을 이용하시는 분들께서는 의료기관평가 실무에 많은 도움이 되기를 바라며, 이 책의 편집을 계기로 미진한 부분은 매년 수정 보완하여 훌륭한 교재가 될 수 있도록 노력해 나가려고 한다. 그리고 교재집필에 자문과 도움을 주신 HM컴퍼니 임배만 대표님, 평택박애병원 조형래 행정원장님, 메가의료정보기술 장영용 사장님, 병원행정 NCS 학습모듈개발 연구에 같이 참여한 각 대학 교수님께 감사드리며, 출판을 위해 성심성의를 다해 주신 이호동사장님과 직원들에게 감사말씀을 전한다.

저자 김회창 드림

목차

CONTENTS

CONTENTS

Chapter 9 원가분석 및 성과급제

Chapter 10 병원감사업무

Chapter 11 병원조직문화 및 의사소통

의료기관평가 실무 학습모듈의 개요

1. 학습개요

의료기관평가란 병원경영의 의사결정에 유용한 정보를 제공하기 위하여 합리적인 여러 정책방안을 준비하고 적합한 실행방안을 설계할 수 있는 능력이다. 따라서 의료기관평가를 효율적으로 수행하기 위해서는 의료기관에 대한 각 부서의 수행업무를 파악하고 각 단체에서 시행하고 있는 의료기관평가와 병원의 경영실적관리, 재무분석, 원가분석, 감사 등을 실시하고 그에 따른 결과자료를 병원경영 개선에 활용하여 양질의 의료제공과 경영수익을 증대할 수 있어야 한다. 또한 병원경영의 운영실태 등을 조사하여 결손부분을 배제하고 적정화 대책을 수립할 수 있는 능력을 강구하여 의료기관경영의 효율성을 제고하도록 한다.

2. 학습목표

1. 의료기관의 분류와 의료수가제도를 알 수 있다.
2. 의료기관의 평가 종류를 이해하고 평가 준비를 할 수 있다.
3. 의료기관평가결과 분석을 수행하여 경영진에게 보고할 수 있다.
4. 병원의 경영실적을 분석하여 경영개선과 수익을 증대 할 수 있는 능력을 함양 할 수 있다.
5. 병원의 제반 경영평가업무에 대한 직무를 수행할 수 있다.

3. 핵심 용어

의료기관분류, 의료수가제도, 의료기관평가, 의료기관인증, 의료의 질 평가, 요양급여적정성평가, 응급의료기관평가, 환자경험평가, 환자안전관리평가, 환자진료실적, 병원경영지표, 병원경영분석, 진료권,병원경영진단, 환경분석, 병원통계, 원무통계, 재무분석, 재무제표, 재무비율, 의료원가, 원가계산, 활동기준원가계산, 원가분석, 성과급제, 손익분석, 적정원가, 감사, 내부감사, 외부감사, 회계감사, 조직문화, 의사소통, 팀제

CHAPTER 01

의료기관 분류 및 평가 종류

1-1. 의료기관 분류

1-2. 의료수가 제도

1-3. 의료기관 평가 유형

1-4. 병원경영과 관련된 법률

■ 핵심다지기

1-1 의료기관 분류

{ 학습목표 }
1. 의료기관을 분류하고 개설 및 변경 현황을 신고할 수 있다.
2. 상급종합병원과 전문병원의 지정요건과 역할을 구별할 수 있다.

필요 지식

1. 보건의료와 의료

(1) 보건의료와 의료

보건의료(health care)란 보건의료기본법 제3조에서 국민의 건강을 보호, 증진하기 위하여 국가, 지방자치단체, 보건기관 또는 보건의료인 등이 행하는 모든 활동이라고 규정하고 있으며, 의료(medical care)란 의료법이 규정하고 있는 의료인에 의해 행하여지는 진단, 치료, 간호 등의 임상활동이라 규정하고 있어 보건의료와는 서로 다른 의미이다. 또한 의료는 "의학을 인간에게 적용하는 실천적 기술" 이며, 의학(medicine)이란 "인간의 생명을 자연과학적으로 규명하고자 하는 학문'이라고 할 수 있다. 전통적인 의료는 신체적인 질병에 역점을 두고 개개인의 생명을 유지하며 건강을 증진시키는데 기여하여 왔으나 의학이 발달함에 따라 의료의 내용이 치료위주에서 벗어나 예방과 재활 및 건강증진으로 과학화되었다.

(2) 보건의료법상 관련용어

① 보건의료

국민의 건강을 보호. 증진하기 위하여 국가. 지방자치단체. 보건의료기관 또는 보건의료인 등이 행하는 모든 활동을 말한다.

② 보건의료서비스

국민의 건강을 보호. 증진하기 위하여 보건의료인이 행하는 모든 활동을 말한다.

③ 보건의료인

"보건의료인"이라 함은 보건의료관계법령이 정하는 바에 의하여 자격. 면허 등을 취득하거나 보건의료서비스에 종사하는 것이 허용된 자를 말하며 의료법에 의한 의료인은 보건복지부장관의 면허를 받은 의사, 치과의사, 한의사, 간호사, 조산사가 있다(5종).

④ 의료기관

의료인이 공중 또는 특정 다수인을 위하여 의료. 조산의 업을 하는 곳으로서 의료법상 의료기관의 종류에는 종합병원, 병원, 치과병원, 요양병원, 한방병원, 의원, 치과의원. 한의원 및 조산원이 있다.

⑤ 공공보건의료기관

국가. 지방자치단체. 기타 공공단체가 설립 운영하는 보건의료기관을 말한다.

⑥ 보건의료자원

보건의료자원이란 국민에게 보건의료서비스를 제공하기 위하여 필요한 모든 자원이라 할 수 있다. 보건의료자원에는 인적자원(보건의료인력)과 물적자원(보건의료시설 및 보건의료장비), 지적자원(보건의료정보 및 보건의료기술)이 있다.

2. 요양기관 및 의료기관 분류

(1) 국민건강보험법상 요양기관

요양기관은 ① 의료법 제3조에 의하여 개설된 의료기관 (9종) ② 약사법에 의하여 등록된 약국 및 한국희귀 · 필수의약품센터 ③ 지역보건법에 의한 보건소, 보건의료원 및 보건지소 ④ 농어촌 등 보건의료를 위한 특별조치법에 의하여 설치된 보건진료소가 있다.

그림 1-1 요양기관 종류별 현황

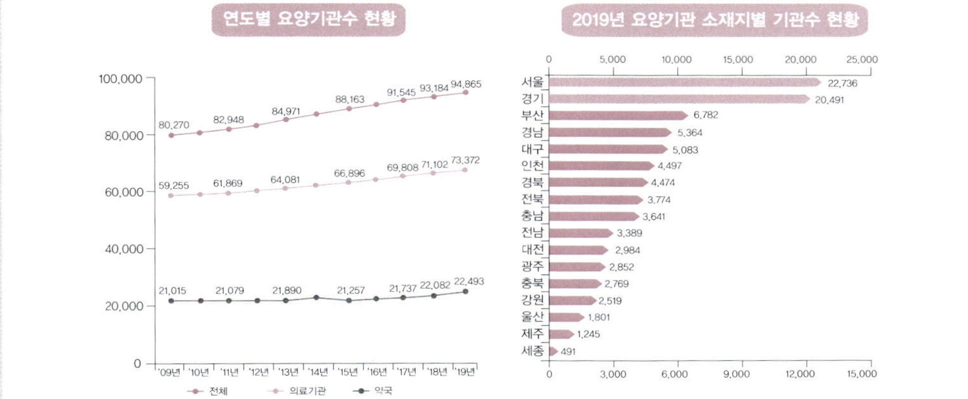

자료출처 : 건강보험통계연보(2020)

(2) 의료법에 따른 의료기관의 구분

① 의원급 의료기관

의사, 치과의사 또는 한의사가 주로 외래환자를 대상으로 각각 그 의료행위를 하는 의료기관으로서 의원, 치과의원, 한의원이 있다.

② 조산원

조산원은 조산사가 조산과 임부 · 해산부 · 산욕부 및 신생아를 대상으로 보건활동과 교육 · 상담을 하는 의료기관을 말한다.

③ 병원급 의료기관

의사, 치과의사 또는 한의사가 주로 입원환자를 대상으로 의료행위를 하는 의료기관으로서 그 종류는 병원 · 치과병원 · 한방병원 및 요양병원은 30개 이상의 병상(병원 · 한방병원만 해당) 또는 요양병상(요양병원만 해당하며, 장기입원이 필요한 환자를 대상으로 의료행위를 하기 위하여 설치한 병상을 말함)을 갖추어야 한다.

④ 종합병원

종합병원이라 함은 의사, 치과의사 또는 한의사가 주로 입원환자를 대상으로 의료행위를 하는 의료기관으로서 그 종류는 다음과 같다.

(1) 종합병원은 다음 각 호의 요건을 갖추어야 한다. ① 100개 이상의 병상을 갖추고 있어야 한다. ② 100병상 이상 300병상 이하인 경우에는 내과 · 외과 · 소아청소년과 · 산부인과 중 3개 진료과목, 영상의학과, 마취통증의학과와 진단검사의학과 또는 병리과를 포함한 7개 이상의 진료과목을 갖추고 각 진료과목마다 전속하는 전문의를 두어야 한다. ③ 300병상을 초과하는 경우에는 내과, 외과, 소아청소년과, 산부인과, 영상의학과, 마취통증의학과, 진단검사의학과 또는 병리과, 정신건강의학과 및 치과를 포함한 9개 이상의 진료과목을 갖추고 각 진료과목마다 전속하는 전문의를 두어야 한다.

(2) 종합병원은 제1항 제2호 또는 제3호에 따른 진료과목(필수진료과목) 외에 필요하면 추가로 진료과목을 설치 · 운영할 수 있다. 이 경우 필수진료과목 외의 진료과목에 대하여는 해당 의료기관에 전속하지 아니한 전문의를 둘 수 있다.

그림 1-2 서울소재 상급종합병원

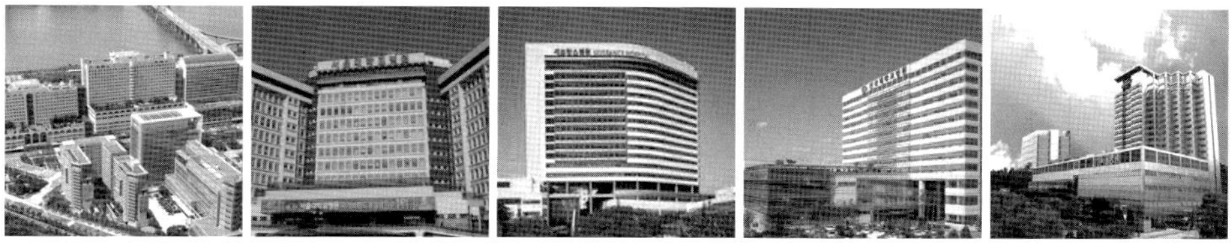

3. 운영주체에 따른 병원의 분류

(1) 설립운영주체에 따른 병원의 분류

의료기관의 설립 · 운영주체에 따라 국(공)립병원과 사립병원으로 분류하며 아래와 같이 구분된다.

(가) 국(공)립병원(Public Hospital)

국가 또는 지방자치단체, 공공단체에서 설립. 운영하는 병원을 말하며 국립중앙의료원, 경찰병원, 국립교통재활병원, 국립정신병원, 지방의료원, 시 · 도립병원 등이 있다.

① 지방의료원

지방의료원의 설립 및 운영에 관한 법률에 의해 설립된 병원(서울의료원 등 34개)이다.

② 특수법인병원

특별법에 의해 설립된 병원으로 서울대학교병원, 부산대학교병원, 전남대학교병원, 보훈병원, 원자력병원, 적십자병원 등이 있다.

(나) 사립병원(Private Hospital)

민간법인 또는 개인이 설립 · 운영하는 병원을 말하며 그 종류로는 학교법인병원, 재단법인병원, 사단법인병원, 사회복지병원, 회사법인병원, 의료법인병원, 개인병원 등이 있다.

① 학교법인

사립학교법에 근거하여 설립된 병원으로 사립대학교 부속병원의 형태로 운영되는 연세대의료원, 고려대의료원, 경희대의료원, 한양대의료원 등이 있다.

② 사단법인

일정한 목적을 위해 회원으로 구성된 집단이 운영하는 병원을 말하며 부산해양병원, 목포노동병원 등이 있다.

③ 재단법인

일정한 목적을 위하여 설립된 법인으로 재산이 실질적 주체이며 법률상의 권리로 설립 · 운영하는 병원으로 아산재단 소속 병원(서울아산병원 등) 및 종교단체병원 등이 해당된다.

④ 사회복지법인

사회복지사업법에 의해 설립된 병원이며 삼성서울병원, SRC재활병원 등이 있다.

⑤ 회사법인

의료기관 개설 특례규정에 따라 회사 소속의 직원이나 종업원 및 가족의 건강관리를 목적으로 설립된 병원이다.

⑥ 의료법인

의료업을 시행할 목적으로 설립한 법인이 운영하는 기관으로 개인병원에 비해 각종 세제 혜택(세금경감, 재산세, 취득세, 상속세 등 비과세)이 주어지고 있으며, 전국에 1,316개 의료기관이 있다.

⑦ 개인병 · 의원

의료법 제3조에 의거 의사, 치과의사, 한의사 등의 개인이 설립한 기관으로서, 전국에 약 88,862개 의료기관이 운영되고 있다.

⑧ 의료소비자생활협동조합병원(의료생협병원)

소비자생활협동조합법에 따라 조합원 300명, 출자금 3000만 원 등 생협 설립요건을 갖춘 생협법인이 지방자치단체의 승인을 얻어 설립하는 병원이다. 지역 주민들의 출자로 설립되는 주민참여형 의료기관이기 때문에 질병예방 · 보건활동 · 노인복지 등과 같은 주치의 서비스 제공을 주로 맡고 개설 운영 중이나 보건복지부는 설립요건을 강화할 예정이다.

(2) 의학교육 기능의 범위에 따른 구분

병원의 또 다른 기능인 교육실시 여부에 따른 분류로서 대학병원(University Hospital), 수련병원(Training Hospital), 비 교육병원(Non-Training Hospital)으로 구분한다.

(3) 제공하는 의료서비스에 따른 구분

① 일반병원(General Hospital)

다양한 질병, 다양한 인구집단의 환자에게 여러 종류의 진료서비스를 제공하는 병원을 말한다.

② 특수병원(Speciality Hospital)

특수질병, 특정장기, 특정인구집단이나 장기요양 대상의 질환을 가지고 있는 환자를 진료하는 병원을 말한다.

(4) 이윤추구(영리성)에 의한 구분

병원이 추구하는 목적에 있어 영리성 유무에 따른 분류 방법으로서 영리병원(Profit Hospital), 비영리병원(Non-for-Profit Hospital), 자선병원(Voluntary Hospi-tal)으로 분류할 수 있다. 영리병원의 설립에 관한 사항은 의료시장의 개방 등으로 제주특별자치도는 외국인만 진료하는 조건으로 2018년 12월 국내 제1호 영리병원 설립(녹지국제병원)을 허가받았으나 외국인만 대상으로 하는 진료한정 등의 사유로 개설허가 3개월 이내에 진료를 개시하지 않아 개설허가가 취소되었다. 영리병원은 영리를 목적으로 하는 의료법인은 투자자로부터 자본을 투자 받아 병원을 운영하고 이를 통해 발생한 수익을 투자자에게 다시 돌려주는 주식회사 형태의 병원을 일컫는다. 이는 비영리병원에 대응되는 개념인데, 현행 의료법은 의료기관을 설립할 수 있는 자로, 의사와 비영리법인만을 인정하고 있다.

4. 의료전달체계 및 소재지별 분류

(1) 의료전달체계에 따른 분류

① 1단계 및 2단계 진료

의료전달체계는 의료자원의 효율적 공급과 대형병원의 집중현상방지 및 의료기관간의 균형적 발전을 도모하기 위해 시행하고 있으며, 건강보험은 1단계 및 2단계 진료체계로 운영되고 있으며, 의료급여는 1단계(1차)-2단계(2차)-3단계(3차)진료체계로 운영되고 있다.

② 특수진료

특수진료는 일반병원에서 진료가 어렵거나 격리 또는 장기간 진료가 필요한 정신질환, 결핵, 나병, 암, 재활치료, 심장질환 등과 같은 특수한 진료를 전문으로 시행하는 의료기관으로 전문요양기관이 담당하고 있으며 1단계진료에 해당한다.

(2) 소재지별 병원 분류

병원의 소재지를 기준으로 ① 대도시 지역병원(Metropolitans Hospital) ② 중소도시 지역병원(Other cities Hospital), ③ 읍 · 면 지역병원(Rural Areas Hospital)으로 분류하고 있으며, 대도시지역에는 서울특별시 및 6대 광역시, 중소지역에는 대도시를 제외한 기타 시 · 읍면지역에는 군을 포함하고 있다. 한국보건산업진흥원 등에서 소재지별 병원을 분류하여 경영분석자료로 활용하고 있다.

5. 병원의 이해

(1) 병원의 정의

병원(hospital)이란 지역사회 주민들의 질병이나 불의의 사고, 분만 또는 사망 등에 대하여 진료와 예방의 의료서비스를 제공하기 위한 인력, 시설 및 의료기기와 장비들의 집합체를 의미한다고 정의하고 있으며, 미국 병원협회에서는 병원을 조직화된 의료 및 전문요원, 병상을 포함한 연구시설, 의료서비스, 그리고 지속적인 간호서비스를 통하여 환자에 대한 진단과 치료를 하는 시설이라 정의하고 있는데 이는 의료의 기능을 위주로 한 개념이라 할 수 있다. 그리고 세계보건기구(WHO)에서는 “병원은 조직화된 의료 인력과 입원병상을 포함한 시설을 갖추고 계속적인 간호서비스를 포함한 진단과 치료 등의 의료서비스를 환자에게 제공하는 장소이다. 또한 지역사회주민들에게 치료와 예방을 종합하는 완전한 보건의료를 제공하고, 가족의 건강증진은 물론 가정환경 개선의 노력까지 포함하는 보건의료를 제공하고 보건의료관계 종사자들의 훈련과 의료에 관련된 사회적 · 의학적 연구중심기관이다" 라고 정의하고 있다. 따라서 이러한 개념을 종합해보면 병원은 지역사회 주민들을 위해 의료서비스를 제공하고 질병의 치료와 예방, 의료관련자의 교육 및 의학연구를 수행하는 기관으로 정의할 수 있다.

(2) 병원의 기능

병원의 기능은 주로 의료서비스제공, 교육, 연구, 지역사회봉사 등이다.

① 의료서비스 기능

병원의 고유 기능이자 핵심기능은 의료서비스, 즉 입원 및 외래서비스를 제공하는 것이다. 의료서비스는 진단, 치료, 예방과 재활, 재가진료, 호스피스 완화의료, 장기진료, 요양, 낮병원(낮병동), 수술 등으로 구분된다. 또한 의료서비스는 제공형태별로 외래환자서비스와 입원환자서비스로 구분된다.

② 교육기능

의과대학생, 수련의, 전공의 등의 교육과 병원의 전문 인력에 대하여 교육을 담당하고 있으며, 또한 병원이 보유하고 있는 인적자원의 능력을 향상시키고 계발해 나가는 과정에서 교육은 의학발달 뿐만 아니라 병원의 발전을 위해서도 필수적이다.

③ 연구기능

병원은 의료서비스를 기본적으로 제공하는 것 외에도 의학발전과 환자들에게 보다 나은 의료서비스를 제공하기 위하여 지속적인 연구가 이루어져야 한다. 임상진료현장에서 축적되는 지식과 동물실험과 임상실험 등을 통하여 보다 나은 의료서비스와 지식개발을 하는 것은 병원이 담당하여야 하는 주요한 임무이다.

④ 지역사회봉사 기능

병원은 지역사회와 유기적인 관계를 가져야 한다. 지역사회에서 보건의료서비스를 제공하는 중추적인 기능도 담당하여야 하지만, 지역사회가 가지고 있는 보건의료 문제를 해결하기 위해 적극적인 봉사활동을 수행하는 것은 매우 중요한 기능으로 인식되고 있다. 병원이 지역사회주민의 질병예방, 재활, 건강증진, 등의 기능을 수행은 물론 보건문제에 대해 관심을 가지고 지역사회 기관과 유기적인 협조를 하며, 지역사회 주민들의 보건의료와 관련된 의식을 제고하는 것은 장기적 관점에서 병원과 지역사회를 함께 발전시키는 동력이 될 것이다.

(3) 병원조직의 특성

병원의 조직의 특성은 ① 자본집약적이면서 노동집약적인 경영체이며 ② 진료, 교육, 연구 등 다양한 사업목적을 가지고 있으며 ③ 유기적이고 복잡한 전환과정을 거쳐 서비스를 제공하는 기관이며 ④ 생산된 서비스의 품질관리나 업적평가가 용이하지 않으며 ⑤ 관리체계와 진료체계가 이원화 되어 있으며 ⑥ 직종이 다양하고 전문 인력의 구성이 높으며 ⑥ 직종 간 이질성과 직종별 집단의 높은 응집력을 가지고 있으며 ⑦ 여성인력의 비중이 높은 등이 있다.

(4) 병원의 구성인력

병원의 직종은 일반적으로 아래와 같이 분류하지만, 병원의 조직과 기능 및 업무수행에 따라 분류를 달리하는 경우도 있다.

표 1-1 병원의 직종분류

직종	내용
의사직	전문의, 전임의, 일반의, 전공의(인턴, 레지던트) 등
간호직	간호사, 전문간호사, 간호조무사 등
약무직	약사, 약무보조원 등
보건직 (의료기사직)	의료기사(임상병리사, 방사선사, 치과위생사, 치과기공사, 물리치료사, 작업치료사), 안경사, 응급구조사 등
사무직	일반사무(기획, 경영관리, 홍보, 총무, 인사, 원무, 보험, 예산, 회계, 재무, 경리, 물류, 구매, 자재, 검진, 사서, 부대사업 등)에 종사하는 직원
연구직	연구업무에 종사하는 직원(임상의학 연구소 등)
기술직	의료공학기사, 전기기사, 기계기사, 열관리기사, 냉동기계기사, 고압가스 화학기사, 고압가스취급 기능기사, 환경기사, 소방설비기사, 위험물 취급기능사, 정보처리기사, 산업안전기사 등은 주로 기술직으로 분류
기능직	조리원, 배선원, 미화원, 세탁원, 수선원, 승강원, 재봉사, 운전기사, 영선 및 수리보수원, 경비원, 보안원, 진료보조원 등은 주로 기능직으로 분류

기타 전문직	보건의료정보관리사, 사회복지사 등이 있지만 병원의 조직과 기능에 따라 보건직(또는 의료기사직)에 포함 또는 사무직으로 분류하고 있으며, 영양사는 보건직에 포함되거나 또는 영양직으로 별도 구분함.

(5) 병원의 의료정보시스템

의료정보는 환자의 진료과정에서 수집된 정보를 의미하며 이 자료들로부터 연구분석된 정보들을 의료현장에서 생성되는 모든 정보를 말한다. 의료정보란 진료정보, 건강관리정보(검진데이터), 의료지식을 정보처리기술과 네트워크를 활용하여 저장, 공유, 검색 및 전달함으로써 환자의 진료와 처방에 사용하는 모든 과정을 의미하며, 처방전달시스템(OCS), 전자의무기록시스템(EMR), 영상정보시스템(PACS), 원격의료 등과 같은 의료종합시스템 등을 모두 포괄하는 개념이다. 병원정보시스템(Hospital Information System: HIS)은 병원을 비롯한 의료기관을 경영하는데 있어 핵심적인 역할을 수행하는 것으로 보다 합리적인 병원경영을 위해서 컴퓨터를 활용하는 정보처리 및 통신시스템의 통합적인 집합이다.

그림 1-3 병원의 의료정보시스템

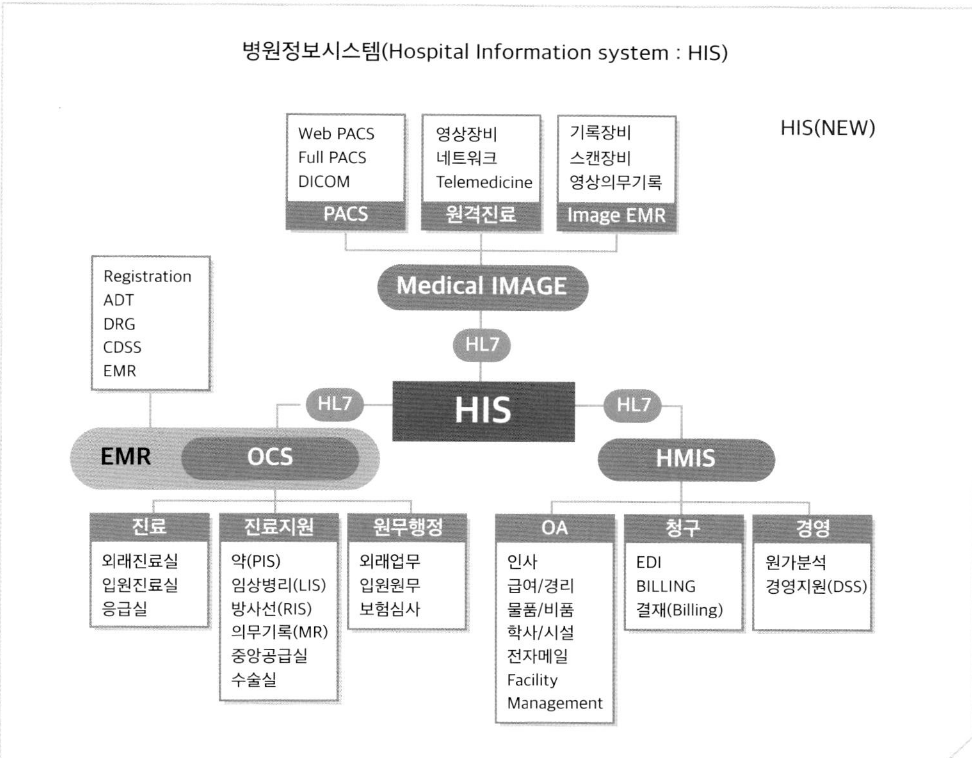

(6) 의료기관의 진료과목

의료법(시행규칙 제41조)에 의한 진료과목은 다음과 같다.

Ⅰ 병원이나 의원의 진료과목(26개 과목) :

① 내과(Internal Medicine : IM) ② 외과(General Surgery : GS)

③ 흉부외과(Chest Surgery : CS) ④ 신경외과(Neuro Surgery : NS)

⑤ 정형외과(Orthopedic Surgery : OS) ⑥ 성형외과(Plastic Surgery : PS)

⑦ 산부인과(OBestetrics & GYnecology : OB & GY)

⑧ 소아청소년과(Pediatric and Adolescent Medicine : PED)

⑨ 안과(OPhthalmology : EYE) ⑩ 이비인후과(Ear Nose & Throat : ENT)

⑪ 피부과(Dermatology : DER) ⑫ 비뇨의학과(Urology : Uro)

⑬ 신경과(Department of Neurology : NR)

⑭ 재활의학과(Rehabilitation Medicine : RM)

⑮ 마취통증의학과(Anesthesiology & pain Medicine : AN)

⑯ 진단검사의학과(Laboratory Medicine : LM)

⑰ 병리과(Pathology : Path) ⑱ 가정의학과(Family Medicine : FM)

⑲ 핵의학과(Nuclear Medicine : NM) ⑳ 응급의학과(Emergency Medicine : EM)

㉑ 정신건강의학과(Psychiatry : PSY) ㉒ 예방의학과(Preventive Medicine : PM)

㉓ 직업환경의학과(Occupational & Environmental Medicine : OE)

㉔ 영상의학과(Radiology : RI) ㉕ 결핵과(Tuberculosis : TB)

㉖ 방사선종양학과(Radiation Onconlogy : RT) 등 총 26개 진료과목이 있다.

또한 내과의 세부분과에는 소화기내과, 순환기내과, 호흡기내과, 내분비내과, 신장내과,혈액종양내과,알러지내과,류마티스내과,감염내과 등 9개 분과로 구분하고 있다.

2 치과병원이나 치과의원 :

① 구강악안면외과 ② 치과보철과 ③ 치과교정과 ④ 소아치과 ⑤ 치주과 ⑥ 치과보존과 ⑦ 구강내과 ⑧ 영상치의학과 ⑨ 구강병리과 ⑩ 예방치과 및 통합치의학과

3 한방병원이나 한의원 :

① 한방내과 ② 한방부인과 ③ 한방소아과 ④ 한방안 · 이비인후 · 피부과 ⑤ 한방신경정신과 ⑥ 한방재활의학과 ⑦ 사상체질과 및 침구과

(7) 전문센터 및 특수클리닉

병원의 전문 진료 및 특수질환의 치료를 위해 진료 각과와 협진체계를 구축하여 전문센터와 특수클리닉을 운영하고 있다. 운영의 효율성요소로는 특수질환 진료에 대한 이용편리와 신속한 진료 및 치료기간 단축, 병원의 특성화사업 및 대외 경쟁력강화 기여 등이 있다. 전문센터와 특수클리닉은 병원의 규모와 기능, 진료능력, 시설 및 의료장비 보유, 특수성에 따라 개설된 센터와 특수클리닉은 다르나 일반적으로 운영되는 센터와 클리닉은 아래와 같다.

① 전문센터

암, 응급의료, 건강증진, 뇌혈관 또는 뇌신경, 심혈관, 척추/관절, 뇌졸중, 국제진료(외국인진료), 소화기내시경, 대장항문, 임플란트, 스포츠건강의학, 장기이식, 재활센터 등이 있다.

② 특수클리닉

당뇨, 갑상선, 고혈압, 치매, 척추, 관절, 뇌신경, 호흡기, 천식, 비만, 금연, 난청, 대장항문, 인공신장, 전립선, 여성건강, 스트레스심리상담, 요실금클리닉 등이 있다.

그림 1-4 병원의 전문센터

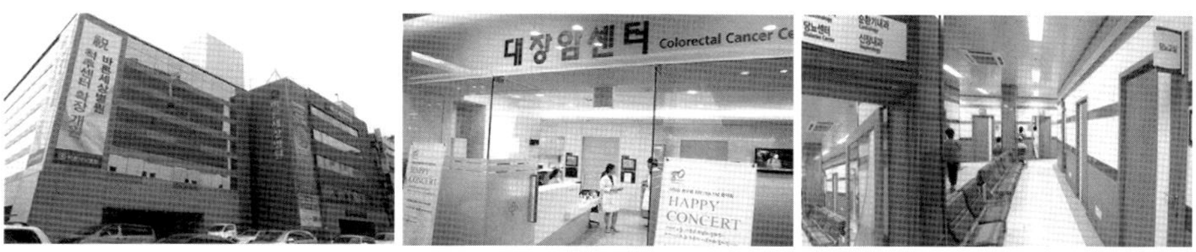

(8) 상급종합병원 및 전문병원

① 상급종합병원(role of tertiary hospitals)

의료법 제3조의 4, 1항에 의해 보건복지부장관이 지정하는 병원으로서, 종합병원 중 중증질환에 대하여 난이도가 높은 의료행위를 전문적으로 하는 종합병원을 말한다. 상급종합병원은 전국 10개 권역별로 2021년 2월 기준 전국에 45개 병원이 지정되어 있다.

지정된 상급종합병원은 건강보험 행위료 가산율 30%를 적용받게 된다.

■ 상급종합병원의 지정요건

1. 보건복지부령으로 정하는 20개 이상의 진료과목을 갖추고 각 진료과목마다 전속하는 전문의를 둘 것
2. 제1항에 따라 전문의가 되려는 자를 수련시키는 기관일 것
3. 보건복지부령으로 정하는 인력 · 시설 · 장비 등을 갖출 것
4. 질병군별(疾病群別) 환자구성 비율이 보건복지부령으로 정하는 기준에 해당할 것

- 보건복지부장관은 상급종합병원으로 지정받은 종합병원에 대하여 3년마다 평가를 실시하여 재지정하거나 지정을 취소할 수 있다.

② 전문병원(special hospital)

의료법 제3조의 5항에 의해 보건복지부장관이 지정하는 병원으로서 병원급 의료기관 중 특정 진료과목이나 특정 질환 등에 대하여 난이도가 높은 의료행위를 하는 병원을 말한다. 2021년 2월 기준 전국에 101병원이 지정 운영되고있다.

■ 전문병원의 지정요건

1. 특정 질환별 · 진료과목별 환자의 구성비율 등이 보건복지부령으로 정하는 기준에 해당할 것
2. 보건복지부령으로 정하는 수 이상의 진료과목을 갖추고 각 진료과목마다 전속하는 전문의를 둘 것

- 보건복지부장관은 전문병원으로 지정받은 병원에 대하여 3년마다 평가를 실시하여 재지정하거나 지정을 취소할 수 있다.

그림 1-5 전문병원 지정 지역분포도

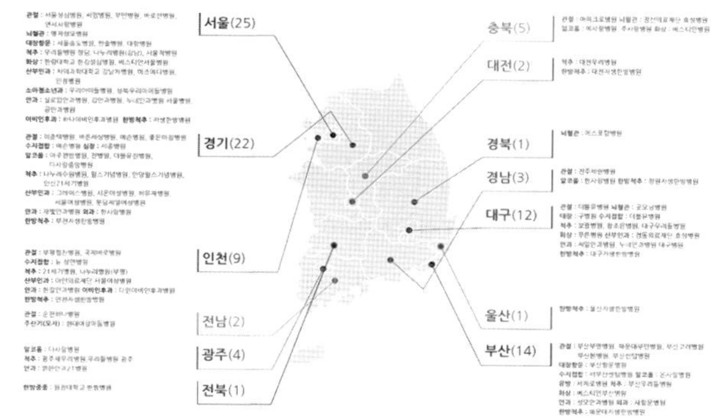

자료출처 : 전문병원협의회

6. 응급의료기관 및 의료기관 부대사업 · 외국인환자 유치사업

(1) 응급의료기관

응급의료에 관한법률(제2조)에 의한 응급의료기관이란 의료법 제3조에 따른 의료기관 중에서 이 법에 따라 지정된 ① 중앙응급의료센터 ② 권역응급의료센터 ③ 전문응급의료센터 ④ 지역응급의료센터 ⑤ 지역응급의료기관을 말한다.

2021년 1월 기준 전국에 약 420개 기관이 지정되어 있으며, 응급의료기관 지정현황 및 응급의료에 관한 정보사항은 응급의료포털 E-Gen(http:/www.e-gen.or.kr)사이트를 검색하면 자세한 정보를 알 수 있다.

표 1-2 응급의료기관의 구성체계(2019년 12월 기준)

종별	수	지정권자	주요 역할
중앙응급의료센터	1	보건복지부장관	응급의료체계 관리총괄
권역응급의료센터	38	보건복지부장관 (시 · 도지사와 협의)	권역 내 최종 응급진료기관, 중증응급환자 진료
권역외상센터	14	보건복지부장관	권역 내 중증외상환자에대한 최종진료
전문응급의료센터	3	보건복지부장관 (시 · 도지사와 협의)	전문응급진료기관
지역응급의료센터	123	시 · 도지사	응급환자 진료
지역응급의료기관	240	시장 · 군수 · 구청장	경증응급환자 및 야간 · 휴일의 일반환자 진료

자료출처 : 보건복지백서(2020)

그림 1-6 응급의료센터

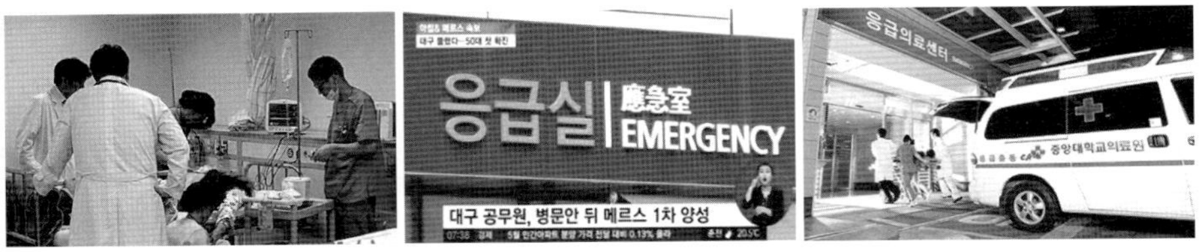

(가) 응급의료기관의 예비병상수 및 평가

① 응급의료기관이 법 제33조의 규정에 따라 확보하여야 하는 예비병상의 수는 「의료법」 제33조제4항에 따라 허가받은 병상 수의 100분의 1 이상(병 · 의원의 경우에는 1병상 이상)으로 한다.

② 보건복지부장관이 법 제17조제1항의 규정에 따라 실시하는 응급의료기관등에 대한 평가는 서면평가와 현지평가로 구분하여 실시한다고 명시되어 있다. 따라서 응급의료기관 종별 기능의 적정을 기하고 응급의료 질적 수준을 향상시키기 위해 2003년 부터 응급의료기관을 상으로 매년 평가(적정 인력 · 시설 · 장비 등 인프라 구비 · 가동 현황)를 실시하고 있으며, 그 결과에 따라 응급의료 인프라 개선 비용 및 운영비를 지원하고 있다.

(나) 응급의료시설의 설치기준

응급의료기관으로 지정받지 아니한 의료기관이 응급의료시설을 설치 · 운영하고자 하는 경우에는 시설 · 인력 · 장비 등의 기준을 갖추어 별지 제9호서식에 의한 응급의료시설 설치신고서를 관할 시장 · 군수 · 구청장에게 제출하여 "응급의료시설설치신고필증"을 교부받아서 운영하면 된다.

(2) 의료기관의 부대사업

의료법 제49조 제1항 제7호에서 "휴게음식점영업, 일반음식점영업, 이용업, 미용업 등 환자 또는 의료법인이 개설한 의료기관 종사자 등의 편의를 위하여 보건복지부령으로 정하는 사업"을 말한다.

■ 의료기관의 부대사업은 다음과 같다.

① 휴게음식점영업, 일반음식점영업, 제과점영업, 위탁급식영업

② 소매업 중 편의점, 슈퍼마켓, 자동판매기영업 및 서점

2의2. 의류 등 생활용품 판매업 및 식품판매업(건강기능식품 판매업은 제외). 다만, 의료법인이 직접 영위하는 경우는 제외한다.

③ 산후조리업

④ 목욕장업

⑤ 의료기기 임대 · 판매업. 다만, 의료법인이 직접 영위하는 경우는 제외한다.

⑥ 숙박업, 여행업 및 외국인환자 유치업

⑦ 수영장업, 체력단련장업 및 종합체육시설업

⑧ 장애인보조기구의 제조 · 개조 · 수리업

⑨ 다음의 어느 하나에 해당하는 업무를 하려는 자에게 의료법인이 개설하는 의료기관의 건물을 임대하는 사업

가. 이용업 및 미용업　　나. 안경 조제 · 판매업　　다. 은행업
라. 의원급 의료기관 개설 · 운영(의료관광호텔에 부대시설로 설치하는 경우로서 진료과목이 의료법인이 개설하는 의료기관과 동일하지 아니한 경우로 한정한다).

(3) 외국인환자 유치사업

국제적인 경쟁력을 지닌 우리나라의 우수한 의료기술로 글로벌 헬스케어 시장을 선도하고, 이를 차세대 국가 발전의 원동력으로 삼기 위해 정부가 선정한 17대 신성장 동력 산업의 하나이다. 외국인환자 유치사업에 대한 정보는 "외국인환자유치 정보시스템 홈페이지(medical korea. khidi.or.kr)를 활용하면 된다.

그림 1-7 해외환자 진료

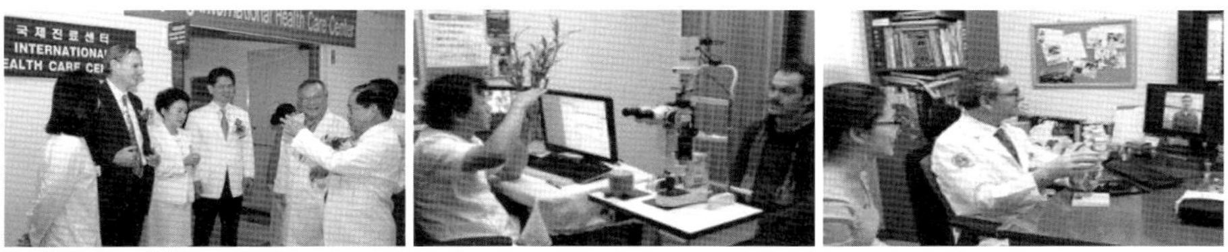

7. 의료기관 개설 및 변경 신고

(1) 의료기관 개설

① 의원 · 치과의원 · 한의원 또는 조산원을 개설하려는 자는 보건복지부령으로 정하는 바에 따라 시장 · 군수 · 구청장에게 신고하여야 한다.

② 종합병원 · 병원 · 치과병원 · 한방병원 또는 요양병원을 개설하려면 보건복지부령으로 정하는 바에 따라 시 · 도지사의 허가를 받아야 한다.

③ 의료기관을 개설할 수 있는 자

의사는 종합병원 · 병원 · 요양병원 · 의원을, 치과의사는 치과병원 · 치과의원을, 한의사는 한방병원 · 요양병원 · 한의원을, 조산사는 조산원을 개설할 수 있다.

④ 부속 의료기관 개설

부속의료기관은 개설이 가능한 의료인, 국가나 지방자치단체, 비영리법인, 기타 법률에 정해진 기관이외의 자가 그 소속 지원, 종업원, 그 밖의 구성원(수용자 포함)이나 그 가족의 건강관리를 위하여 부속 의료기관을 개설할 수 있는 개설특례 조항이다.

⑤ 비영리 의료법인 설립과 전환

의사, 한의사, 치과의사, 조산사가 아닌 일반인이 의료기관을 개설하여 운영하기 위해서는 의료법인이나 비영리법인을 설립하여 병원을 개설하는 것이 가능하다.

법인은 법률의 규정에 의함이 아니면 성립하지 못하며 법인은 그 주된 사무소의 소재지에서 설립 등기를 함으로써 성립할 수 있다. 따라서 법인은 영리법인과 비영리법인으로 나누고 비영리법인은 민법규정에 의하여 성립된다. 의료업을 영위하는 비영리법인은 민법상의 재단 및 사단법인, 종교법인, 사회복지법인 등과 같은 전형적으로 유사한 경영목적을 가지고 있는 공익목적 및 비영리목적을 수행하는 기업체라 볼 수 있다.

(2) 의료기관 현황 및 변경신고

의료기관을 처음 개설할 경우에는 관할 시, 군, 구청에 먼저 신고를 한 후 건강보험심사평가원에 신고를 하여야 한다.

병원의 현황 및 변경 신고 담당부서에서는 건강보험심사평가원에 신고하기 전 업무 관련 부서(총무팀, 인사팀, 구매팀, 물류팀, 간호부, 교육연구부 등)를 방문하여 변경사항이 있는지 신고 전 병원 내부 현황을 조사한 후 자료를 수집한다. 신고요령은 다음과 같다.

① 요양기관은 건강보험법 제43조에 따라 요양급여비용을 최초로 청구하는 때에 요양기 관의 시설 · 장비 및 인력 등에 대한 현황을 시행규칙 제12조1항에 따른 건강보험심사평가원의 요양기관포털서비스에 신고한다.(현황 및 변경신고는 보건복지부에서 고시한 별지 제14호, 제17호 서식 사용)

② 요양기관은 제1항에 따라 신고한 내용이 변경된 경우에는 그 변경된 날부터 15일 이내에 보건복지부령으로 정하는 바에 따라 건강보험심사평가원에 신고하여야 한다.

핵심다지기

1 요양기관 및 의료기관의 분류와 의료기관의 유형에 대하여 알아본다.

(1) 요양기관

국민건강보험법상 ① 의료법 제3조에 의하여 개설된 의료기관(9종) ② 약사법에 의하여 등록된 약국 및 한국희귀 · 필수의약품센터 ③ 지역보건법에 의한 보건소, 보건의료원 및 보건지소 ④ 농어촌 등 보건의료를 위한 특별조치법에 의하여 설치된 보건진료소가 있다.

표 1-3 연도별 요양기관 수 (단위 개소)

구분	계	의료기관								약국
		상급 종합병원	종합 병원	병원	요양 병원	의원	치과	한방	보건기관 등	
2009	80,270	44	269	1,262	777	27,027	14,425	11,940	3,511	21,015
2018	93,184	42	311	1,465	1,560	31,718	17,905	14,602	3,499	22,082
2019	94,865	42	314	1,489	1,577	32,491	18,202	14,760	3,497	22,493

자료출처 : 국민건강보험공단 통계연보(2020)

(2) 의료기관

의료법상 의료기관의 종류(9종)에는 종합병원, 병원, 치과병원, 요양병원, 한방병원, 의원, 치과의원, 한의원 및 조산원이 있다.

표 1-4 의료기관의 분류

<table>
<tr><th colspan="2">구분</th><th>내용</th></tr>
<tr><td>종합병원</td><td>종합병원</td><td>– 100병상 이상 300병상 이하인 경우에는 내과 · 외과 · 소아청소년과 · 산부인과 중 3개 진료과목, 영상의학과, 마취통증의학과와 진단검사의학과 또는 병리과를 포함한 7개 이상의 진료과목을 갖추고 각 진료과목마다 전속하는 전문의를 갖춘 의료기관
– 300병상을 초과하는 경우에는 내과, 외과, 소아청소년과, 산부인과, 영상의학과, 마취통증의학과, 진단검사의학과 또는 병리과, 정신건강의학과 및 치과를 포함한 9개 이상의 진료과목을 갖추고 각 진료과목마다 전속하는 전문의를 갖춘 의료기관
– 상급종합병원은 중증질환에 대하여 난이도가 높은 의료행위를 전문적으로 하는 종합병원으로서 보건복지부령이 정하는 시설, 인력, 장비 및 진료과목 등 전문성이 강화된 기준을 갖춘 의료기관(필수진료과목(9개) 포함 20개 이상의 전문과목 각 과목마다 전문의 1인 이상)</td></tr>
<tr><td rowspan="2">병원</td><td>병원(병원, 치과병원, 한방병원)</td><td>– 의사, 치과의사 또는 한의사가 주로 입원한자를 대상으로 의료행위를 하는 의료기관(30개 이상의 입원병상 시설을 갖추어야 하며 단, 치과병원은 입원시설을 제한 받지 않음)</td></tr>
<tr><td>요양병원</td><td>– 의사 또는 한의사가 그 의료를 행하는 곳으로서 요양환자 30인 이상을 수용할 수 있는 입원시설을 갖추고 주로 장기요양을 요하는 입원환자를 대상으로 의료행위를 하는 의료기관
(노인복지법에 따른 노인전문병원, 정신보건법 제3조 제3호에 따른 정신의료기관 중 정신병원, 장애복지법 제58조 제1항 제2호에 따른 의료재활시설로서 요건을 갖춘 의료기관 포함)
– 입원대상은 노인성질환, 만성질환자 및 외과적 수술 후 또는 상해 후의 회복기간에 있는 자로서 주로 요양을 필요로 하는 자. 다만, 정신질환자(노인성치매 제외) 및 전염성 질환자는 입원 대상으로 하지 아니함(의료법시행규칙 제28조의 4)</td></tr>
<tr><td rowspan="3">의원</td><td>의원</td><td rowspan="3">의사, 치과의사 또는 한의사가 주로 외래환자를 대상으로 각각 그 의료행위를 하는 의료기관(입원시설은 29실 이내로 운영할 수 있음)</td></tr>
<tr><td>치과의원</td></tr>
<tr><td>한의원</td></tr>
<tr><td colspan="2">조산원</td><td>조산사가 조산과 임부, 해산부, 산욕부 및 신생아를 대상으로 보건활동과 교육, 상담을 하는 의료기관</td></tr>
</table>

(3) 우리나라 의료기관의 유형

○ 설립형태에 따른 의료기관의 종류는 설립주체에 따라 다섯 가지로 나눌 수 있지만, 이를 크게 민간의료기관과 공공의료기관으로 구분할 수 있다.

- 공공의료기관 : 국가 및 지방공사 등이 개설한 의료기관을 의미하며 설립주체가 국가 및 지방자치단체인 국 · 공립병원에는 국립의과대학부속병원, 국립병원, 시립병원, 지방의료원 등이 있다.

- 민간의료기관 : 학교법인, 사단법인, 재단법인, 의료법인, 사회복지법인 등이 설립한 법인병원과 개인이 개설한 개인병원이 있다. 또한 같은 민간의료기관에서도 병원의 성격, 관련 법률, 법인 운영형태, 세제혜택 등에서 차등화 되어 있으며, 각 법인마다 관계되는 법률이 다르고, 그에 따른 관리부서가 다르게 나타나고 있다.

표 1-5 설립구분별 요양기관 현황(2019) (단위:기관)

계	국립	공립	학교 법인	특수 법인	종교 법인	사회 복지	사단 법인	재단 법인	의료 법인	생활 협동	사회적 협동	개인	군병원
94,865	93	3,683	141	16	3	76	145	184	1,316	150	41	88,862	41

자료출처 : 건강보험통계연보(2020)

2 의료기관 종별 의료기관수 및 전국의 시 · 도별 대학병원 현황을 조사해본다.

(1) 전국의 요양기관 현황은 다음과 같다.

표 1-6 전국요양기관 현황 (단위 : 개소)

계	상급 종합병원	종합 병원	병원	의원	치과 의원	한방 병원	보건 의료 기관 등	약국
94,865	42	314	3,066	32,491	18,202	14,760	3,497	22,483

(2) 전국의 시 · 도별 대학병원(양방)현황

표 1-7 전국의 시 · 도별 대학병원(양방)현황

지역	병원명
서울	서울대학교병원, 연세대학교세브란스병원(신촌, 강남), 고려대학교병원(안암, 구로), 서울아산병원, 삼성서울병원, 강북삼성병원, 경희대학교병원, 강동경희대학교병원(강동), 한양대학교병원, 가톨릭대학교 성모병원(서울, 여의도, 은평), 중앙대학교병원, 이화여대병원(목동, 마곡), 한림대성심병원(강남, 강동, 한강), 순천향대학교병원, 건국대학교병원, 인제대백병원(서울, 상계), 포천 중문의대 차병원, 서울대학교 시립보라매병원, 서울을지병원 등
인천/경기	서울대학교 분당병원, 아주대학교병원, 한양대구리병원, 인하대병원, 순천향대학부천병원, 가천의대 길병원(인천, 동인천) 동국대병원(일산), 백병원(일산, 의정부), 의정부을지대학병원, 가톨릭대병원(성가, 성빈센트, 성바오로, 의정부성모, 성모자애), 가톨릭관동대 국제성모병원, 한림대성심병원(안양, 동탄), 고려대안산병원, 포천중문의대 분당차병원, 용인동백세브란스병원, 원광대산본병원 등
강원	강원대학교병원, 한림대 춘천성심병원, 연세대 원주기독병원, 강릉아산병원 등
대전/충남/세종	충남대학병원(대전, 세종), 건양대학병원, 순천향대학천안병원, 단국대병원(천안), 가톨릭대학교 대전성모병원 을지대학병원(대전) 등
충북	충북대학교병원, 건국대학교 충주병원 등

광주/전남	전남대학교병원, 전남대학교 화순병원, 조선대학교병원 등
전북	전북대학교병원, 원광대학병원, 전주예수병원 등
대구/경북	경북대학교병원, 경북대학교칠곡병원, 영남대학교병원, 계명대학교 동산병원(대구, 경주), 대구가톨릭대병원, 동국대병원(경주, 포항), 순천향대구미병원, 포천중문의대 구미차병원 등
부산/경남	부산대학교병원, 부산대학교양산병원, 동아대학교병원, 인제대학백병원(부산, 해운대), 고신대학교복음병원, 울산대학교병원, 경상대학교병원, 창원경상대학교병원, 삼성창원병원 등
제주	제주대학교병원

㈜ 상기 대학병원은 변경될 수 있음.

3 국(공)립병원 및 지방의료원과 공공의료기관, 특수법인병원에 대하여 개념을 이해하고 조사해본다.

기능 및 관할 지역에 따른 공공병원은 전국에 약 212개 병원이 운영되고 있다.

(1) **국(공)립병원**(Public Hospital)

국가 또는 지방자치단체, 공공단체에서 설립. 운영하는 병원을 말하며 국립중앙의료원, 경찰병원, 국립정신병원, 지방의료원, 시 · 도립병원 등이 있다.

① 지방의료원

각 지역별(소재지)로 현재 33개 의료원이 있다.

표 1-8 지방의료원 현황

지역	기관명
서울	서울의료원
인천/경기	인천의료원, 경기도의료원 수원병원, 안성의료원, 의정부의료원, 이천의료원, 포천의료원, 성남의료원
강원	강릉의료원, 삼척의료원, 속초의료원, 원주의료원, 영월의료원
대전/충남	공주의료원, 천안의료원, 서산의료원, 홍성의료원
충북	청주의료원, 충주의료원
광주/전남	목포의료원, 강진의료원, 순천의료원
전북	군산의료원, 남원의료원
대구/경북	대구의료원, 김천의료원, 안동의료원, 포항의료원, 울진군의료원

부산/경남	부산의료원, 마산의료원
제주	제주의료원, 서귀포의료원

② 공공보건의료기관

공공보건의료기관 수는 3,720개소로 전체의료기관 대비 약 5.3%이며, 병상수는 약 9.1%를 차지하고 있다. 공공의료기관을 기능별로 보면 주로 일반진료를 담당하는 국립중앙의료원, 국립대병원, 지방의료원 등이 있으며, 결핵 · 정신 · 재활 · 암 등 특수질환 또는 군 · 산재 · 보훈 · 교정경찰특수대상에 대한 진료를 담당하는 특수목적병원 등으로 구분할 수 있다.

표 1-9 공공보건의료기관 현황(2018년) (단위 : 개소, 병상, 명)

구분	공공보건 기관(A)	공공의료 기관(B)	공공보건의료기관 (C=A+B)	민간의료 기관(D)	전체 (E=C+D)	공공/전체 (C/E)
기관 수	3,496	224	3,720	67,379	71,099	5.3%
병상 수	429	63,924	64,353	642,978	707,331	9.1%
의사 인력	3,842	12,389	16,231	132,746	148,977	10.9%

자료출처 : 보건복지백서(2019)　　주 : 의료법 제3조에 따른 의료기관 및 보건소 · 보건지소 · 보건진료소 포함

③ 특수법인병원

특별법에 의해 설립된 병원으로 서울대학교병원, 부산대학교병원, 전남대학교병원, 보훈병원(중앙, 부산, 대구, 대전, 광주), 원자력병원(서울, 부산 동남권), 적십자병원(서울, 인천, 상주, 통영, 거창, 영주) 등이 있다.

④ 보건복지부 외 산하 의료기관

국립중앙의료원, 국립서울병원, 국립공주병원, 국립목포병원, 국립소독도병원, 국립부곡병원,국립나주병원, 국립마산병원, 국립춘천병원, 국립재활원 등이 있다. 또한 국립경찰병원, 양평교통재활병원 등이 있다

⑤ 특수질환 및 특수대상 중심병원

시립장애인치과병원, 시립서북병원, 시렵어린이병원, 도립재활병원(4), 시도립정신병원(12), 시도립노인병원(33), 노인병원(기초자치단체운영 45), 군병원(20) 등이 있다.

4 병원정보시스템 및 병원경영정보시스템과 새로운 시스템 구축사례에 대하여 알아본다.

(1) 병원정보시스템(Hospital Information System)은 1960대부터 개발되었으며, 병원 내 의료 및 행정 업무를 관리하기 위한 시스템이다. 병원 내 진료현황부터 의약품관리 및 재무관리를 포함하기 때문에 매우 복잡하게 구성되어 있으며 내부적으로 다음 시스템들의 결합으로 구성된다.

① 임상정보시스템(CIS), ② 재무정보시스템(FIS), ③ 연구실정보시스템(LIS), ④ 간호정보시스템(NIS), ⑤ 약국정보시스템(PIS), ⑥ 의료영상저장전송시스템(PACS), ⑦ 방사선정보시스템(RIS), ⑧ 처방전달시스템(OCS), ⑨ 전자의무기록(EMR), ⑩ 광역의료정보시스템(WAMIS), 등이 있다.

그림 1-8 서울아산병원 의료정보시스템(OCS) 새로운 시스템 구축사례

서울아산병원 의료정보시스템(OCS) 새로운 시스템 구축사례(태블릿)

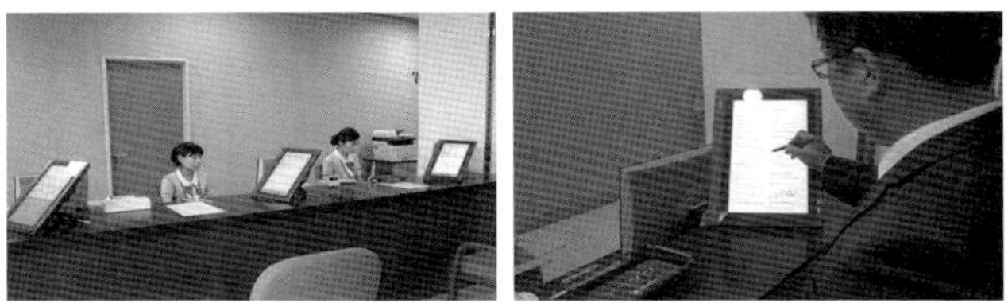

(2) 병원경영정보시스템(Hospital management Information system : HMIS)은 진료업무를 지원하고 병원 내 각종 경영활동에 필요한 정보를 제공하여 합리적인 의사결정을 지원하는 기능을 수행하는 정보시스템이다.

5 병원의 진료과목(약어)에 대하여 알아보고 해당업무에 활용한다.

(1) 진료과 의학용어

진료과(약어)	의학용어	진료과(약어)	의학용어
내과(IM)	Internal Medicine	신경과 (NR)	Neurology
외과(GS)	General surgery	정신건강의학과(PS)	psychiatry
신경외과(NS)	Neuro surgery	응급의학과(EM)	Emergency Medicine
정형외과(OS)	Orthopedic surgery	재활의학과(RM)	Rehabilitation medicine
흉부외과(CS)	Chest surgery	영상의학과(RI)	Radiology
성형외과(PS)	Plastic surgery	방사선종양학과(RO)	Radiation Onconlogy

가정의학과(FM)	Family medicine	마취통증의학과(AN)	Anesthsiology
이비인후과(ENT)	Ear & nose & throat	핵의학과(NM)	Nuclear medicine
안과(OPH)	Opthalmology	진단검사의학과(LM)	laboratory medicine
치과(DNT)	Dentistry	병리과(Path)	pathology
소아청소년과(PED)	Pediatrics	마취통증의학과(AN)	Anesthesiology & pain Medicine
산부인과(OBGY)	Obsterics & Gynecology	결핵과(TB)	Tuberculosis
피부과(DER)	Dermatology	예방의학과(PM)	Preventive Medicine
비뇨의학과(URO)	Urology	직업환경의학과(OE)	Occupational & Environmental Medicine

(2) 내과 분과 약어

진료과(약어)	의학용어	진료과(약어)	의학용어
소화기내과(GI)	Gastrointestinal Medicine	류마티스내과(RH)	Rheumatology
심장내과(CIR)	Cardiology	혈액종양내과(HO)	Hematology Oncology
호흡기내과(RES)	Respiratory Medicine	감염내과(IF)	Infectious disease
신장내과(NH)	Nephrology	내분비내과(ED)	Endocrinology & Metabolis
알레지내과(A)	Allergy		

6 상급종합병원의 진료권역별 지정 현황을 조사해 본다

표 1-10 상급종합병원 지정 현황 (지정기간 제4기 2021. 1. 1.~ 2023년 12. 31)

진료권역	상급종합병원 지정 기관명
서울권(14)	가톨릭대학교 서울성모병원, 강북삼성병원, 건국대학교병원, 경희대학교병원, 고려대의과대학부속 구로병원, 고려대의과대학부속병원, 삼성서울병원, 서울대학교병원, 서울아산병원, 연세대의과대학 강남세브란스병원, 연세대의과대학세브란스병원, 중앙대학교병원, 한양대학교병원, 이화여대 목동병원
경기 서북부권(4)	가톨릭대학교인천성모병원, 가천대길병원, 순천향대학교부속부천병원, 인하대학교의과대학부속병원
경기 남부권(4)	고려대의과대학부속 안산병원, 분당서울대학교병원, 아주대학교병원, 한림대학교성심병원
강원권(2)	연세대학교 원주세브란스기독병원, 강릉아산병원
충북권(1)	충북대학교병원
충남권(3)	단국대의과대학부속병원, 충남대학교병원, 순천향대학교부속 천안병원

전북권(2)	원광대학교의과대학병원, 전북대학교병원
전남권(3)	전남대학교병원, 조선대학교병원, 화순전남대학교병원
경북권(5)	경북대학교병원(대구), 계명대학교동산병원, 대구가톨릭대학병원, 영남대학교병원, 경북대학교병원(칠곡)
경남동부권(5)	동아대학교병원, 부산대학교병원, 양산부산대학교병원, 인제대학교부산백병원, 울산대학교병원
경남서부권(2)	경상대학교병원, 삼성창원병원
11개 진료권역	45개 기관

㈜ 지정기간 만료 후 재 지정시는 변경될 수 있음.

7 의료기관개설시 신고 및 허가사항과 제출서류에 대하여 알아본다.

(1) 의원 및 병원개설시 신고(허가)서류

① 의원개설시 신고 서류 : 의원 · 치과의원 · 한의원 또는 조산원을 개설하려는 자는 의료기관 개설신고서를 시장. 군수. 구청장에게 신고하여야 한다.

② 병원개설시 허가 서류 : 종합병원 · 병원 · 치과병원 · 한방병원 또는 요양병원의 개설 허가를 받으려는 자는 의료기관개설 허가 신청서를 첨부하여 시 · 도지사에게 제출하여야 한다.

서류
개설하려는 자가 법인인 경우 : 법인허가설립 허가증 사본, 정관 및 사업계획서
개설하려는 자가 의료인인 경우 : 면허증사본과 사업계획서
건물평면도 및 그 구조설명서
진료과목 및 진료 과목별 시설. 정원 등의 개요 설명서

8 요양기관의 현황에 대한 신고요령(개설 및 변경)에 대하여 알아보고 작성해본다.

9 응급의료기관의 유형과 지정요건 및 평가에 대하여 알아보고 업무를 수행한다.

(1) 응급의료관의유형에는 중앙응급의료센터, 권역응급의료센터, 권역외상센터, 전문응급의료센터, 지역응급의료센터, 지역응급의료기관이 있다. 지정권자는 중앙응급의료센터 및 권역응급의료센터, 권역외상센터, 전문응급의료센터는 보건복지부장관이고, 지역응급의료센터는 시 · 도지사이며, 지역응급의료기관은 시장 · 군수 · 구청장이다.

(2) 응급의료기관 평가는 응급의료기관 종별 기능의 적정을 기하고 응급의료의 질적 수준을 향상시키기 위해 2003년 부터 응급의료기관을 대상으로 매년 평가(적정 인력 ·

시설 · 장비 등 인프라 구비 · 가동 현황 등)를 실시하고 있으며, 그 결과에 따라 응급의료 인프라 개선 비용 및 운영비를 지원하고 있다

10 최근 확대 추세에 있는 네트워크(Network)병 · 의원의 개념을 이해하고 현황을 조사해본다.

(1) 네트워크 병원

네트워크라고 용어를 사용하는 병원들은 다양한 결합 형태를 보이고 있으며, 크게 세 가지 유형으로 구분할 수 있다.

첫째는 의료인이 지점을 개설한 후 발생한 매출을 본점에 보낸 후 이 중 적절한 금액을 돌려주는 형태이다.

둘째는 브랜드명을 같이 사용하는 프랜차이점 형태다. 이 의료기관은 개설자가 병원의 모든 운영을 책임지게 된다. 예치과나 하나이비인후과 그룹이 대표적인 사례이다.

셋째는 여러 명의 의사가 여러 개의 의료기관을 동업 운영하는 조합형태이다. 예를 들어 5명의 의사가 10개의 의료기관에 조금씩 지분을 갖고 같은 명칭을 사용하고 공동마케팅을 하는 형태이다.

규모가 큰 네트워크병원들은 병원경영지원회사(MSO)를 설립하여 운영하기도 하며, 네트워크병원들은 MSO의 역할이 지금보다 더 커지고 설립이 활성화될 것으로 기대하고 있다.

표 1-11 네트워크 병 · 의원 현황(예시)

구분	네트워크 병 · 의원 현황
병원	힘찬, 우리들, 연세사랑, 튼튼, 21세기, 척병원, 세바른, 좋은병원(부산), 부민 등
피부과	오라클, 이지함, 고운, 리더스, 리뉴미, 차앤박, 미소가인, 하얀나라 등
내과	속편한, 속시원, 류마 등
비뇨기과	서울비뇨, 골드만, 맨파워, 메디포맨, 맨남성, 라임, 길맨 등
안과	예본, 밝은성모, 밝은세상, 성모 등
이비인후과	하나, 두리, 열린성모 등
산부인과	리즈, 로앤, 미애로, 쉬즈엘, 애플
통증의학과	화인, 지인, 참벗, 채움 등
성형외과	노블레스, 드림, 아이미, 메트로, 4 ever 등

치과	모아, 고운미소, 예, 유디, 사과나무, 로덴, 롱플란트, 아름다운치과 등
한의과	자생, 함소아, 편강, 맑은 숲, 청담아이누리 등
건강검진	서울의과학연구소(SCL), 한국의학연구소(KMI), 한국건강관리협회 등

▣ **네트워크 병 · 의원의 강점**

• 광고홍보 • 정보공유 • 경영성과 • 비용절감(공동구매) • 협력진료 • 고객만족 등

(2) 병원경영지원회사(Management Service Organization : MSO)

병. 의원들의 지분투자로 설립되는 주식회사형태로서 의료행위와 관계없는 병원경영 전반(구매, 인력관리, 진료비청구, 마케팅, 홍보 등)에 대한 서비스를 제공하는 회사를 지칭한다. 대부분 단순 프랜차이즈 수준에 머무르고 있는 국내와 달리 미국 등에서는 MSO가 외부자본을 유치해 병원시설임대, 경영위탁 등의 서비스를 제공하고 그 대가로 수수료를 받아 투자자에게 배분한다. 대표적인 MSO 모델로는 미국의 HMO(health Maintenance Organization: 건강관리 의료단체)를 들 수 있는데, HMO는 의료기관의 다양화와 전문화에 따른 의료관리의 필요성에 따라 가격협상, 정보화구축, 경영효율화를 목적으로 의료기관 간 네트워크 구축을 목적으로 만들어졌다.

11 병원의 부대사업의 업종과 신고에 대하여 알아보고, 사업을 할 경우 신고한다.

(1) 부대사업 종류

부대사업은 수익창출의 다각화모델에 해당되며, 의료법에 명시된 부대사업종류에는 ① 휴게음식점 영업, ② 일반음식점 영업, ③ 제과점 영업, ④ 위탁급식 영업 ⑤ 소매업 중 편의점, 슈퍼마켓, 자동판매기 영업 ⑥ 산후조리업 ⑦ 이용업 및 미용업 ⑧ 의료기기 임대 · 판매업. 다만, 의료법인이 직접 영위하는 경우는 제외한다. ⑨ 안경 조제 · 판매업 ⑩ 은행업 ⑪ 숙박업, 서점 등 시 · 도지사가 의료기관 이용의 편의를 위하여 필요하다고 공고하는 사업 등이 있다(문구 및 잡화점, 이동통신대리점, 자판기, 꽃집, 사진관 등도 포함됨)

12 외국인(해외)환자 유치 등록 신청요령과 우리나라의 외국인환자 진료실적에 대하여 조사해본다.

(1) 외국인환자 의료기관 유치 등록 신청 및 보고

① 외국인환자를 유치하려는 의료기관은「의료 해외진출 및 외국인환자 유치 지원에 관한 법률」제6조제1항 및 같은 법 시행규칙 제5조 제1항에 따라 요건을 갖추어 특별시장 · 광역시장 · 특별자치시장 · 도지사 또는 특별자치도지사에게 등록하여야 한다.

1. 의료기관 개설허가증 사본
2. 진료과목별 전문의 명단 및 자격증 사본
3. 의료사고배상책임보험 또는 의료배상공제조합 가입 증명하는 서류
4. 보건복지부장관이 정하는 사업운영계획서

② 등록의 유효기간은 등록일부터 3년이며, 유효기간이 만료된 후 계속하여 외국인환자를 유치하려는 자는 유효기간이 만료되기 전에 그 등록을 갱신하여야 한다.

③ 외국인환자 유치기관은 법 제11조제1항에 따라 전년도 사업실적을 서식에 의거 시 · 도지사에게 보고해야 한다.

외국인환자 유치 의료기관 등록신청서

■ 의료 해외진출 및 외국인환자 유치 지원에 관한 법률 시행규칙[별지 제3호서식] 〈개정 2020. 10. 8.〉

외국인환자 유치의료기관 등록신청서

※ 색상이 어두운 칸은 신청인이 적지 않습니다.

접수번호		접수일		처리기간	20일

신청인	의료기관 명칭		전화번호	
	의료기관 주소		외국인환자 유치 진료과목	
	대표자 성명		대표자 생년월일	

「의료 해외진출 및 외국인환자 유치 지원에 관한 법률」 제6조제1항 및 같은 법 시행규칙 제5조 제1항에 따라 외국인환자 유치의료기관 등록을 신청합니다.

년 월 일

신청인 (서명 또는 인)

시 · 도지사 귀하

첨부서류	가. 「의료법 시행규칙」 제25조 및 제27조에 따른 의료기관 개설신고증명서 또는 의료기관 개설허가증 사본 1부 나. 「의료 해외진출 및 외국인환자 유치 지원에 관한 법률」 제6조제1항제1호 및 같은 법 시행령 제4조에 따른 진료과목별 전문의의 명단 및 자격증 사본 각 1부 다. 「의료 해외진출 및 외국인환자 유치 지원에 관한 법률」 제6조제1항제2호 및 같은 법 시행규칙 제4조제1항에 따른 의료사고배상책임보험 또는 「의료사고 피해구제 및 의료분쟁 조정 등에 관한 법률」 에 따른 의료배상공제조합에 가입하였음을 증명하는 서류 1부 라. 사업운영계획서 1부	수수료 없음

시 · 도지사는 외국인환자 유치의료기관이 「의료 해외진출 및 외국인환자 유치 지원에 관한 법률」 제24조제1항의 각 호의 어느 하나에 해당하는 경우에는 그 등록을 취소할 수 있습니다.

210㎜×297㎜[백상지(80g/㎡) 또는 중질지(80g/㎡)]

1-2 의료수가제도

{ 학습목표 } 1. 우라나라의 의료수가 제도 및 종류에 대하여 알 수 있다.
2. 상대가치점수 및 환산지수와 종별가산율을 적용하여 수가를 산정할 수 있다.

▶ 필요 지식

1. 의료수가제도

1) 의료수가의 개념

(1) 의료수가

의료수가(醫療酬價)는 환자가 의료기관에 내는 본인부담금과 건강보험공단에서 의료기관에 지급하는 급여비의 합계를 의미한다. 즉 의료수가란 요양급여비용으로 의료행위에 대한 대가로 지불하는 비용으로서 건강보험공단과 환자가 의사나 약사 등의 의료서비스 제공자에게 의료행위에 대해 제공하는 비용을 말한다. 일반적으로 치료원가와 의사 · 간호사 등 보건의료인의 인건비와 전기료 등 의료기관 운영에 따른 부대비용을 합친 금액을 기준으로 결정된다.

의료수가는 = 상대가치점수 × 환산지수로 산출된다.

의료수가 결정과 인상은 환자에게 제공되는 서비스의 정도, 서비스 제공자의 소득, 물가상승률 같은 경제지표 등을 토대로 건강보험정책심의위원회(건정심)에서 진행한다. 이처럼 수가 인상은 건정심에서 심의해 최종 결정되지만, 수가인상률은 각 가입자단체와 건강보험공단이 협상을 통해 결정한다. 의료수가는 병원경영에 지대한 영향을 미치는 반면, 사용자들에게는 건강보험료 인상으로 연결되고, 건강보험공단은 건강보험재정 부담으로 연결되는 만큼 각 단체 간 치열한 협상이 진행되며 이 때문에 매년 수가 결정 과정은 순탄치 않다.

(2) 의료수가의 종류 및 고시기관

우리나라의 의료수가를 적용하는 방법은 크게 건강보험수가와 산업재해보상보험수가, 자동차보험수가 및 일반수로 분류할 수 있다. 이들 수가는 기본적으로 보건복지부장관이 고시하는 건강보험수가에 근간을 두고 행위료 가산율 및 대상을 조정하여 적용하는 형태를 취하고 있다.

의료수가의 종류 및 고시기관은 다음과 같다.

표 1-12 의료수가의 종류 및 고시기관

수가종류	고시기관	비고
건강보험수가	보건복지부	행위별수가, 포괄수가제
의료급여수가	보건복지부	
산재보험수가	고용노동부	
자동차보험수가	국토교통부	
일반수가	병원(홈페이지 게시)	상급병실료 등 비급여수가
외국인 진료수가	병원	외국인 별도 적용(병원별 상이)

2. 우리나라의 의료수가 제도

(1) 행위별 수가제(Fee-For-Service : FFS)

건강보험의 행위별수가제(fee-for-service)는 의료기관에서 의료인이 제공한 의료서비스(행위, 약제, 치료재료 등)에 대해 서비스별로 가격(수가)을 정하여 사용량과 가격에 대해진료비를 지불하는 제도로 우리나라는 1977년 의료보험 도입 당시부터 채택하고 있다. 따라서 진료에 소요되는 약제 또는 재료비를 별도로 산정하고 의료인이 제공한 진료의 개별행위마다 일정한 값을 정하여 의료비를 지급하는 성과불제도이다. 즉, 의사들이 환자에게 제공한 각각의 진료서비스나 진료재료, 약제에 대하여 진료비를 지불하는 방식이다. 이 수가제도는 의학기술의 발달, 첨단 과학을 응용한 고급의료서비스 개발에 기여한바가 크지만 총 의료비 증가 현상을 초래하고 있으며 장 · 단점은 아래와 같다.

① 장점

의료공급자가 진료행위 및 서비스항목, 소요재료, 의약품별로 가격을 정하는 제도이기 때문에 의료를 이용하는 환자 측이나 의료서비스를 공급하는 의사 측에서 절대적으로 요구하는 다음사항들을 실현할 수 있다. ① 환자에게 양질의 의료서비스 제공이 가능하며, ② 신의료기술 및 신약개발에 기여하고 ③ 의료의 연구개발에 동기가 부여되고 ④ 환자와 의료인 간에 신뢰가 조성된다.

② 단점

진료비가 진료의 양에 비례하기 때문에 환자에게 많은 진료를 제공할수록 의사 또는 의료기관의 수입이 증가하게 되어 ① 과잉진료와 과잉검사를 초래할 수 있으며 ② 의료서비스의 양을 필요 이상으로 증가시켜 진료비용을 상승시킬 수 있으며 ③ 지나친 신의료기술 등의 개발로 국민의료비 증가가 우려되고 ④ 환자에게는 의료기관을 상대로 의료서비스 가격의 적정성을 확인하기가 어렵기 때문에 진료비 부당 청구의 가능성이 내재하고 있으며 ⑤ 의료기관의 시설과 장비에 과잉투자를 야기 시킬 수 있으며 ⑥ 진료수가 및 약가 등의 세분화에 따른 진료비 청구업무가 매우 복잡하다.

▣ 요양병원형 일당정액제 및 전액본인부담

▶ 요양병원형 일당정액수가제

고령화 및 생활수준 향상에 따라 노인성 및 만성질환 위주의 장기요양 의료서비스 수요가 증대됨에 따라, 장기요양 입원환자의 특성을 고려한 요양병원형 일당정액수가제를 2008년 1월부터 도입하여 시행하고 있다.

▶ 전액본인부담(100:100항목)

국민건강보험 시행규칙 제16조(요양급여비용의 본인부담)에 의거 보험급여가 되는 요양급여비용의 일부가 아닌 전체금액을 환자본인이 부담하는 것으로 별도 고시된 항목이다. 해당항목의 금액이 결정되어 있으므로 관행수가를 적용하는 비급여와는 상이하며, 진료수가기준에 의해 진료비 전액(100:100)을 환자본인이 부담하는 항목을 말한다. 전액본인부담 항목으로는 요양급여기준에 의한 수급절차 미 이행 진료비, 응급의료관리료(응급증상 비해당 경우)등이 있다.

(2) DRG 및 신포괄수가제

Ⅰ DRG (Diagnosis Related Groups : K-DRG): 진단명기준 포괄수가제

진단명기준 환자군이라 번역되는 DRG는 입원환자의 특성 및 진료의 특성에 의해 임상적인 진료내용과 자원의 소모량이 유사하도록 분류한 질병군으로서, 분류체계는 주진단명 및 기타진단명, 수술처치명, 연령, 성별, 진료결과 등에 따라 진료내용이 유사한 질병군으로 분류되는데 이때 하나의 입원환자 분류군을 DRG라고 부른다. 즉 DRG는 입원환자에게 미리 정해진 일정액을 지불하는 제도(진단명 기준 포괄수가제)로서 제공된 의료서비스의 단위당 가격과 서비스의 양에 따라 진료비를 보상해주는 제도이다.

행위별수가제가 개별 진료행위의 수가를 모두 합해 총진료비를 산출하는 반면, 포괄수가제는 진료비총액이 미리 책정되어 있는 점이 다르다. 우리나라는 1997년 시범사업을 거처 2003년 9월부터 4개 진료과(외과, 이비인후과, 안과, 산부인과) 7개 질병군의 입원환자에 대해 요양기관이 행위별수가제 또는 포괄수가제 중에서 선택하는 방식으로 시행되어오다가 2012년 7월 1일부터 의원 및 병원, 2013년 7월 1일부터는 종합병원 및 상급종합병원으로 확대 시행되고 있다. 즉, DRG는 질병 단위별로 진료비를 결정하는 방식으로서, 실제 입원기간에 사용된 의료서비스의 양과 질에 관계없이 해당 진단명 기준별로 지불하기로 결정된 액수만큼 진료비가 지불되는 제도로서, 장, 단점은 아래와 같다.

① 장점

㉠ 행위별수가제에서 발생할 수 있는 과잉진료와 의료서비스의 오 · 남용 등에 따른 진료량 증대 유인 억제 및 이에 따른 의료비절감효과가 있다(과잉진료방지와 의료서비스 오. 남용 억제).

㉡ 행위별수가제의 문제로 지적되어 왔던 의료기관의 진료비 청구방법이 매우 간편해지고 진료비 청구심사가 불필요하거나 간소화되므로 의료기관 및 보험자의 행정비용이 절감되는 효과가 있다(진료비 청구 및 심사의 간소화)

㉢ 진료비 계산방식이 간단명료하여 환자들의 퇴원시 진료비를 둘러싼 마찰을 감소시킬수 있으며, 투명성을 제고할 수 있다(진료비 계산서의 투명)

㉣ 미리 정해진 수가에 의해서 진료비가 책정되기 때문에 의료인과 보험자 간에 마찰을 해소할 수 있다(의료인과 보험자간 마찰 해소)

㉤ 진료 및 관리의 생산성 향상만이 이익증대를 보장하므로 의료공급자 수준에서 경영과 진료 제공의 효율화를 위한 의식전환(예 : Critical Pathway)과 재원일수 단축과 생산성의 증가를 가져올 수 있다(경영과 진료의 효율화)

② 단점

㉠ 의료서비스 제공을 최소화하려는 경향이 있어 환자와의 마찰이 예상되고 의료의 질적인 저하가 우려될 수 있다.

㉡ DRG코드는 질병의 중증도 조작에 따라 의료기관이 허위 및 부당청구 할 우려가 있다.

㉢ 진료효과 면에서는 우수하나 비용이 많이 드는 신기술이나 진료방식의 채택이 억제되어 새로운 의료기술의 개발이나 임상연구 분야의 발전에 장애(저해)가 될 수 있다.

그림 1-9 DRG 사업 홍보사진

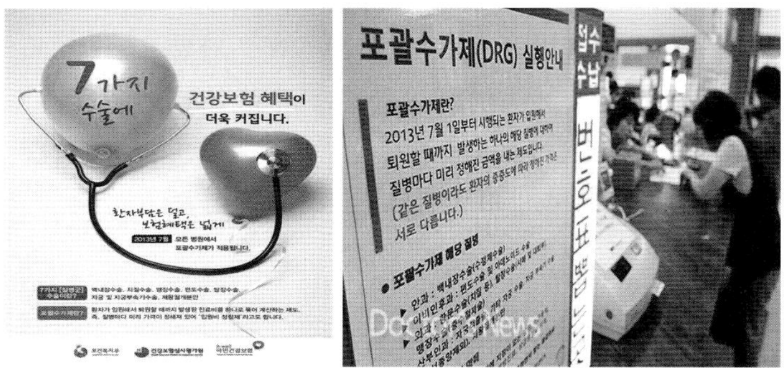

(가) DRG 대상 질병군

DRG 대상 질병군은 아래와 같이 4개진료과 7개 질병군이다.

표 1-13 DRG 진료과 및 대상 질병군진료과(목)

진료과(목)	대상질병군	비고
안과	수정체 수술(소절개, 대절개, 양안, 단안)	
이비인후과	편도 및 아데노이드 절제술(연령)	
외과	충수절제술(복잡한 주진단, 복강경)	
	서혜 및 대퇴부 탈장수술(연령, 복강경, 편측, 양측)	
	항문수술(원형자동문합기 이용, 복수, 주요, 기타)	
산부인과	자궁적출 및 기타 자궁 및 자궁부속기 수술(복강경)	악성종양제외
	제왕절개분만(단태아, 다태아)	질식분만 제외

2 신포괄수가제도

신포괄수가제는 행위별수가제와 포괄수가제가 합쳐진 한국형 포괄수가제를 의미하며, 정액방식의 포괄수가제에 현행 행위별 수가방식을 접목한 지불제도를 말한다. 신포괄수가제는 행위별수가제와 일부 질병군(7개 질병군)에만 적용하는 기존 포괄수가제도를 개선하기 위해 개발된 대안적 모델인 '신포괄수가제'는, 포괄적 보상(기준 수가+일당수가)과 행위별 보상방식이 혼합 · 적용된 지불제도이다. 즉, 행위별수가제와 기존 7개 질병군 포괄수가제 방식(DRG)을 개선하기 위해 개발된 모델이다.

① 실시근거

보건의료기본법 제44조 제1항에 따라 정부의 새로운 진료비지불제도의 시범적용을 위하여 신포괄 모형에 대한 시범사업을 2012년 7월 1일부터 실시하고 있다.

② 대상기관 및 질병군

- 시범사업은 2009년 4월 국민건강보험공단 일산병원에서 처음 시작된 이후 2012년 7월 1일부터 서울특별시 서울의료원 등 지역거점 공공병원 44개 기관(시범요양기관)을 대상으로 실시하고 있다.
- 또한 건강보험심사평가원은 급성기병원 및 종합병원 중 일정요건을 갖춘 요양기관에 대하여 공모를 거쳐 2018년 8월부터 12개 민간병원을 대상으로 시범사업을 확대 실시하고 있으며, 2019년 1월부터 69개 기관으로 확대하여 시행하고 있다.
- 시범사업에 적용되는 질병군은 559개이며, 연령에 따라 세분하면 665개(665개 연령 세분질병군을 합병증 및 동반상병에 따라 다시 세분하면 1,752개) 질병군이다.

2. 의료수가의 종류

(1) 건강보험수가

국민건강보험법 및 보건복지부고시(요양급여비용)에 의해 의료기관에서 의료인이 제공한 의료 서비스 (행위, 약제, 치료재료 등)에 대해 서비스 별로 가격(수가)을 정하여 사용량과 가격에 의해 진료비를 지불하는 제도로 우리나라는 건강보험 도입 당시부터 적용하고 있다. 따라서 상대가치점수 × 환산지수와 의료기관 종별가산율로 산출된다.

(2) 의료급여수가

의료급여법 및 보건복지부고시(요양급여비용)에 의해 의료기관에서 의료인이 제공한 의료 서비스 (행위, 약제, 치료재료 등)에 대해 서비스 별로 가격(수가)을 정하여 사용량과 가격에 의해 적용되는 수가를 말한다.

(3) 산재보험수가

고용노동부장관이 고시하는 수가로서 일반사업장 근로자의 업무와 관련된 질병이나 부상으로 인하여 진료 받는 경우에 산정하는 수가이다. 산재수가는 건강보험수가를 기반으로 하되 행위료가산율을 별도로 산정하며, 건강보험에서 비급여 인정되는 보조기, 치과보철료, 제증명발급료 등에 대하여는 별도의 급여수가를 고시하고 있으며 또한 초음파, MRI 등 특수촬영은 급여범위가 건강보험보다 확대되어 있다.

(4) 자동차보험수가

국토교통부장관의 고시에 의하여 자동차사고 피해자에게 적용하는 수가이며, 의료기관에서는 가해자가 가입한 손해보험회사나 자동차공제조합으로부터 진료비를 수령한다. 자보수가는 산재수가와 마찬가지로 건강보험수가를 기반으로 하되 행위료가산율을 별도로 산정하며, 건강보험에서 비급여 인정되는 보조기, 치과보철료, 제증명발급료 등에 대하여는 별도의 급여수가를 고시하고 있으며 조한 초음파, MRI 등 특수촬영은 급여범위가 건강보험보다 확대되어 있다.

(5) 일반수가

병원이 자체적으로 임의로 결정한 수가로서 보험급여가 적용되지 아니하는 비급여 등의 수가를 의미하며, 상급종합병원 1인실료, 종합병원의 상급병실차액, 종합건강진단료, 미용목적 성형수술료, 제증명료 등이 있다.

(6) 외국인 진료수가

국내 보험이 없는 외국인에 대하여 진찰료, 입원료, 행위, 약제, 치료재료 등에 대하여 의료수가를 책정하여 적용하고 있는 수가를 말하며, 의료기관 종별로 수가는 상이하다.

3. 상대가치점수 및 환산지수

(1) 상대가치점수

요양급여에 소요되는 시간 노력 등 업무량, 인력 시설 · 장비 등 자원의 양과 요양급여의 위험도를 고려하여 산정한 요양급여의 가치를 각 항목 간에 상대적 점수로 나타낸 것이다(국민건강보험법시행령 제24조) 상대가치점수는 의료행위 간 가치를 상대적으로 비교하여 화폐단위가 아닌 점수로 표현한 것으로 약 5,450개의 표준의료행위가 있다. 그리고 건강보험수가는 매년 보건복지부 장관이 정하여 고시하는 건강보험 요양급여비용인 점수당 단가(환산지수)를 곱한 비용이다.

그림 1-10 상대가치의 구성요소

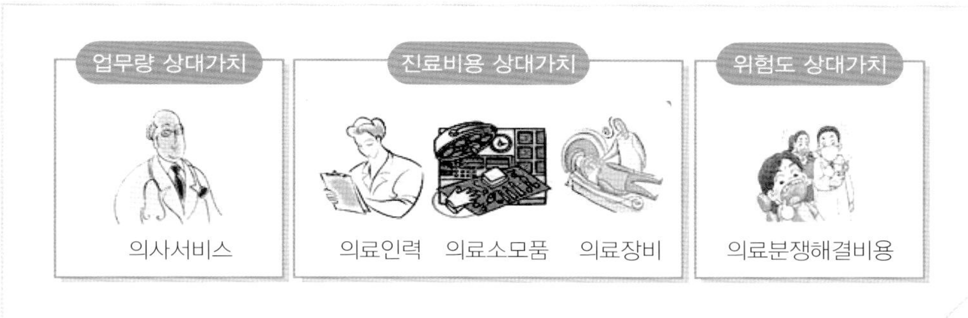

(2) 환산지수

환산지수(換算指數)란 어떤 단위나 척도로 된 것을 다른 단위나 척도로 고쳐서 헤아릴 때에 변환의 기준이 되는 수치로서 요양기관이 가입자인 환자에게 제공하는 의료행위에 대한 보상 방법으로 상대가치 단위 점수 당 비용(원가)을 나타내는 개념을 의미한다. 따라서 환산지수는 상대가치점수 1점당 단가로서 국민건강보험공단의 이사장과 대통령령이 정하는 의약계를 대표하는 자와의 계약으로 정하고 있으며, 계약 미체결시는 건강보험정책심의위원회(건정심)에서 결정하고 있다.

(3) 상대가치점수에 의한 건강보험 수가산정요령

건강보험수가는 상대가치점수에 유형별 점수당 단가(환산지수)를 곱하여 산출한다.

점수당 단가(환산지수)는 공단의 이사장과 요양급여비용 협의회의 위원장간의 계약으로 정하고, 계약기간은 1년으로 한다.

(4) 건강보험 요양급여비용의 내역(환산지수)

요양급여비용의 내역은 국민건강보험법 제45조 제4항과 동법 시행령 제21조 제2항에 의거 보건복지부장관이 정하여 고시하는 "요양급여의 상대가치점수"의 아래 유형별 분류에 따른 점수당 단가로 산정하며 내역은 다음과 같다.

표 1-14 건강보험 요양급여비용 내역

구분	요양7 관분류						
	병원, 요양병원 및 종합병원	의원	치과의원 및 치과병원	한의원 및 한방병원	조산원	약국	보건소
점수당 단가	77.3원	87.6원	88.7원	89.8원	140.3원	90.9원	86.1원

(주) 2021년 1월 1일 시행 기준이며, 보건복지부 고시에 의하여 점수당 단가는 매년 변동 될 수 있음.

(6) 진료행위별 분류항목 및 번호

진료행위별 보험수가의 분류항목 및 번호는 다음과 같다.

표 1-15 진료행위별 분류항목 및 번호

분류번호(항목)	구분	세부 행위료
(가)항목	기본진료료	진찰료, 입원료 가정간호방문료
(누/나)항목	검사료	검체검사료,병리 검사료,기능검사료,내시경,천자
(다)항목	영상진단 및 방사선치료료	단순영상진단료,특수영상진단료,핵의학진단료, 방사선치료료
(라)항목	투약 및 조제료	투약 및 조제료
(마)항목	주사료	주사료, 채혈 및 수혈료
(바)항목	마취료	마취료,치과마취료,신경차단술료,신경파괴술료
(사)항목	이학요법료	기본물리치료료, 단순 및 전문재활치료료, 이학요법료
(아)항목	정신요법료	정신요법료
(자)항목	처치 및 수술료	처치 및 수술료, 캐스트료
(차)항목	치과	치아질환처치,수술후 처치,구강외과,치주질환,보철물
(카)항목	조산료	조산료
(타)항목	보건기관 진료수가	보건기관(보건진료소,보건지소,보건소) 진료비
(한)항목	한방검사	한방검사료
(하)항목	한방시술 및 처치료	한방시술료, 처치료,정신요법료
(약)항목	약국약제비	약국약제비(관리료, 조제기본료, 복약지도료, 조제료)
(파)항목	혈액, 식대	전혈 및 혈액성분제제료, 입원환자식대
(찬)항목	치과보철	레진상 완전틀니 임시 레진상 완전틀니
(고)(노)(도) (모)(보)(소) (오)(조)(초) (헌)(허)항목	행위 비급여 목록	검사료(검체,병리,기능,내시경,천자 및 생검),영상진단 및 방사선치료,주사료,마취료,이학요법료,처치 및 수술료,치과. 수술료, 한방

4. 의료수가계약 및 산정기준

(1) 의료수가계약

국민건강보험법 제42조에 의거 요양급여비용의 산정은 계약으로 정하도록 하고 있으며, 요양급여의 범위 · 방법 · 절차 · 상한 등 요양급여의 기준은 보건복지부령으로 정하도록 하고 있다. 국민건강보험법시행령 제24조에 따라 계약체결에 의한 상대가치점수, 약제 · 치료재료(협상대상 의약품 및 상대가치점수가 적용되는 약제 · 치료재료는 제외)에 대한 비용은 보건복지부장관이 고시하도록 규정하고 있다. 따라서 요양급여기준(보건복지부령)에 고시된 진찰, 처치 · 수술 등의 '진료행위별 분류 항목 및 상대가치점수'는 전문적이고 객관적인 분석이 요구되는 사항이며, 약제비나 치료재료 비용은 생산자(또는 판매자)와 수요자 사이에 시장에서 결정된 가격인 실거래가로 보상하고 있어 현행 법령상 건강보험정책심의위원회의 심의 · 의결을 거쳐 보건복지부 장관이 고시하는 것으로 운영하고 있다. 국민건강보험법 제45조에 따라 계약기간은 1년이다.

그림 1-11 수가계약의 절차와 이해당사자

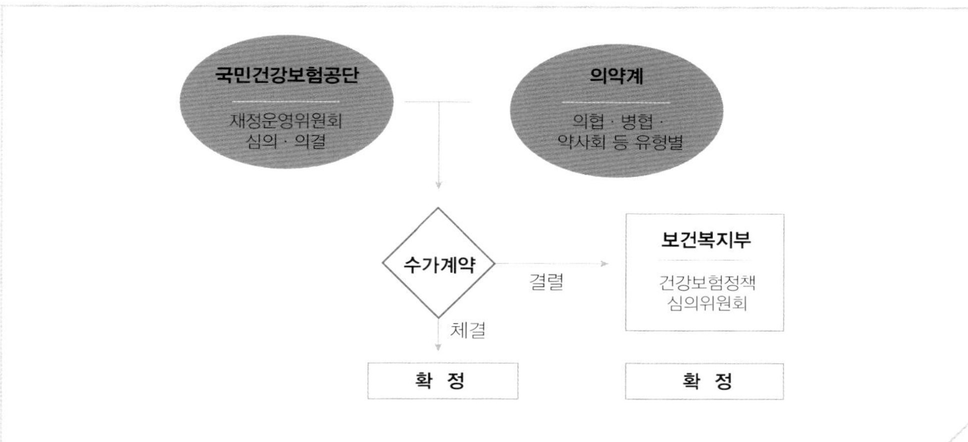

(2) 의료수가 산정방식 및 산정기준

① 의료수가 산정방식

의료수가산정기준은 각 진료행위의 난이도, 시술소요시간 및 사용빈도 등이며, 각 진료행위에 진료금액이 정해져 있고 총진료비는 제공된 진료행위의 각 금액을 합산하여 산정한다. 우리나라에서는 건강보험수가에 적정이윤을 인정해 주고 있으나 약가와 재료대에 대해서는 이윤을 최대한 억제하고 있다. 특히 재료대는 특정재료대의 실구입가로 산정되는 것을 제외하고 기본진료비에 포함되고 있으며 수가산정방식은 다음과 같다.

표 1-16 의료수가 산정방식

구분	수가	약가 /재료	비고
산정대상	진료기술행위	약품 및 진료재료	
산정기준	난이도, 소요시간, 사용빈도	소요량	
산정가격	원가 + 적정이윤	원가	

② 건강보험수가 산정기준

건강보험의 수가산정 기준(내역)에는 ㉠ 국민건강보험법 ㉡ 요양급여 규칙 ㉢ 진료수가 기준 및 행위(상대가치점수) ㉣ 약가기준액표 ㉤ 진료재료대 ㉥ 수입약품 ㉦ 유권해석 ㉧ 진료 분과위원회지침 ㉨ 진료비심사지침 ㉩ 운영위원회 지침 ㉪ 심사사례 등이 있다.

5. 신규 행위 · 치료재료의 요양급여 결정신청 및 결정

(1) 보험급여가 되지 않는 새로운 치료행위 시술 및 치료재료(약품 및 치료재료)가 있을 경우에는 국민건강보험요양급여 기준에 관한 규칙 제10조에 의한 신청은 요양기관, 의약관련 단체 또는 치료재료의 제조업자 · 수입업자는 국민건강보험법 제41조의3 제1항에 따른 행위 · 치료재료에 대한 요양급여대상 여부의 결정신청을 하려는 경우에는 각호의 구분에 따른 날부터 30일 이내에 보건복지부장관에게 신청(별지 제14호서식의 요양급여행위평가신청서,별지 제16호서식의 치료재료평가신청서)하여 요양급여여부를 확인받도록 한다.

(2) 신청에 대한 요양급여의 결정은 제10조에 따라 요양급여대상 여부의 결정신청을 받은 보건복지부장관은 정당한 사유가 없는 한 결정신청일부터 100일 이내에 법 제4조에 따른 건강보험정책심의위원회의 심의를 거쳐 요양급여대상 또는 비급여대상에 의한 해당여부를 결정하여 고시해야 한다. 이 경우 요양급여대상으로 결정한 행위 · 치료재료에 대해서는 영 제21조 제1항부터 제3항까지의 규정에 따른 요양급여의 상대가치 점수 또는 영 제22조 제1항에 따른 치료재료의 상한금액을 함께 정하여 고시하도록 되어 있다.

6. 의료보장 유형별 행위료 종별가산율

(1) 건강보험 요양기관 종별 가산율

건강보험행위의 분류된 분류항목에 대하여는 소정점수에 점수당 단가를 곱한 금액을 모두 합산한 금액에 요양기관의 종별에 따라 종별가산율을 적용하는데 보건복지부 고시에 의거 ① 상급종합병원은 30% ② 종합병원은 25% ③병원(치과병원, 한방병원, 요양병원 포함) 20%, ③ 의원 15%를 가산한다. 그러나 ① 약국 및 한국희귀 · 필수의약품센터 ② 조산원, 보건소, 보건지소, 보건진료소 ③ 의료법 제 35조에 의한 부속 의료기관은 가산하지 않는다.

(2) 의료급여 요양기관 종별 가산율

건강보험행위의 분류된 분류항목에 대하여는 소정점수에 점수당 단가를 곱한 금액을 모두 합산한 금액에 요양기관의 종별에 따라 종별가산율을 적용하는데 보건복지부 고시에 의거 ① 3차의료급여기관(상급종합병원)은 22% ② 종합병원은 18% ③ 병원(치과병원, 한방병원, 요양병원 포함) 15%, ③ 의원 11%를 가산한다. 그러나 ① 약국 및 한국희귀 · 필수의약품센터 ② 조산원, 보건소, 보건지소, 보건진료소 ③ 의료법 제 35조에 의한 부속 의료기관은 가산하지 않는다.

(3) 산재보험 및 자동차보험 요양기관 종별 가산율

건강보험행위의 분류된 분류항목에 대하여는 소정점수에 점수당 단가를 곱한 금액을 모두 합산한 금액에 요양기관의 종별에 따라 종별가산율을 적용하는데 산재보험은 고용노동부 고시 및 자동차보험은 국토교통부고시에 의거 ① 상급종합병원은 45% ② 종합병원은 37% ③ 병원(치과병원, 한방병원, 요양병원 포함) 21%, ④ 의원 15%를 가산한다.

그러나 약품 및 재료대는 보험적용이 되는 경우에는 실구입가 또는 상한가 이내로 수가를 산정한다.

의료보장별 진료비 산정근거와 종별가산율 적용은 다음과 같다.

표 1-17 의료보장별 진료비산정

구분	건강보험	의료급여	산재보험	자동차보험
산정 근거	보건복지부고시	보건복지부고시	고용노동부고시	국토교통부고시
행위료종별 가산율 (기술료)	상급종합병원 : 30%, 종합병원 : 25%, 병원 : 20%, 의원 : 15%	3차의료급여기관 : 22%, 종합병원 : 18%, 병원 : 15%, 의원 : 11%	상급종합병원 : 45%, 종합병원 : 37%, 병원 : 21%, 의원 : 15%	산재와 동일
약가	실구입가 또는 상한가	좌동	좌동	좌동
특정 재료대	실구입가	좌동	좌동	좌동

(4) 진료수가의 의료기관 종별 가산율 적용 및 미적용 함목

진료수가의 의료기관 종별 가산율이 적용되는 항목과 미 적용되는 항목은 다음과 같다.

표 1-18 의료기관 종별 가산율 적용과 미적용 항목

구분	종별가산율	항목명
행위수가	종별 가산율 적용	• 검사료, 방사선료, 마취료, 처치 및 수술료 • 캐스트료, 이학요법료, 정신요법료 • 조제료, 주사행위료, 치과처치 및 수술료
행위수가	종별가산율 미적용	• 진찰료, 입원료, 응급의료관리료, 가정간호방문료 • 혈액료 · 약제비, 치료재료비 • 바이러스 혈청검사, Infusion Pump 사용료 • Full PACS 처리비용 및 C-Arm형 영상증폭장치 이용료
약품 및 재료수가	종별가산율 미적용	약제비(실구입가 및 상한가), 치료재료비는 실구입가로 인정

▣ 건강보험심사평가원 심사결정기준 건강보험 진료수가 유형별 구성비

그림 1-12 건강보험 진료수가 유형별 구성비

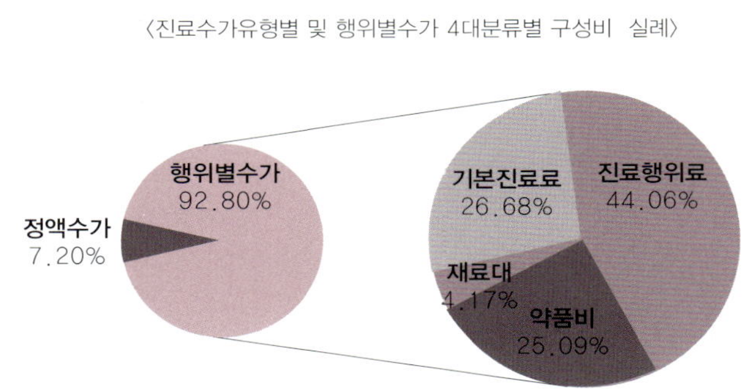

7. 우리나라의 진료비 지불 방식

(1) 우리나라의 진료비 지불 방식

우리나라의 진료비 지불 방식은 다음 표와 같다.

표 1-19 진료비지불 방식

유형		적용 범위
행위별수가제		입원과 외래진료(행위, 치료재료, 약제별 산정)
포괄수가제 (DRG)	질병군정액제	4개 진료과 7개 질병군 입원진료
	일당정액제	요양병원 입원환자
일당 진료비		의료급여환자의 정신건강의학과 입원진료
방문당 진료비		- 수진자가 보건기관을 방문하여 진료를 받는 경우 - 진료 요청에 의해서 의료인력이 환자 가정을 방문하여 진료를 행하는 경우

(2) 건강보험 진료비 지불방식

피보험자가 평소에 보험료를 납부하고 필요시 요양기관에서 요양급여를 받는 방식이다. 이 형태는 보험자와 피보험자 이외에 의료기관이 참여하는 제3자 지불방식(직접서비스형)을 취하게 된다. 즉, 수진자는 본인 일부부담액만 진료기관에 납부하고 그 이외의 금액은 보험자가 부담하는 유형이다. 이 제도는 우리나라를 비롯하여 일본, 독일 등 사회보험 방식을 적용하는 나라에서 주로 사용한다.

8. 수가관리

(1) 신규수가 개설 및 수가변경

① 신규수가를 개설할 경우는 내부결재(품의)를 득한 후 해당부서에 수가코드 및 수가, 보험사항(인정기준) 등을 통보해야한다.

② 특정재료 및 약품의 경우에도 해당위원회(구매 및 약사)를 심의를 거쳐 내부결재(품의)를 득한 후 해당부서로 수가코드 및 수가, 보험사항(인정기준) 등을 통보해야한다.

(2) 수가관리

① 병원의 의료수가관리는 병원의 경영과 진료수익관리에 매우 중요한 역할을 하고 있다. 따라서 의료수가위원회, 수가관리 전담부서 및 전담자. 수가 신설 및 변경, 비급여수가 운영 등 수가관리에 신중을 기하여야 한다.

② 매년 정기적으로 1~2회 수가발생 해당부서를 방문하여 수가를 점검, 확인하고, 신설 및 변경사항이 있는지 협의하며, 수가코드집을 정리(관리)하여야 한다.

핵심다지기

1 의료수가의 개념과 수가종류 및 보험수가용어에 대하여 알아본다.

(1) 의료수가란 요양급여비용으로 의료행위에 대한 대가로 지불하는 비용을 말하며, 수가종류(유형)에는 건강보험수가, 의료급여수가, 산재보험수가, 자동차보험수가, 일반수가 등이 있다.

(2) 보험수가적용에 대한 용어는 다음과 같다.

구분	보험급여(보험수가)	비급여	전액본인부담
기준	보험인정 항목	보험급여가 되지 않아 전액 본인부담항목	
수가적용	건강보험	일반	건강보험수가 또는 실구입가
본인부담	요양기관종별 부담률	일반수가로 전액부담	건강보험수가 100% 또는 실구입가 전액부담

2 행위별수가제와 DRG(진단명기준포괄수가제)의 장 · 단점에 대하여 알아본다.

(1) 행위별수가제

의료기관에서 의료인이 제공한 의료서비스(행위, 약제, 치료재료 등)에 대해 서비스별로 가격(수가)을 정하여 사용량과 가격에 대한 진료비를 지불하는 제도로서 장점은 의료의 질 향상, 임상연구에 기여 등이며, 단점은 과잉진료우려, 의료비상승, 진료비청구복잡화 등이다.

(2) DRG 수가

입원환자에게 미리 정해진 일정액을 지불하는 제도(진단명 기준 포괄수가제)로서 제공된 의료서비스의 단위당 가격과 서비스의 양에 따라 진료비를 보상해주는 제도이다.

입원환자 대상 진단명기준 포괄수가제도로서 장점은 의료비절감, 의약품 오남용방지, 진료비청구 간소화, 단점은 새로운 의료기술의 개발이나 임상연구 분야의 발전에 장애, 의료기관의 허위 및 부당청구 우려 등이다.

우리나라에서 시행하고 있는 DRG제도의 대상질병군

현재는 4개 진료과 7개 질병군 { ① 안과 : 백내장수술(수정체 수술) ② 이비인후과 : 편도수술 및 아데노이드 수술 ③ 외과 : 항문수술(치질 등), 탈장수술(서혜 및 대퇴부), 맹장수술(충수절제술) ④ 산부인과 : 제왕절개분만, 자궁 및 자궁부속기(난소, 난관 등)수술(악성종양 제외) }을 대상으로 하고 있다.

3 상대가치점수 및 환산지수의 정의를 하고 수가항목을 '예'를 들어 산정해본다.

(1) 상대가치점수

요양급여에 소요되는 시간 노력 등 업무량, 인력 시설 · 장비 등 자원의 양과 요양급여의 위험도를 고려하여 산정한 요양급여의 가치를 각 항목 간에 상대적 점수로 나타낸 것이다.

(2) 환산지수

환산지수는 상대가치점수 1점당 단가로서 공단의 이사장과 대통령령이 정하는 의약계를 대표하는 자와의 1년 단위계약으로 정하고 있다.

(3) 건강보험 수가산정 '예'

표 1-20 수가산정 실례(일반처치 또는 수술 후 처치 / 단순처치 자 -2-1-가-(1))

종별	산정방법	금액	종별가산율	종별가산율 적용 후 금액(원)
병원	(64.08점×77.3원)	4,950	20%	5,940
종합병원	(64.08점×77.3원)	4,950	25%	6,188
상급종합병원	(64.08점×77.3원)	4,950	30%	6,448

주) 수가 산출 : (상대가치점수 × 점수당 단가 환산지수)에서 의료기관 종별가산율 적용

4 진료행위에 대한 요양기관 종별가산율 적용기준을 이해하고 사례를 실습한다.

(1) 건강보험의 경우에는 진료행위에 대한 종별가산율은 상급종합병원 30%, 종합병원 25%, 병원 20%, 의원 15%를 적용한다.

(2) 진찰료, 입원료, 가정간호방문료, 응급의료관리료 등은 요양기관 종별가산율을 적

용하지 아니하고 보건복지부에서 의료기관 종별 고시한 수가를 적용한다.

(3) 약품 및 주사료, 치료재료비용은 종별 가산율을 적용하지 아니하고 실구입가 또는 상한가이내, 급여기준고시 정액수가 등으로 산정기준에 의거 적용한다.

5 수가계약 및 절차에 대하여 알아본다.

2000년 7월 1일부터 시행된 국민건강보험법 제42조에 의거 요양급여비용의 산정은 계약으로 정하도록 하고, 요양급여의 범위 · 방법 · 절차 · 상한 등 요양급여의 기준은 보건 복지부령으로 정하도록 하고 있다. 또한, 동 법시행령 제21조에 따라 계약 체결의 대상은 각 요양급여의 상대가치 점수의 점수당 단가로 하되, 요양급여의 상대가치점수, 약제 · 치료재료(협상대상 의약품 및 상대가치점수가 적용되는 약제 · 치료재료는 제외)에 대한 비용은 보건복지부장관이 고시하도록 규정하고 있으며, 국민건강보험법 제45조에 따라 계약기간은 1년이다.

6 우리나라의 건강보험 진료비 지불방식에 대하여 알아본다.

우리나라의 진료비 지불방식은 제3자 지불제이다

7 우리나라 DRG 제도에서 환자가 전액 부담하는 항목에 대하여 알아본다.

(1) 단순피로 등 일상생활에 지장이 없는 질환, 미용목적, 본인희망의 건강검진 등 예방진료, 상급병실료 차액, 선택진료료, 초음파 등이 있다.

(2) 응급진료를 위하여 앰블런스를 이용하면서 받는 응급의료 이송처치료, 각종 수술 후 통증관리를 위한 자가통증조절법(PCA, 무통주사)에 소요된 비용 등이 있다.

8 신포괄수가제의 정의와 시범사업 실시병원에 대하여 알아본다.

신포괄수가제는 행위별수가제와 포괄수가제가 합쳐진 한국형 포괄수가제를 의미하며, 정액방식의 포괄수가제에 현행 행위별 수가방식을 접목한 지불제도를 말한다. 즉, 행위별수가제와 기존 7개 질병군 포괄수가제 방식(DRG)을 개선하기 위해 개발된 모델이다. 현재 국민건강보험공단 일산병원 및 서울특별시 서울의료원등 지역거점 공공병원 42개 기관(지방의료원 및 적십자병원)과 민간병원 일부에서 시범사업으로 실시하고 있다.

9 행위별수가제와 DRG, 신포괄수가제를 비교해본다.

표 1-21 행위별수가제와 DRG, 신포괄수가제 비교

구분	행위별수가제(FFS)	포괄수가제(DRG)	
		포괄수가제	신포괄수가제
정의	제공된 의료서비스의 단위당 가격과 서비스의 양에 따라 진료비를 보상해주는 제도	입원환자에게 미리 정해진 일정액을 지불하는 제도(진단명 기준 포괄수가제)	
내용	실제로 제공된 의료서비스 항목 단가 및 제공횟수만큼 진료비 계산 · 총진료비 = 점수당 단가 × Σ 행위별 상대가치점수	질병군별로 사전에 정해진 진료건당 진료비 지불	질병군별 사전에 정해진 건당 기준수가+사전에 정해진 진료일당수가+행위별 수가(의사행위료,고가의 약제, 치료재료)의 합
지불단위	개개 서비스	진료건당	진료건당 + 개개 서비스 합
지불액 결정	치료 후	진단 후	치료 후
시행년도	1979년부터	2002년 현재	2009년 시범사업

10 병원의 진료 각 부서를 방문하여 해당부서 의료수가에 대하여 점검(수가코드 및 수가명, 수가, 보험 적용사항 등)하고 개선 및 보완한다.

11 의료수가의 관리 및 신설에 대하여 알아보고 병원의 운영실태를 조사해본다.

(1) 병원의 의료수가관리는 병원의 경영에 매우 중요하다. 수가관리는 주로 병원의 보험심사과 또는 원무과에서 담당을 하지만, 새로운 신규사업, 진료과 개설, 전문센터 및 클리닉개설, 고가 특수 장비구입 등이 있을 경우에는 기획실에서 사전 투자에 대한 분석을 해야한다.

(2) 신규 보험수가를 신설할 경우에는 수가코드와 해당 수가명을 관련부서로 통보한다.

(3) 비급여수가를 신설할 경우에는 소요내역(인력, 장비, 난이도, 시간, 재료 등) 및 타병원운영수가, 환자부담 등을 면밀하게 분석하여 수가를 산정 결재를 득한 후 신설 운영한다.

(4) 수가담당부서에서는 매년 최소 1회 이상 일반수가(병원의 관행수가)에 대해서는 검토분석 후 조정하는 것이 효율적이다(가급적 보험수가가 조정되는 1월 또는 2월부터 적용하는 것이 병원관리에 효율적이다)

매년 정기적 일반수가(비급여) 조정검토가 필요한 수가

상급병실료, 각종 진단서발급료, 예방접종비, 종합건강진단수가(프로그램 운영별), 미용목적 성형수술료, 보조기, 초음파 검사비(보험인정기준 외), 진정내시경료(보험인정기준 외), 산재 및 자동차보험 비급여 운영수가 항목, 치과 비급여, 기타 비급여 항목 등

(5) 병원의 의료수가위원회를 구성하고 수가관리 전담자를 임명하며, 수가코드집을 제작하여 활용한다.

⓬ 병원의 종합건강진단 수가관리에 대하여 알아본다.

(1) 종합건강진단의 종류

종합건강진단은 생활습관병 예방 및 질병의 조기발견을 위하여 선별적 검사를 통하여 종합적으로 건강진단을 실시하는 것을 의미하며 의료기관별로 다양한 건강진단 프로그램을 운영하고 있다(종합건강진단 운영 프로그램(사례)는 학습8 건강검진수행하기 참조)

(2) 검진종류별 수가 산출

건강진단의 수가관리는 관리운영상 매우 중요하므로 정부에서 고시하여 시행중인 건강진단수가(종류 및 검사항목)를 제외하고 기초의학지식을 갖춘 담당직원이 관리하고 지역 및 병원여건, 특수성을 고려하여 가능한 건강보험수가 조정 시기(연초 1~3월)에 수가를 조정하는 것이 효율적이다. 또한 정부에서 고시한 건강검진 및 특정암검진 등의 건강진단수가 외 종합검진 및 정밀검진 등의 운영수가를 산정 할 때는 산출 근거에 의거하여 수가를 산정하는 것이 바람직하다.

⓭ 병원에서 시행중인 포괄수가제에 대한 질병군별 원가분석을 실시하고 문제점을 개선한다.

9. 비급여 진료수가

1) 비급여의 개념 및 분류

(1) 비급여

비급여(非給與)란 요양급여에서 제외되는 범위는 질병, 부상의 치료목적이 아니거나, 업무 또는 일상생활에 지장이 없는 질환, 기타 보험급여의 원리에 부합하지 않는 것으로서 보험급여가 되지 않고 전액 환자가 부담하는 것을 의미한다. 비급여 대상의 항목에는 행위 · 약제 및 치료재료 등이 있다.

(2) 비급여 진료비용 등의 고지 및 표시

의료법 및 의료법시행규칙에 의한 비급여 진료비용의 고시 및 표시사항은 다음과 같다.

① 의료기관 개설자는"국민건강보험법 제41조 제3항"에 따라 요양급여의 대상에서 제외되는 사항 또는 "의료급여법 제7조 제3항"에 따라 의료급여의 대상에서 제외되는 사항의 비용(비급여 진료비용)을 환자 또는 환자의 보호자가 쉽게 알 수 있도록 보건복지부령으로 정하는 바에 따라 고지하여야 한다.

② 의료기관 개설자는 보건복지부령으로 정하는 바에 따라 의료기관이 환자로부터 징수하는 진료기록부 사본 · 진단서 등 제증명수수료의 비용을 접수창구 등 환자 및 환자의 보호자가 쉽게 볼 수 있는 장소에 게시하여야 한다.

③ 의료기관 개설자는 제1항 및 제2항에서 고지 · 게시한 금액을 초과하여 징수할 수 없다.

④ 인터넷 홈페이지를 운영하는 병원급 의료기관은 제1항 및 제2항의 사항을 제1항 및 제2항의 방법 외에 이용자가 알아보기 쉽도록 인터넷 홈페이지에 따로 표시하여야 한다.

(3) 비급여의 분류

① 법적 비급여

국민건강보험법 제41조제3항, 의료급여법 제7조제3항 및 국민건강보험 요양급여의 기준에 관한규칙 별표2(제9조제1항 관련)에서 규정된 비급여대상을 의미한다.

② 한시적 비급여

보험재정의 부담을 초래하는 경우와 대체 가능한 경우 및 비용 효과적 측면에서 고가

⑧ 기타 ①목 내지 ⑤목에 상당하는 예방진료로서 보건복지부장관이 정하여 고시하는 예방진료

(4) 보험급여시책상 요양급여로 인정하기 어려운 경우 및 그밖에 건강보험급여원리에 부합하지 아니하는 경우로서 다음 각목에서 정하는 비용 · 행위 · 약제 및 치료재료

① 가입자등이 고시한 표에 따른 요양기관으로서 각 항목 중 어느 하나의 요건을 갖춘 요양기관에서 1개의 입원실에 1인(「의료법」 제3조제2항제1호에 따른 의원급 의료기관 및 제3호나목에 따른 치과병원의 경우 3인 이하)이 입원할 수 있는 병상(상급병상)을 이용한 경우에는 표의 구분에 따라 부담하는 비용. 다만, 격리치료 대상인 환자가 1인실에 입원하는 경우 등 보건복지부장관이 정하여 고시하는 불가피한 경우에는 비급여대상에서 제외한다.

상급종합병원 및 종합병원 2,3인실 입원료 보험적용 및 본인부담률

*2018년 7월 1일부터 2인실, 3인실에 입원한 경우 보험급여 적용(병실별 고시수가)을 받게 되며, 상급종합병원의 1인실(특실포함) 이용자는 상급병실료 전액을 본인이 부담(비급여대상)부담한다. 입원료의 본인부담은 상급종합병원의 경우 2인실은 50%, 3인실은 40%, 4인실은 30%, 5인실은 20%를 본인이 부담하며, 종합병원의 2인실은 40%, 3인실은 30%, 4인실 이상은 20%를 본인이 부담한다..

(가) 의료법령에 따라 허가를 받거나 신고한 병상 중 입원실 이용비용을 입원료만으로 산정하는 일반병상을 다음의 구분에 따라 운영하는 경우. 다만, 규칙 제12조제1항 또는 제2항에 따라 제출한 요양기관 현황신고서 또는 요양기관 현황 변경신고서 상의 격리병실, 무균치료실, 특수진료실 및 중환자실과 「의료법」 제27조제3항제2호에 따른 외국인환자를 위한 전용 병실 및 병동의 병상은 일반병상 및 상급병상의 계산에서 제외한다.

㉮ 의료법령에 따라 신고한 병상이 10병상을 초과하는 「의료법」 제3조제2항제1호의 의원급 의료기관, 같은 항 제3호나목의 치과병원, 같은 법 제3조의5제1항에 따른 지정을 받은 산부인과 또는 주산기전문병원 및 아동、분만병원: 일반병상을 총 병상의 2분의 1 이상 확보할 것

㉯ 「의료법」 제3조제2항제3호에 따른 병원급 의료기관(치과병원 및 아동、분만병원 제외): 일반병상을 총 병상의 5분의 3 이상 확보할 것

㉰ 「의료법」 제3조제2항제3호마목의 종합병원 및 같은 법 제3조의4제1항에 따

른 지정을 받은 상급종합병원: 일반병상을 총 병상의 5분의 4 이상 확보할 것

(나) 의료법령에 의하여 신고한 병상이 10병상 이하인 경우

② ①의 목에도 불구하고 다음 각 항목에 해당하는 경우에는 다음의 구분에 따른 비용

(가) 가입자등이 「의료법」 제3조제2항제3호라목에 따른 요양병원(「정신보건법」 제3조제3호에 따른 정신의료기관 중 정신병원, 「장애인복지법」 제58조제1항 제4호에 따른 장애인 의료재활시설로서 「의료법」 제3조의2의 요건을 갖춘 의료기관은 제외) 중 입원실 이용비용을 입원료만으로 산정하는 일반병상(규칙 제12조제1항 또는 제2항에 따라 제출한 요양기관 현황신고서 또는 요양기관 현황 변경신고서 상의 격리병실, 무균치료실, 특수진료실 및 중환자실과 「의료법」 제27조제3항제2호에 따른 외국인환자를 위한 전용 병실 및 병동의 병상은 제외한다)을 50퍼센트 이상 확보하여 운영하는 요양병원에서 1개의 입원실에 5인 이하가 입원할 수 있는 병상을 이용하는 경우: 제8조제4항 전단에 따라 고시한 입원료 외에 추가로 부담하는 입원실 이용 비용

(나) 가입자등이 ①의목(가)에서 정한 요건을 갖춘 상급종합병원, 종합병원, 병원 중 「호스피스 · 완화의료 및 임종과정에 있는 환자의 연명의료결정에 관한 법률」 제25조에 따라 호스피스전문기관으로 지정된 요양기관에서 1인실 병상을 이용하여 같은 법 제28조에 따른 호스피스 · 완화의료를 받는 경우(격리치료 대상인 환자가 1인실에 입원하는 경우, 임종실을 이용하는 경우 등 보건복지부장관이 정하여 고시하는 불가피한 경우는 제외한다): 제8조제4항 전단에 따라 고시한 호스피스 · 완화의료 입원실의 입원료 중 4인실 입원료 외에 추가로 부담하는 입원실 이용 비용

③ 법 제51조에 따라 장애인에게 보험급여를 실시하는 보장구를 제외한 보조기 · 보청기 · 안경 또는 콘택트렌즈 등 보장구. 다만, 보청기 중 보험급여의 적용을 받게 될 수술과 관련된 치료재료인 보건복지부장관이 정하여 고시하는 보청기는 제외한다.

④ 보조생식술(체내 · 체외인공수정 포함)시 소요된 비용(삭제)

⑤ 친자확인을 위한 진단

⑥ 치과의 보철(보철재료 및 기공료 등을 포함한다) 및 치과임플란트를 목적으로

실시한 부가수술(골이식수술 등을 포함한다). 다만, 보건복지부장관이 정하여 고시하는 만 65세 이상인 사람의 틀니 및 치과임플란트는 제외한다.

⑦ 이 규칙 제8조의 규정에 의하여 보건복지부장관이 고시한 약제에 관한 급여목록표에서 정한 일반의약품으로서 「약사법」 제23조에 따른 조제에 의하지 아니하고 지급하는 약제

⑧ 「장기등 이식에 관한 법률」에 따른 장기이식을 위하여 다른 의료기관에서 채취한 골수 등 장기의 운반에 소요되는 비용

⑨ 「마약류 관리에 관한 법률」 제40조에 따른 마약류중독자의 치료보호에 소요되는 비용

⑩ 이 규칙 제11조제1항 또는 제13조제1항의 규정에 따라 요양급여대상 또는 비급여대상으로 결정 · 고시되기 전까지의 행위 · 치료재료(「신의료기술평가에 관한 규칙」 제2조제2항에 따른 평가 유예 신의료기술을 포함하되, 같은 규칙 제3조의4에 따른 신의료기술평가 결과 안전성 · 유효성을 인정받지 못한 경우에는 제외한다). 다만, 제11조제9항 또는 제13조제1항 후단의 규정에 따라 소급하여 요양급여대상으로 적용되는 행위 · 치료재료(「신의료기술평가에 관한 규칙」 제2조제2항에 따른 평가 유예 신의료기술을 포함한다)는 제외한다.

⑪ 「신의료기술평가에 관한 규칙」 제3조제8항제2호에 따른 제한적 의료기술

⑫ 「의료기기법 시행규칙」 제32조제1항제6호에 따른 의료기기를 장기이식 또는 조직이식에 사용하는 의료행위

⑬ 그 밖에 요양급여를 함에 있어서 비용효과성 등 진료상의 경제성이 불분명하여 보건복지부장관이 정하여 고시하는 검사 · 처치 · 수술 기타의 치료 또는 치료재료

(5) 보건복지부장관이 정하여 고시하는 질병군에 대한 입원진료의 경우에는 제(1)호 내지 제(4)호(제4호 하목을 제외한다), 제(7)호에 해당되는 행위 · 약제 및 치료재료. 다만, 제(2)호 ⑦목, 제(3)호 ⑦목, 제4호 ⑫목은 다음 각목에서 정하는 경우에 한한다.

① 보건복지부장관이 정하여 고시하는 행위 및 치료재료

② 질병군 진료 외의 목적으로 투여된 약제

5의2. 영 제21조 제3항 제3호에 따른 완화의료 입원진료의 경우에는 제(1)호부터

제(3)호까지, 제(4)호 (나)목(2) · ⑫목에 해당되는 행위 · 약제 및 치료재료. 다만, 제2호사목, 제(3)호 ⑧목 및 제4호 ⑫목은 보건복지부장관이 정하여 고시하는 행위 및 치료재료에 한정한다.위 및 치료재료에 한정한다.

(6) 건강보험제도의 여건상 요양급여로 인정하기 어려운 경우

① 보건복지부장관이 정하여 고시하는 한방물리요법

② 한약첩약 및 기상한의서의 처방 등을 근거로 한 한방생약제제

(7) 약사법령에 따라 허가를 받거나 신고한 범위를 벗어나 약제를 처방 · 투여하려는 자가 보건복지부장관이 정하여 고시하는 절차에 따라 의학적 근거 등을 입증하여 비급여로 사용할 수 있는 경우. 다만, 제5조 제4항에 따라 중증환자에게 처방 · 투여하는 약제 중 보건복지부장관이 정하여 고시하는 약제는 건강보험심사평가원장의 공고에 따른다.

핵심다지기

1 비급여의 개념에 대해서 이해하고 정의해 본다.

요양급여에서 제외되는 범위는 질병, 부상의 치료목적이 아니거나, 업무 또는 일상생활에 지장이 없는 질환, 기타 보험급여의 원리에 부합하지 않는 것으로서 보험급여가 되지 않고 전액 환자가 부담하는 것을 의미한다.

2 비급여의 분류에 대한 자료를 수집하여 정리한다.

(1) 법적 비급여 및 한시적 비급여

표 1-22 법적 비급여 및 한시적 비급여

구분		내용	예
비급여	법적 비급여	「국민건강보험법」 제41조제3항, 「의료급여법」 제7조제3항 및 「국민건강보험 요양급여의 기준에 관한규칙」 별표2(제9조제1항 관련)에서 규정된 "비급여대상"을 의미 • 「국민건강보험 시행규칙」 제10조(요양급여비용의 본 인부담)에 의거 별도로 고시된 항목	• 상급병실료 • 예방접종 • 종합검진 • 미용목적성형술, 진단서료 등
	한시적 비급여	• 보험재정의 부담을 초래하는 경우 • 대체 가능 및 비용효과적 측면에서 고가인 경우 • 건강보험제도의 여건상 요양급여로 인정하기 어려운 경우	• 광중합형 복합레진 • 한방물리요법 등

(2) 전액본인부담(100 : 100)

구분	내용	예
100:100 (전액본인부담)	보건복지부고시에 의하여 환자가 건강보험수가의 전액을 본인이 부담해야 하는 진료비	• 건강보험 및 의료급여환자 수급절차 미이행 진료비 • 응급증상진료대상이 아닌 응급의료관리료 • 보건복지부장관이 고시한(보험인정기준 초과 등의 사유) 약제 등

3 병원에서 빈도 높은 비급여 대상(행위)에 대하여 조사하고 종류를 나열해본다.

상급병실료(차액), 진단서발급료, 종합건강진단(종류별), 미용목적성형술, 마약중독증, 유전자검사, 시력교정술(라식수술), 일상생활에 지장이 없는 피부 및 비뇨기 질환, 초음파(건강보험적용기준 외), MRI 및 PET(건강보험적용기준 외), 진정(수면)내시경료(보험인정기준 외), 치아교정 및 치과 보철, 임플란트수술 등이 있다.

4 기타 비급여종류 및 질의회신 사례 등을 조사하고 파악해본다.

(1) 약제 보험인정기준 및 전액본인부담 사례

구분	보험인정기준	비고
인사돌	치주염, 치은염 환자 중 당뇨, 임산부, 전신질환자와 치은박리소파술 경우(1일 6정 4주간만 인정)	기준 외 투여시 전액본인부담
단백아미노산제	경구로 영양공급이 불충분하여 대수술, 중증전신화상 등 비경구적으로 영양공급이 필요한경우만 인정	인정기준 외 투여시 전액본인부담
알부민주사	만성 저단백증으로 급성합병증을 치료시 혈중 알부민 검사치가 3.0이하인경우만 인정(Shock, 화상, 만성간질환 및 신질환, 복수 등)	인정기준 외 저알부민혈증 진료상 필요경우는 전액본인부담

(2) 건강보험 기타 비급여 및 전액본인부담(사례)

기타 비급여 및 전액본인부담 항목
(1) 진정(수면)내시경료 : 보험기준 외 (2) 캡슐내시경검사(Capsule Endoscopy) : 보험인정기준 외 (3) MRI 및 PET 보험인정기준 외 검사료 (4) 교육상담료(보험인정기준 외) (5) 인공치은 (6) 양수검사 (7) 유전자 돌연변이 검사 (8) 후각기능검사 (9) 중성자선 치료 (10) 알레르겐 면역요법 및 약물탈감작요법 (10) 언어치료 (11) 지방흡입기 이용 액취증수술 (12) 다빈치 로봇 수술 (13) 코골이 장치 (14) 이갈이 장치 (15) 한방 향기요법 (16) 출생 후 폴라로이드 촬영 (17) 기억력검사 (18) 언어능력검사 (19) 미각검사 (20) 초음파검사(보험기준 외) (21) 안치료 (22) Cast Walker (23) 보조기 (24) 입원환자용 소모품 세트(물병, 체온계, 타월, 수저, 슬리퍼), (25) 의무기록복사(실비부담) 등

(주) 진정(수면)내시경은 4대중증질환(암, 심장질환, 뇌혈관질환, 희귀난치성질환)의 검사와 치료 시술시는 2017.2.1.일부터 건강보험급여대상임.

5 진료 각 부서를 방문하여 비급여 대상 진료 및 수가에 대하여 현황을 조사 분석하여 문제점을 개선한다.

진료 각 부서의 비급여 진료(대상)사항을 파악하고 분석하여 문제점이 있으면 개선, 보완한다.

6 비급여수가의 관리방법을 이해하고 관리한다.

(1) 병원의 비급여수가 현황을 파악하고 접수창구 등 환자 및 환자의 보호자가 쉽게 볼 수 있는 장소에 게시하여야 한다.

(2) 인터넷 홈페이지를 운영하는 병원급 의료기관은 이용자가 알아보기 쉽도록 인터넷 홈페이지에 따로 표시하여야 한다.

7 건강보험심사평가원 홈페이지 및 모바일 앱을 통해 상급종합병원, 종합병원, 치과병원, 한방병원, 전문병원의 비급여 진료비를 공개내역에 대하여 알아본다.

의료법(제45조, 제63조, 시행규칙 제42조의 2)에 의하여 비급여 진료비 공개내역 대상항목은 다음과 같이 총 615항목(2021년 기준)이다.

대항목(항목수)	항 목 (615)
상급병실료(차액)(1)	1인실, 2인실, 3인실
초음파검사료(12)	갑상선, 유방, 두경부, 부비동,흉부– 유방 · 액와부 제외한 흉부 초음파, 복부–생식기(남성,여성) 초음파, 복부–비뇨기계 초음파, 근골격, 연부–관절 초음파, 복부–복부 초음파, 혈관–사지혈관도플러 초음파, 임산부 초음파 외
제증명수수료(31)	일반진단서, 사망진단서, 출생증명서, 병사용진단서, 장애진단서(일반장애, 정신지체 및 발달장애),상해진단서(3주 미만, 3주 이상), 휴유장애진단서, 근로능력평가용진단서, 영문진단서, 입원확인서, 입퇴원확인서, 진료확인서, 통원확인서, 외래진료확인서, 장애증명소견서(보험회사제출용), 향후진료비추정서(천만원이상, 미만) 외
교육상담료(7)	당뇨병교육(1회방문/다회방문), 고혈압교육, 심장질환교육, 만성신부전증교육(1회방문/다회방문)
MRI 진단료(7)	근골격계, 흉부, 복부, 뇌, 뇌혈관, 척추, 경추, 요천추 외
치과임플란트료(1)	치과임플란트
다빈치로봇수술료(2)	근치적 전립선 적출술(전립선암), 갑상선 악성종양 근치수술(갑상선암)
검체검사료(11)	양수염색체검사, , HIV 및 HCV 항체, Helicobacter Pylori검사, 인플루엔자, 폐렴연쇄상구균, 노로바이러스 외
기능검사료(6)	체온열검사/한방경피온열검사, 안구광학단층촬영,눈의 계측검사, 동맥경화도검사 외

내시경, 천자검사(5)	진정내시경 환자관리료(4), 약물유도수면상기도 내시경검사
지속적 통증자가조절	대퇴신경, 사각근간 상박신경총
이학요법료(5)	도수치료, 증식치료, 고주파정맥내막 폐쇄술, 광투시정맥흡입제거술, 레이저정맥폐쇄술
처치 및 수술료(17)	고강도 초음파집속술[전립선암], 자기공명영상유도하 고강도초음파집속술[자궁근종], 간암의 초음파유도고강도초음파 집속술, 체외충격파치료[근골격계질환], 신경성형술 외
치아질환처치(1)	광중합형 복합레진충전
한방물리요법료(3)	추나요법(단순, 복잡, 특수), 경피전기자극요법, 경근간섭저주파요법
지속적통증자가조절(2)	대퇴신경, 사각근간상박신경총
하지정맥류수술(치료재료)2	고주파정맥내막폐쇄술, 레이저정맥폐쇄술
시력교정술료(2)	라식, 라섹
치과보철료(1)	골드크라운(금니)

1-3 의료기관평가 유형

{ 학습목표 } 1 의료기관의 평가제도 및 인증 관련 업무에 대하여 알 수 있다.
2 의료기관의 평가 및 인증 관련 업무를 수행할 수 있다.

필요 지식

1. 의료기관 평가제도 및 평가내용

1) 의료기관 인증평가제도

보건복지부 주관 의료기관 인증제는 의료기관이 환자 안전과 의료 서비스의 질 향상을 위해 자발적이고 지속적인 노력을 하도록 하여, 국민에게 양질의 의료 서비스를 제공하도록 하는 제도이다. 따라서 의료기관에서 제공되는 의료서비스의 수준을 객관적으로 측정, 기록하고 지속적으로 개선해 안전한 환경에서 최상의 진료를 받을 수 있도록 평가하는 활동이다.

2) 수련환경평가

1980년 대한병원협회를 중심으로 병원의 윤리성 제고와 함께 환자에게 적정진료 보장의 중요성에 대한 인식이 확산되면서 병원인 스스로 자정노력이 필요하다는 공감대가 형성되어 표준화사업을 실시하다가 2003년도에 “수련병원실태조사 및 병원신임평가”제도를 하였다. 그 이후 2017년 신임평가를 “수련환경평가”로 명칭을 변경하여 전공의 수련병원을 대상으로 매년 평가를 실시하고 있다. 세부적인 운영과 평가사항은 제 5장 수련환경평가에서 다루고자 한다.

3) 응급의료기관 평가

보건복지부에서는 응급의료에 관한 법률(제17조)과 관련 응급의료기관에 대한 평가를 매년 전국 응급의료기관(약 420개)을 대상으로 시설 · 장비 · 인력, 서비스 내용 및 결과 등에 대한 응급의료기관 평가를 실시하여 평가결과를 발표하고 있다. 평가내용은 응급의료기관이 갖추어야 할 시설, 인력, 장비를 포함한 구조, 과정, 공공영역에 대하여 이루어지고 있으며, 응급실 전담의사인력, 응급환자 전용 진료상담실 운영, 응급실 환자 만족 등 모든 영역에서 실시하고 있다.

4) 국제의료기관평가(Joint Commission International : JCI)

JCI인증은 국제의료기관 평가위원회에서 전 세계 의료기관을 대상으로 엄격한 국제표준 의료기준 심사를 거친 의료기관에 발급하는 인증제도이다. 따라서 JCI 인증을 받기위해서는 환자의 안전과 양질의 의료서비스 제공을 목적으로 환자가 병원에 들어서는 순간부터 퇴원까지 치료의 전 과정에 대해 정해진 항목에 의한 평가를 받아야한다.

5) 요양급여 적정성평가

건강보험심사평가원은 진료비 심사를 통해 요양기관의 적정한 비용청구 질서를 확립하고 건강보험재정의 누수와 국민의 과도한 의료비 부담을 덜어주고 있다. 또한, 요양기관이 제공하는 요양급여의 내용과 적정성을 평가하여 요양급여의 수요자인 국민을 경제적 · 의학적 측면에서 총체적으로 보호하고 있다.

6) DRG 및 신포괄수가제 운영평가

ⅰ DRG(Diagnosis Related Groups)

진단명기준 환자군이라 번역되는 DRG는 입원환자의 특성 및 진료의 특성에 의해 임상적인 진료내용과 자원의 소모량이 유사하도록 분류한 질병군으로서, 분류체계는 주진단명 및 기타진단명, 수술처치명, 연령, 성별, 진료결과 등에 따라 진료내용이 유사한 질병군으로 분류되는데 이때 하나의 입원환자 분류군을 DRG라고 부른다.

DRG는 한 가지 치료행위가 기준이 아니고 환자가 어떤 질병의 진료를 위하여 입원하였는가에 따라 질병군(환자군)별로 미리 책정된 일정액의 진료비를 지급하는 제도로 환자가 병원에서 어떤 치료를 받든지 입원일수와 질병의 중증도에 따라 미리 정해진 진료비를 요양기관에 지불하는 제도이다. 행위별수가제가 개별 진료행위의 수가를 모두 합해 총 진료비를 산출하는 반면 포괄수가제는 진료비총액이 미리 책정되어 있는 점이 다르다. 우리나라는 1997년 시범사업을 거쳐 2003년 9월부터 4개 진료과(외과, 이비인후과, 안과, 산부인과) 7개 질병군의 입원환자에 대해 요양기관이 행위별수가제 또는 포괄수가제 중에서 선택하는 방식으로 시행되어오다가 2012년 7월 1일부터 병원 및 의원, 2013년 7월 1일부터는 종합병원 및 상급종합병원으로 확대 시행되고 있다. 즉, DRG는 질병 단위별로 진료비를 결정하는 방식으로 진료를 시작한 날부터 종료 시까지를 진료기간으로 하는 것을 말하며, 실제 입원기간에 사용된 의료서비스의 양과 질에 관계없이 해당 진단명 기준별로 지불하기로 결정된 액수만큼 진료비가 지불되는 제도이다. 따라서 DRG 시행병원에 대하여 건강보험심사평가원에서 평가를 시행하고 있다.

표 1-23 DRG 대상 질병군 4개 진료과 7개 질병군

진료과(목)	대상 질병군	비고
안과	수정체 수술(소절개, 대절개, 양안, 단안)	
이비인후과	편도 및 아데노이드 절제술(연령)	
외과	충수절제술(복잡한 주진단, 복강경)	
	서혜 및 대퇴부 탈장수술(연령, 복강경, 편측, 양측)	
	항문수술(원형자동문합기 이용, 복수, 주요, 기타)	
산부인과	자궁적출 및 기타 자궁 및 자궁부속기 수술(복강경)	악성종양 제외
	제왕절개분만(단태아, 다태아)	질식분만 제외

② 신포괄수가제

신포괄수가제란 입원기간동안 발생한 진료에 대해 기본서비스는 포괄수가로 묶고 의사가 제공하는 수술 · 시술 등은 행위별 수가로 별도 보상하는 제도를 말한다. DRG는 7개 질병군에 비교적 단순한 외과계 수술에만 적용하고 있지만 신포괄수가제는 7개 질병군 포괄수가제에 4대 중증질환(암, 뇌, 심장, 희귀난치성질환)과 복잡한 질환까지 포함하여 567개 질병군 입원환자에게 실시하고 있다. 건강보험심사평가원에서는 신포괄수가제 실시병원(의료원)에 대하여 평가를 실시하여 인센티브를 제공하고 있다.

7) 의료 질 평가(의료 질 평가지원금) 제도

환자에게 제공하는 의료서비스 수준을 측정하여 양질의 의료서비스를 제공하는 우수한 의료기관에 대해 경제적으로 보상하는 제도로서 의료기관의 자발적 질 향상 유도 및 국민건강 증진 기여하기 위한 제도이다.

평가영역은 의료의 질 평가와 관련 6개 영역(환자안전, 의료질, 공공성, 의료전달체계 및 지원체계, 교육수련, 연구개발)의 35개 항목 50개 지표(2020년 기준)의 평가를 통해 우수한 의료기관에게 의료 질 평가지원금'을 지급하고 있으며 의료수가항목이 개설되어 있다. 건강보험심사평가원의 의료 질 평가에 대한 세부적인 사항은 학습6 의료 질 평가를 참고하면 된다.

8) 환자안전관리 평가

환자안전법은 환자안전에 대한 체계적이고 총괄적인 관리를 위하여 환자안전에 필요한 사항을 규정함으로써 환자의 보호 및 의료 질 향상에 이바지함을 목적(제1조)으로 2015년 1월 28일 공포되어 2016년 7월 29일 시행되고 있다. 따라서 환자안전에 대한 필요한 사항을 규정하고 체계적이고 총괄적인 관리를 위하여 환자안전법의 시행에 따라 병원 내 환자안전위원회를 설치 · 운영하고, 환자 안전전담인력을 두어 입원환자를 대상으로 병동 내 안전사고를 예방하고 환자에게 안전한 의료서비스를 제공하고 있다. 또한 환자안전관리를 위해 가장 핵심이 되는 감염관리 활동을 강화하고 있으며, 의료수가에 환자안전관리료 수가가 신설되어 적용되고 있다. 환자안전위원회 설치 및 운영은 보건복지부령으로 정하는 일정 규모 이상의 병원급 의료기관은 환자안전 및 의료 질 향상을 위하여 환자안전위원회를 설치 · 운영하여야 하며, 설치(대상)기관은 병상 수가 200병상 이상인 병원급 의료기관으로 하며, 다만 종합병원인 경우에는 100병상 이상 의료기관을 대상으로 하고 있다. 환자안전관리 평가는 환자안전전담인력 구성 여부(환자안전전담인력 배치기준) 및 환자안전학습보고체계 운영, 환자안전지표 등에 대하여 의료기관인증원이 평가지표(평가문항)에 의하여 평가를 실시하고 있다.

9) 환자경험평가

환자경험평가는 의료서비스를 이용한 환자에게 의료진과의 의사소통, 투약 및 치료과정 중에 겪었던 경험들을 확인하여 환자중심 의료수준을 평가하고, 의료 질 향상을 유도하기 위해 2017년 첫 도입된 건강보험심사평가원의 요양급여 적정성 평가 항목을 말한다.

평가는 상급종합병원 및 종합병원에서 입원한 만 19세 이상 환자에게 구조화된 설문지를 활용한 전화조사(전문조사업체 위탁) 방식으로 실시한다.

평가 내용은 환자가 입원기간 중 겪은 경험으로, 세부내용은 ▲의료진이 환자의 이야기를 주의 깊게 들어주었는지, ▲퇴원 후 치료계획 및 입원 중 회진시간 등에 대한 정보를 제공받았는지 ▲치료 결정과정에 참여기회가 있었는지 등이다.

따라서 입원한 환자에게 직접 의료서비스에 대한 만족도와 개선점들을 조사하는 것으로 고객만족도 개념과 비슷한 의료기관만의 평가제도라고 할 수 있다. 의료기관 입장에서는 의료서비스에 대한 교육이 꾸준하게 이루어지고 있는 병원은 오히려 높은 점수를 획득할 수 있는 기회로 환자경험평가에서 높은 점수와 함께 좋은 이미지를 구축함으로써 환자들의 신뢰도를 쌓고 나아가 병원의 운영측면에서 더욱더 시너지 효과를 낼 수 있는 장점을 갖고 있다고 볼 수 있다.

2. 상급종합병원 및 전문병원 지정 · 평가

1) 상급종합병원

(1) 상급종합병원지정

의료법 제3조의 4, 1항에 의해 보건복지부장관이 지정하는 병원으로서, 종합병원 중 중증질환에 대하여 난이도가 높은 의료행위를 전문적으로 행하는 종합병원으로 보건복지부장관이 지정하는 의료기관을 말하며, 지정된 상급종합병원은 건강보험수가 가산율 30%를 적용받게 된다. 지정 기준은 진료기능, 교육기능, 인력 · 시설 · 장비, 질병군 별 환자의 구성비율, 의료서비스 수준, 진료권역별 소요병상 충족도 등으로 구분하여 평가한다.

(2) 상급종합병원 지정 평가기준

① 상급종합병원지정 및 평가에 관한 규칙(보건복지부령 제2조)에 명시된 사항은 다음과 같다.

표 1-24 상급종합병원 지정 평가 관련 법령 규정(기준)

구분	지정 기준
법적근거	의료법 제3조의 4에 상급종합병원 지정기준, 지정절차 등에 관한 법적근거 명시
진료기능	가. 지정 신청일 이전 1년 동안 다음 진료과목 중 필수진료과목을 포함하여 20개 이상의 진료과목을 갖추고 각 진료과목마다 전속하는 전문의 1명 이상을 둘 것 1) 필수진료과목(9) : 내과, 외과, 소아청소년과, 산부인과, 영상의학과, 마취통증의학과, 진단검사의학과 또는 병리과, 정신건강의학과, 치과

	2) 선택진료과목(18) : 진단검사의학과 또는 병리과, 흉부외과, 방사선종양학과, 핵의학과, 응급의학과, 신경과, 피부과, 신경외과, 안과, 재활의학과, 정형외과, 이비인후과, 비뇨기과, 성형외과, 가정의학과, 예방의학과, 결핵과, 직업환경의학과 나. 「응급의료에 관한 법률」제25조, 제26조 또는 제30조에 따라 중앙응급의료센터 · 권역응급의료센터 또는 지역응급의료센터로 지정받았을 것
교육기능	「전문의의 수련 및 자격 인정 등에 관한 규정」제6조제2항 및 같은 규정 시행규칙 제7조제2항에 따라 레지던트의 수련병원으로 지정받았을 것
인력 · 시설 · 장비	가. 지정 신청일 이전 1년 동안 의사는 연평균 1일 입원환자 10명당 1명 이상, 간호사는 연평균 1일 입원환자 2.3명당 1명 이상을 둘 것 나. 가목의 입원환자 수는 지정 신청일 이전 1년 동안 건강보험 및 의료급여 입원환자의 진료실적에 대하여 건강보험심사평가원에 요양급여비용을 심사청구한 입원 및 외래환자의 자료를 기준으로 한다. 이 경우 외래환자 3명은 입원환자 1명으로 환산하고, 의료인 수는 해당 기간 중 실제 근무한 개월 수를 연간으로 환산하는 방법(Full Time Equivalent)을 사용한다. 다. 「의료법 시행규칙」 별표 4 제2호에 따른 중환자실 및 신생아중환자실을 설치하고, 지정 신청일 이전 1년 동안 보건복지부장관이 정하여 고시하는 기준에 따라 근무하는 전담전문의를 각각 1명 이상 둘 것 * 상급종합병원 지정 및 평가규정(고시) 라. 전산화단층촬영기(CT), 자기공명영상촬영기(MRI), 근전도검사기(EMG), 혈관조영촬영기(ANGIOGRAPHY SYSTEM), 감마카메라(GAMMA CAMERA) 및 심전도기록기(HOLTER MONITORING)를 각각 1대 이상 설치하였을 것 마. 라목의 의료장비 중 「의료법」 제38조제1항에 따른 특수의료장비는 「특수의료장비의 설치 및 운영에 관한 규칙」 제6조의2제1항에 따라 등록된 품질관리검사기관의 정기적인 품질관리검사에서 적합으로 판정받았을 것 바. 보건복지부장관이 정하는 기준에 따라 전실 및 음압시설 등을 갖춘 1인 병실을 500병상 당 1개 이상 갖출 것 사. 환자의 진료 · 검사 · 질환 또는 임상 등에 관한 정보교류를 위하여 보건복지부장관이 정하는 기준에 따라 정보협력체계를 갖출 것
질병군별 환자의 구성비율	가. 지정 신청일 이전 2년 6개월 동안 다음 표의 전문진료질병군에 속하는 입원환자의 비율이 해당 의료기관이 진료한 전체 입원환자의 100분의 21 이상이고, 단순진료질병군에 속하는 입원환자의 비율은 100분의 16 이하일 것 전문진료 질병군 : 희귀성 질병, 합병증 발생의 가능성이 높은 질병, 치사율이 높은 질병, 진단난이도가 높은 질병, 진단을 위한 연구가 필요한 질병 일반진료 질병군 : 모든 의료기관에서 진료가 가능하거나 진료를 하여도 되는 질병 단순진료 질병군 : 진료가 간단한 질병, 일반적으로 진료의 결과가 치명적이 아닌 질병, 그 밖에 상급종합병원에서 진료를 받지 않아도 되는 질병 * 각 질병군에 해당하는 질병의 종류는 보건복지부장관이 정하여 고시한다. 나. 지정 신청일 이전 2년 6개월 동안 보건복지부장관이 정하여 고시하는 질병에 속하는 외래환자의 비율이 해당 의료기관이 진료한 전체 외래환자의 100분의 17 이하일 것 다. 가목의 입원환자 수와 나목의 외래환자 수는 가목 및 나목에 따른 질병군에 대한 건강보험 및 의료급여 입원환자와 외래환자의 진료실적에 대하여 건강보험심사평가원에 요양급여비용을 심사청구한 자료를 기준으로 한다.
의료서비스 수준	의료법 제58조제58조의3제4항에 따른 인증 또는 조건부인증을 받았을 것

진료권역별 소요병상 충족도	의료기관의 병상수는 진료권역별 부족한 상급종합병원의 병상을 충족하는 데 기여해야 하며, 신청한 의료기관 중 지정 기준을 충족하는 종합병원의 병상수가 소요병상수를 초과하는 경우에는 전문진료질병군 환자구성비율, 의료인 수, 교육기능, 의료질 평가 등에 대한 상대평가를 실시하여 그 결과에 따라 지정 진료권역 및 상급종합병원의 소요병상 수는 고시함.

② 상급종합병원의 지정 및 평가규정(보건복지부고시)에 의한 세부사항(질병군별, 평가방법)에 의한다.

③ 상급종합병원은 11개 진료권역별로 매 3년마다 종합병원의 신청을 받아 평가하고 있다.

2) 전문병원

(1) 전문병원지정

의료법 제3조의 5항 [전문병원의 지정 및 평가 등에 관한 규칙]에 의해 보건복지부장관이 지정하는 병원으로서 병원급 의료기관 중 특정 진료과목이나 특정 질환 등에 대하여 난이도가 높은 의료행위를 하는 병원을 말한다.

(2) 전문병원 지정요건

① 보건복지부장관은 병원급 의료기관 중에서 특정 진료과목이나 특정 질환 등에 대하여 난이도가 높은 의료행위를 하는 병원을 전문병원으로 지정할 수 있다.

② 제1항에 따른 전문병원은 다음 각 호의 요건을 갖추어야 한다.

가. 특정 질환별 · 진료과목별 환자의 구성비율 등이 보건복지부령으로 정하는 기준에 해당할 것

나. 보건복지부령으로 정하는 수 이상의 진료과목을 갖추고 각 진료과목마다 전속하는 전문의를 둘 것

다. 보건복지부장관은 제1항에 따라 전문병원으로 지정하는 경우 제2항 각 호의 사항 및 진료의 난이도 등에 대하여 평가를 실시하여야 한다.

라. 보건복지부장관은 제1항에 따라 전문병원으로 지정받은 의료기관에 대하여 3년마다 제3항에 따른 평가를 실시하여 재지정하거나 지정을 취소할 수 있다.

마. 보건복지부장관은 제3항 및 제4항에 따른 평가업무를 관계 전문기관 또는 단체에 위탁할 수 있다.

바. 전문병원 지정 · 재지정의 기준 · 절차 및 평가업무의 위탁 절차 등에 관하여 필요한 사항은 보건복지부령으로 정한다.

표 1-25 전문병원 지정 분야

구분	지정분야
질환(12)	관절, 뇌혈관, 대장항문, 수지접합, 심장, 알코올, 유방, 척추, 화상, 주산기, 한방중풍, 한방척추
진료과목(8)	산부인과, 소아청소년과, 신경과, 안과, 외과, 이비인후과, 재활의학과, 한방부인

▣ 전문병원 지정기준

지정기준은 ① 환자구성비율 ② 진료량 ③ 병상수 ④ 필수진료과목 ⑤ 의료인력 ⑥ 의료 질 평가 ⑦ 의료서비스수준(의료기관 인증) 등 7개 항목에 대하여 서류심사와 현지조사 및 전문병원심의위원회 심의를 거쳐 최종 선정한다.

그림 1-13 전문병원 지정 절차

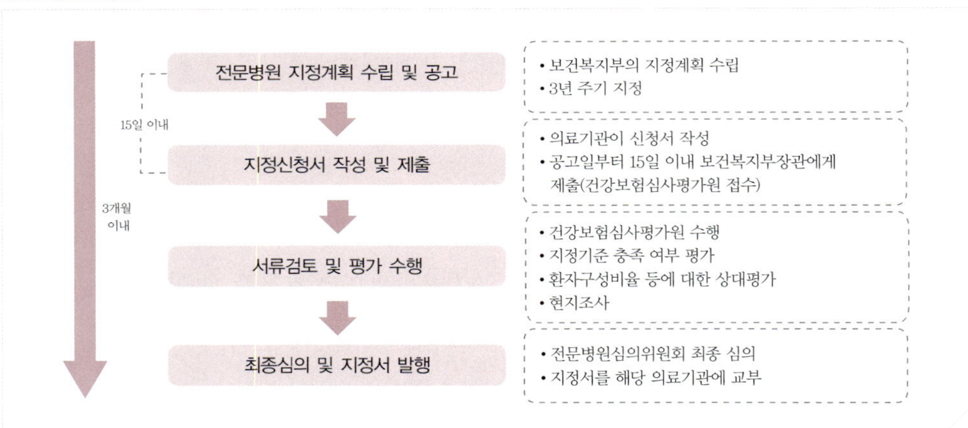

(3) 전문병원 지정관련 평가

전문병원은 병원급 의료기관 중에서 특정 진료과목이나 특정 질환 등에 대하여 난이도가 높은 의료행위를 하는 병원을 보건복지부장관이 지정할 수 있도록 함에 따라, 3가지 영역으로 전문병원의 지정기준을 설정하여 특정 요건 및 난이도 등에 대한 평가를 실시하도록 하였다.

첫째, 구조적 측면으로 환자구성 비율, 진료량, 의료인력, 필수 진료과목, 병상수를 조건으로 설정하여 전문병원의 외형적 조건을 구성하였다.

둘째, 환자의 안전과 시설안전 관련 사항으로 양질의 진료체계 구성에 대한 의료기관

인증을 조건으로 과정적 측면을 평가할 수 있도록 설정하였다.

마지막, 진료결과적 측면으로 질환 또는 진료과목별 의료 질 지표설정을 통해 향후 제도의 효과를 평가하는 틀을 제공하도록 하였다.

전문병원 지정은 12개 질환, 8개 진료과목을 대상으로 절대기준에 대한 평가 후 특정질환 또는 진료과목별 상대평가를 실시하여 전문병원심의위원회의 심의를 통해 보건복지부 장관이 최종 지정한다. 지정 주기는 3년이며, 질 관리 차원에서 3년마다 재평가를 통해 재지정 또는 취소 여부를 결정하게 된다.

지정요건에 대한 평가는 객관성과 전문성을 확보하기 위해 관련 전문기관에 위탁하여 실시하며, 전문병원으로 지정된 의료기관은 의료기관 명칭 표시판에 전문병원으로 지정받은 사실을 표기할 수 있고 전문병원임을 광고할 수 있게 된다.

(4) 기대 효과

전문병원제도 시행을 통해 의료전달체계상 중 · 소병원의 역할 모델이 새롭게 정립되고 특정분야에 대한 치료기술 발전 및 표준화된 서비스 제공으로 대외 경쟁력을 갖춘 강소(强小)병원이 늘어날 것으로 기대된다.

의원은 간단한 질병치료, 전문병원은 특정질환의 전문 의료서비스 제공, 대형병원은 고난이도 질환 치료 및 교육 · 연구 활동 중심으로 기능을 설정하게 됨으로써 효과적인 의료전달체계 확립을 통해 의료비 절감 및 자원의 활용도를 제고할 것이다. 특히, 양질의 의료서비스에 대한 접근성 향상 및 특정질환별 소비자 중심의 서비스 제공으로 환자의 의료편의성이 증대될 것이다.

핵심 다지기

1 의료기관의 평가유형에 대하여 알아본다.

의료기관의 평가 유형에는 의료기관 인증평가, 의료의 질 평가, 응급의료기관평가, 건강보험 요양급여 적정성평가, 환자안전관리평가, 환자경험평가, 수련환경평가, 상급종합병원평가, 전문병원평가 등이 있다.

2 상급종합병원 및 전문병원의 평가가준과 평가항목에 대하여 알아본다.

1-4 병원경영과 관련된 법률

{ 학습목표 } 1 의료기관의 평가 유형(종류)에 대하여 알 수 있다.

필요 지식

1. 병원경영과 관련된 제 법률

1) 사회보장 및 보건의료관련 법규

① 사회보장기본법

사회보장에 관한 국민의 권리와 국가 및 지방자치단체의 책임을 정하고 사회보장정책의 수립 · 추진과 관련 제도에 관한 기본적인 사항을 규정함으로써 국민의 복지증진에 이바지하는 것을 목적으로 한다. 사회보장기본법의 구체적인 목적은 질병, 장애, 노령, 실업, 사망 등의 사회적 위험으로부터 모든 국민을 보호하고 빈곤을 해소하며, 국민생활의 질을 향상시키기 위하여 제공되는 사회보험, 공공부조, 사회복지서비스 및 관련 복지제도를 설치하는 것이다. 따라서 병원은 사회보장 중 질병으로부터 모든 국민을 보호하고 사회보험의 주체로서 국민건강을 보장하는 기능을 수행한다.

② 의료법

모든 국민이 수준 높은 의료 혜택을 받을 수 있도록 국민의료에 필요한 사항을 규정함으로써 국민의 건강을 보호하고 증진하는 데에 목적이 있다. 이 법에서 "의료인"이란 보건복지부장관의 면허를 받은 의사 · 치과의사 · 한의사 · 조산사 및 간호사를 말한다. 따라서 의료인은 종별에 따라 맡은 임무를 수행하여 국민보건 향상을 이루고 국민의 건강한 생활 확보에 이바지할 사명을 가진다.

③ 보건의료기본법

보건의료기본법은 보건의료에 관한 국민의 권리 · 의무와 국가 및 지방자치단체의 책임을 정하고 보건의료의 수요와 공급에 관한 기본적인 사항을 규정함으로써 보건의료의 발전과 국민의 보건 및 복지의 증진에 이바지하는 것을 목적으로 한다. 이 법은 보건의료를 통하여 모든 국민이 인간으로서의 존엄과 가치를 가지며 행복을 추구할 수 있도록 하고 국민 개개인이 건강한 삶을 영위할 수 있도록 제도와 여건을 조성하며, 보건의료의 형평과 효율이 조화를 이룰 수 있도록 함으로써 국민의 삶의 질을 향상시키는 것을 기본이념으로 한다.

④ 국민건강보험법

국민의 질병 · 부상에 대한 예방 · 진단 · 치료 · 재활과 출산 · 사망 및 건강증진에 대하여 보험급여를 실시함으로써 국민보건 향상과 사회보장 증진에 이바지함을 목적으로 한다. 건강보험은 국민의 건강증진을 기하기 위한 사회보장제도의 일환으로 국민의 질병 부상에 대한예방 진단 치료 재활과 출산 사망 및 건강증진에 대하여 현물 또는 현금으로 급여를 제공하는 보험제도로서 법률에 의한 가입의 강제, 소득에 비례한 보험료의 차등부담, 부담보험료에 관계없이 균등한 보험급여 등을 그 특성으로 한다. 적용인구는 국내에 거주하는 국민으로 의료급여 대상자를 제외한 가입자와 피부양자를 말한다. 건강보험부담액은 건강보험적용인구가 한 해 동안 납부한 건강보험료이며, 건강보험급여액은 가입자 및 피부양자의 질병 부상에 대한 예방 진단 치료 재활과 출산 사망 및 건강증진에 대하여 법령이 정하는 바에 의하여 공단이 현물 또는 현금급여를 제공하는 것을 말한다.

⑤ 의료급여법

생활이 어려운 사람에게 의료급여를 줌으로써 국민보건의 향상과 사회복지의 증진에 이바지함을 목적으로 한다. 병원은 의료급여법 제2조에서 정한 의료급여수급권자에 대한 진료, 조제 또는 투약 등을 담당하는 의료급여기관이 된다.

⑥ 산업재해보상보험법

근로자의 업무상의 재해를 신속하고 공정하게 보상하며, 재해근로자의 재활 및 사회복귀를 촉진하기 위하여 이에 필요한 보험시설을 설치 · 운영하고, 재해 예방과 그 밖에 근로자의 복지 증진을 위한 사업을 시행하여 근로자 보호에 이바지하는 것을 목적으로 한다. 이법에 의한 보험사업은 고용노동부장관이 관장한다.

⑦ 자동차손해배상보장법

자동차의 운행으로 사람이 사망 또는 부상하거나 재물이 멸실 또는 훼손된 경우에 손해배상을 보장하는 제도를 확립하여 피해자를 보호하고, 자동차사고로 인한 사회적 손실을 방지함으로써 자동차운송의 건전한 발전을 촉진함을 목적으로 한다. 병원은 국토부장관이 고시로 정한 자동차보험 진료수가기준에 의하여 요양급여를 제공하고 진료수가를 청구한다.

⑧ 노인장기요양보험법

고령이나 노인성 질병 등의 사유로 일상생활을 혼자서 수행하기 어려운 노인 등에게 제공하는 신체활동 또는 가사활동 지원 등의 장기요양급여에 관한 사항을 규정하여 노후의 건강증진 및 생활안정을 도모하고 그 가족의 부담을 덜어줌으로써 국민의 삶의 질을 향상하도록 함을 목적으로 한다.

⑨ 건강검진기본법

국가건강검진에 관한 국민의 권리 · 의무와 국가 및 지방자치단체의 책임을 정하고 국가건강검진의 계획과 시행에 관한 기본적인 사항을 규정함으로써 국민의 보건 및 복지의 증진에 이바지함을 목적으로 한다.

⑩ 지역보건법

지역보건법은 보건소등 지역보건의료기관의 설치 · 운영 및 지역보건의료사업의 연계성 확보에 필요한 사항을 규정함으로써 보건행정을 합리적으로 조직 · 운영하고, 보건시책을 효율적으로 추진하여 국민보건의 향상에 이바지함을 목적으로 한다.

⑪ 모자보건법

모자보건법은 모성(母性) 및 영유아(영幼兒)의 생명과 건강을 보호하고 건전한 자녀의 출산과 양육을 도모함으로써 국민보건 향상에 이바지함을 목적으로 한다.

⑫ 국민건강증진법

국민건강증진법은 국민에게 건강에 대한 가치와 책임의식을 함양하도록 건강에 관한

바른 지식을 보급하고 스스로 건강생활을 실천할 수 있는 여건을 조성함으로써 국민의 건강을 증진함을 목적으로 한다.

⑬ 의료기사 등에 관한 법률

이 법은 의료기사, 보건의료정보관리사 및 안경사의 자격 · 면허 등에 관하여 필요한 사항을 정함으로써 국민의 보건 및 의료 향상에 이바지함을 목적으로 한다. 이 법에서 "의료기사"란 의사 또는 치과의사의 지도 아래 진료나 의화학적(醫化學的) 검사에 종사하는 사람을 말하며, "보건의료정보관리사"란 의무(醫務)에 관한 기록을 주된 업무로 하는 사람을 말하며, "안경사"란 안경(시력보정용에 한정)의 조제 및 판매와 콘택트렌즈의 판매를 주된 업무로 하는 사람을 말한다.

⑭ 약사법

이 법은 약사(藥事)에 관한 일들이 원활하게 이루어질 수 있도록 필요한 사항을 규정하여 국민보건 향상에 기여하는 것을 목적으로 한다.

2) 의료관리와 관계된 법규

① 응급의료에 관한 법률

이 법은 국민들이 응급상황에서 신속하고 적절한 응급의료를 받을 수 있도록 응급의료에 관한 국민의 권리와 의무, 국가 · 지방자치단체의 책임, 응급의료제공자의 책임과 권리를 정하고 응급의료자원의 효율적 관리에 필요한 사항을 규정함으로써 응급환자의 생명과 건강을 보호하고 국민의료를 적정하게 함을 목적으로 한다.

② 감염병의 예방 및 관리에 관한 법률

이 법은 국민 건강에 위해(危害)가 되는 감염병의 발생과 유행을 방지하고, 그 예방 및 관리를 위하여 필요한 사항을 규정함으로써 국민 건강의 증진 및 유지에 이바지함을 목적으로 한다.

③ 혈액관리법

이 법은 혈액관리업무에 관하여 필요한 사항을 규정함으로써 수혈자와 헌혈자(獻血者)를 보호하고 혈액관리를 적절하게 하여 국민보건의 향상에 이바지함을 목적으로 한다.

④ 전문의 수련 및 자격인정 등에 관한규정

전공의 수련환경개선 및 지위향상을 위한 법률인 이 법은「의료법」제77조제1항 및 제3항에 따라 전문의의 수련, 자격 인정 및 전문과목에 관하여 필요한 사항을 규정함을 목적으로 한다.

⑤ 수련환경개선 및 지위향상을 위한 볍률

전공의의 수련환경 개선 및 지위 향상을 위한 법률(전공의법)의거 대한병원협회에서는 보건복지부의 위탁을 받아 전공의 수련병원을 대상으로 수련환경평가를 실시하고 있다.

⑥ 마약류관리에 관한 법률

이 법은 마약 · 향정신성의약품(向精神性醫藥品) · 대마(大麻) 및 원료물질의 취급 · 관리를 적정하게 함으로써 그 오용 또는 남용으로 인한 보건상의 위해(危害)를 방지하여 국민보건 향상에 이바지함을 목적으로 한다.

⑦ 장기 등 이식에 관한 법률

이 법은 장기등의 기증에 관한 사항과 사람의 장기 등을 다른 사람의 장기등의 기능회복을 위하여 적출(摘出)하고 이식(移植)하는 데에 필요한 사항을 규정하여 장기등의 적출 및 이식을 적정하게 하고 국민보건을 향상시키는 데에 이바지하는 것을 목적으로 한다.

⑧ 의료사고 피해 구제 및 의료분쟁 조정 등에 관한 법률

이 법은 의료분쟁의 조정 및 중재 등에 관한 사항을 규정함으로써 의료사고로 인한 피해를 신속 · 공정하게 구제하고 보건의료인의 안정적인 진료환경을 조성함을 목적으로 한다.

⑨ 환자안전법

이 법은 환자안전을 위하여 필요한 사항을 규정함으로써 환자의 보호 및 의료 질(質) 향상에 이바지함을 목적으로 하고 있으며, 환자안전위원회 설치기준은 병상 수가 200병상 이상인 병원급 의료기관으로 하며, 다만 종합병원인 경우에는 100병상 이상 의료기관을 대상으로 한다.

⑩ 개인정보 보호법

개인의 자유와 권리를 보호하기 위해 제정된 법(2011년 3월 29일)으로 개인정보의 처리 및 보호에 관한 사항을 정함으로써 개인의 존엄과 가치를 구현함을 목적으로 한다.

이 법률에 따라 국가행정기관 · 지방자치단체 · 공공단체 등 공공기관이 보유하고 있는 개인정보를 본래의 목적 외에 이용하거나 제공할 수 없도록 되어 있다. 따라서 개인정보 주체의 동의를 받지 아니하고(제17조 1항 위반) 개인정보를 제3자에게 제공한 자 및 그 사정을 알고 개인정보를 제공받은 자는 5년 이하의 징역 또는 5천만원 이하의 벌금에 처하도록 되어 있다.

3) 환경관리 관련법규

① 폐기물관리법

이 법은 폐기물의 발생을 최대한 억제하고 발생한 폐기물을 친환경적으로 처리함으로써 환경보전과 국민생활의 질적 향상에 이바지하는 것을 목적으로 한다.

② 의료기관 세탁물관리규칙

이 규칙은 「의료법」 제16조제2항 및 제3항에 따라 의료기관(병상을 갖춘 의료기관을 말한다. 이하 같다)에서 발생하는 세탁물의 처리 방법, 의료기관세탁물 처리업의 신고, 그 밖에 세탁물의 관리에 관하여 필요한 사항을 규정함을 목적으로 한다.

4) 의료장비 및 시설관리 관련법규

① 진단용 방사선 발생장치의 안전관리에 관한 규칙

이 규칙은 「의료법」 제37조에 따라 의료기관에서 설치 · 운영하는 진단용 방사선 발생장치를 안전하게 관리함으로써 환자 및 방사선 관계 종사자가 방사선으로 인하여 위해(危害)를 입는 것을 방지하고 진료의 적정을 도모하기 위하여 필요한 사항을 규정함을 목적으로 한다.

② 특수의료장비설치 및 운영에 관한 규칙

이 규칙은 특수의료장비의 적절한 설치 및 활용을 위하여 「의료법」 제38조에서 위임된 사항과 그 시행에 필요한 사항을 규정함을 목적으로 한다.

③ 의료기기법

이 법은 의료기기의 제조 · 수입 및 판매 등에 관한 사항을 규정함으로써 의료기기의 효율적인 관리를 도모하고 국민보건 향상에 이바지함을 목적으로 한다.

④ 산업안전보건법

전공의 수련환경 개선 및 지위 향상을 위한 법률인 이 법은 산업안전 · 보건에 관한 기준을 확립하고 그 책임의 소재를 명확하게 하여 산업재해를 예방하고 쾌적한 작업환경을 조성함으로써 근로자의 안전과 보건을 유지 · 증진함을 목적으로 한다.

⑤ 기타 시설관리에 관한법규

기타 병원시설관리에 관한 법률로는 건축법, 에너지이용합리화법, 소방법, 전기사업법, 고압가스안전관리법, 전기통신사업법, 정보통신기본법 등이 있다.

핵심다지기

1 병원경영관리의 개념에 대하여 알아본다.

병원경영관리란 체계적인 병원관리를 통해 의료의 기본적 관계인 환자와 의사간의 상호 신뢰관계를 잘 유지 할 수 있도록 돕고 병원의 효율적인 경영을 통해 병원의 발전과 의료의 발전을 도모하고 것이라고 할 수 있다.

2 병원경영관련 지식사항에 대하여 열거해 본다.

병원경영관련 지식에는 ① 경영전략 및 기획 ② 조직 및 인사관리 ③ 회계 및 재무/구매관리 ④ 홍보 및 마케팅관리 ⑤ 병원정보관리 ⑥ 의료의 질 관리 ⑦ 의료기관 평가관리 ⑧ 병원경영실적분석 등이 있다.

3 병원경영과 관련된 제 법률인 보건의료관련법과 의료관리와 관계되는 법(법률), 환경관련법, 의료장비 및 시설관리 관련법에 대하여 알아본다.

CHAPTER 02

의료의 질 평가

2-1 의료의 질 평가 개념 및 계획

{ 학습목표 } 1. 의료 질 평가 제도와 기준 및 평가항목에 대하여 알 수 있다.
2. 의료 질 평가의 항목별 산정에 대한 계획을 수립할 수 있다.

필요 지식

1. 의료 질 평가

1) 의료 질 평가의 개념

(1) 의료 질 평가

의료의 질을 높이는 데 기여한 의료기관을 지원하여 국민이 수준 높은 의료 혜택을 제공받을 수 있도록 의료의질평가와 관련 6개 영역(환자안전, 의료질, 공공성,전달체계 및 지원활동, 교육수련, 연구개발)의 50개 지표(20~21년기준)의 평가를 통해 우수한 의료기관에게 '의료 질 평가지원금'을 지급하고 국민이 양질의 의료혜택을 받을 수 있도록 하기 위한 평가제도를 말한다.

표 2-1 의료 질 평가 추진내역

일정	추진내용	비고
2014.3	의료 질 평가지원금 도입	
2015.7	의료 질 평가 공고 및 평가계획 설명회	
2015.7	평가수행 및 결과통보	
2015.9	의료 질 평가지원금 산정	
2015.11	의료 질 평가 심의위원회	1차
2016.1	의료 질 평가 심의위원회 및 2016년 평가지표 선정	2차
2016.3	의료 질 평가 심의위원회(영역별, 지표별가중치)	3차
2017. 4	의료 질 평가 심의위원회(영역별, 지표별가중치)	4차

(2) 의료 질 평가지원금제도

환자에게 제공하는 의료서비스 수준을 측정하여 양질의 의료서비스를 제공하는 우수한 의료기관에 대해 경제적으로 보상하는 제도로서 의료기관의 자발적 질 향상 유도 및 국민건강 증진 기여하기 위한 제도이다.

(3) 의료의 질 개념

협의의 의료 질, 공익적 가치 실현, 종별 기능에 맞는 역할 수행, 우수한 의료 인력의 육성 및 새로운 의료기술의 연구 · 개발이다. 협의로는 바람직한 건강결과의 가능성을 높이는 의료기술의 우수성을 향상하는데 있다.

(4) 기본방향

의료의 질을 종합적으로 평가하여 기관별 차등 보상하며, 의료기관 이용고객의 만족도를 향상하는데 있다.

(5) 의료 질 평가에 활용되는 평가

의료기관 인증, 요양급여 적정성평가, 전국병원감염감시체계, 상급종합병원 지정 · 평가, 응급의료기관 평가, 환자안전평가, 병원수련환경평가 등이 있다. 따라서 의료의 질을 종합적으로 평가하여 기관별로 차등 보상한다.

(6) 평가 목적

① 목적

국민에게 수준 높은 의료서비스를 제공할 목적으로 의료의 질을 높이는데 기여한 의료기관을 지원하기 위함으로 하고 있다.

② 관련근거

보건의료기본법 제52조

- 국민건강보험요양급여의 기준에 관한 규칙 제8조제2항부터 제5항까지
- 건강보험 행위 급여 · 비급여 목록표 및 급여상대가치점수 (보건복지부고시 제2018-270호)
- 의료질평가지원금 산정을 위한 기준 (보건복지부고시 제2018-313호/제2019-176호/제2020-62호)

그림 2-1 의료의 질 관리 세미나 및 교육

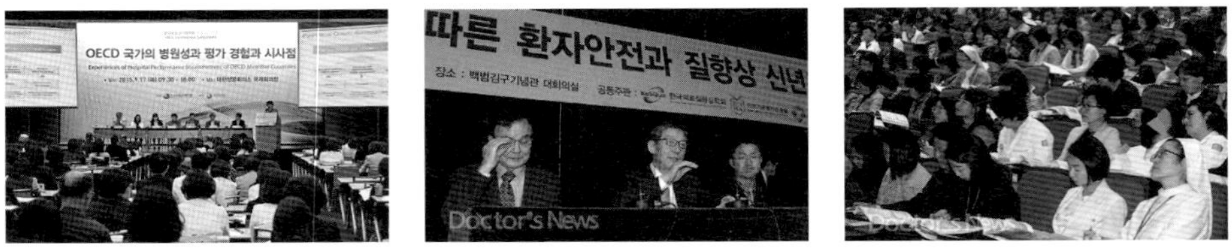

2) 평가대상

(1) 평가(적용)대상

「의료법」 제3조제2항제3호 마목에 따른 의료기관 중 종합병원으로서 202X년 7월 1일부터 202X년 6월 30일(1년) 동안 12개월의 진료 실적이 있는 의료기관(단, 설립형태 변경 등으로 요양기호 변경 시 변경 전후 동일성이 인정되는 경우 진료 실적 포함)을 대상으로 한다.

핵심다지기

1 의료 질 평가(의료 질 평가지원금제도)에 대하여 알아본다.

의료의 질을 높이는 데 기여한 의료기관을 지원하여 국민이 수준 높은 의료 혜택을 받을 수 있도록 하기 위하여 의료 질 평가지원금 산정을 위한 평가의 원활한 시행에 필요한 사항을 정함을 목적으로 하며, 적용대상은 종합병원을 적용대상으로 한다.

2 의료질평가에 활용되는 평가에 대하여 알아본다.

의료기관 인증, 요양급여 적정성평가, 전국병원감염감시체계, 상급종합병원 지정 · 평가, 응급의료기관 평가, 병원수련환경평가, 환자안전평가 등이 있다.

3 평가영역 및 평가지표에 대하여 알아본다.

(1) 평가영역 : 환자안전, 의료질, 공공성, 의료전달체계, 교육수련, 연구개발(6개영역)

(2) 평가지표 : 영역별 세부영역과 목표설정, 세부목표에 맞는 평가지표 선정(50개지표)가 있다.

4 평가대상에 대하여 알아본다.

「의료법」 제3조제2항제3호 마목에 따른 의료기관 중 종합병원으로 하고 있지만 확대 시행될 예정이다.

2-2 의료의 질 평가 지표 및 평가

{ 학습목표 } 1. 선정된 목표에 따라 의료의 질 향상 평가지표를 관리할 수 있다.
2. 의료 질 평가 결과를 분석하여 질 향상 및 개선방안을 도출할 수 있다

▶ 필요 지식

1) 평가영역 및 평가지표

(1) 평가영역 및 평가지표

① 평가영역 : 환자안전, 의료질, 공공성, 의료전달체계, 교육수련, 연구개발(6개영역)

② 평가지표 : 영역별 세부영역과 목표설정, 세부목표에 맞는 평가지표 선정(50개 지표)

☞ 적정성 평가, 인증평가, 응급의료기관 평가 등 기존 평가 자료를 최대한 활용하며, 관상동맥수술, 뇌졸중, 혈액투석, 대장암, 폐암은 평가지표에 포함됨

☞ 2021년부터는 '중증외상환자 치료' 시범지표 신설 및 '의료기관 인증' 지표명을 변경예정이며, 또한 교육수련 영역의 등급제외 기준에 교육수련병원 미지정 병원을 추가할 예정임.

(2) 수가적용

① 수가항목: 가-22 의료 질 평가지원금(각 분야별 등급별 수가)

② 수가구분: 입원일당, 외래일당수가로 적용

표 2-2 영역별 가중치 및 지표

영역(지표개수) 가중치%	가중치	지표명
환자안전 (14) 37%	상	의료기관 인증, 입원환자당 간호사수 및 경력간호사 비율
		입원환자당 의사수, 중환자실
	중	수술의 예방적 항생제 사용, 항생제 처방률, 환자안전관리체계 운영, 신생아중환자실
		음압공조 격리병상 설치 여부, 감염관리체계 운영

	하	환자안전학습보고체계 운영 여부, 주사제 처방률 의약품 중복처방 예방률
		결핵 초기검사 실시율
의료질 (8) 18%	중	혈액투석, 만성폐쇄성폐질환, 천식, 폐렴, 급성기뇌졸중, 관상동맥우회술, 마취
	하	연명의료 자기결정 존중비율
	없음	환자경험 (시범)
공공성 (8) 20%	상	응급의료의 적정성
		분만실 운영
	중	중환자실 운영 비율, 간호 · 간병통합서비스 참여 의료급여 환자 비율, 소아중증질환 환자수 희귀난치질환 구성비, 중증도 보정 평균재원일수
	없음	중증외상환자 치료 (시범)
전달체계 및 지원활동 (7) 11%	상	진료협력체계 운영 및 회송률, 입원 전문진료질병군 비율
		외래 경증질환 비율
	중	입원시 상병(POA) 보고체계 운영, 외래환자 대비 입원환자 비
	하	전국의료관련감염감시체계 참여, 항생제내성 감시체계 참여 여부
	없음	전자의무기록시스템(EMR)인증여부 (시범)
교육수련 (9) 8%	상	전공의 수 대비 적정 지도전문의 확보, 전공의 확보율, 지도전문의 수 대비 적정 진료실적
		수련환경 모니터링
	중	전공의 수련교육위원회 구성 및 운영, 전공의 의견 및 건의사항 처리 이행여부, 전공의 학술활동 지원
	하	전공의 수련 및 포상규정
	없음	전공의 인권침해에 대한 대응조치 이행
연구개발 (4) 6%	상	의사당 임상시험심사위원회(IRB)주관 연구책임자 수, 의사당 지식재산권 수
	중	임상시험센터 설치 여부
		연구비 지출 여부

※ 지표별 세부 산출기준 및 가중치(%) 등은 일부 변경될 수 있음.

표 2-3 입원 및 외래 일당 수가 적용

구분	의료 질, 공공성, 전달체계	교육수련	연구개발
입원일당 수가	등급에 따른 차등수가 (5개)	등급에 따른 차등수가 (3개)	등급에 따른 차등수가 (3개)
외래일당 수가	상동	상동	상동

(3) 평가방법 및 가중치

① 영역별로 가중치는 환자안전 37%, 의료질 18%, 공공성 20%, 전달체계 및 지원체계 11%, 교육수련 8%, 연구개발 6%로 구성되었다.

② 지표별 가중치는 균등배분을 원칙으로 하되 "상" 및 "하"그룹을 제한적으로 설정되었다.

- 영역가중치를 영역의 지표수로 균등 배분한 지표별 가중치를 "중"그룹으로 설정
- "중"그룹 가중치를 제외한 영역가중치를 "상" 및 "하"그룹으로 가중치 배분

표 2-4 평가방법 및 가중치 내역 (단위: 개, %)

구분	영역	계	환자안전	의료질	공공성	전달체계 및 지원활동	교육수련	연구개발
'21년	지표수	50*	14	8	8	7	9	4
	가중치	100	37	18	20	11	8	6

(4) 평가방법-평가등급

① 의료질평가지원금 평가지표 세부기준 에 따른 6개 영역(환자안전, 의료질, 공공성, 의료전달체계, 교육수련, 연구개발)의 50개 평가지표값 산출

② 세부 평가방법 에 따라 5개 영역의 50개 평가지표별 값을 표준화하여 가중치 적용 후 평가점수 산출(평가점수가 높은 의료기관을 우수한 기관으로 함)

③ 평가점수에 따른 등급화

④ 산출된 평가지표값 기관별 통보

2) 평가기준 및 절차

(1) 평가기준

① 평가영역은 환자안전, 의료질, 공공성, 의료전달체계, 교육수련 및 연구개발 등을 포함하여야 한다.

② 제1항에 따른 평가영역별 평가지표는 별표 1과 같다.

③ 평가영역별 · 평가지표별 가중치, 평가지표별 값 표준화, 평가방법 및 등급화 등 세부평가방법은 별표 2와 같다.

(2) 평가절차

① 보건복지부장관은 평가지표, 평가방법 등 의료 질 평가의 연도별 세부시행계획을 시행일 6개월 전까지 공고하여야 한다.

② 제2조에 따른 의료기관의 장은 의료 질 평가를 위해 필요한 자료를 공고에서 지정한 날까지 보건복지부장관에게 제출하여야 한다.

③ 보건복지부장관은 의료기관의 장이 제출한 자료 등을 바탕으로 의료 질 평가를 실시하고, 그 결과를 시행일 2개월 전까지 해당 의료기관의 장에게 통보하여야 한다.

의료의 질 평가 실시 사례

00병원이 의료 질 평가에서 최상위 등급인 1등급을 획득했다. 00병원은 최근 보건복지부의 '202 X년 의료 질 평가'에서 '최상위 1등급'을 받았다고 24일 밝혔다.
'의료 질 평가'는 의료기관이 환자에게 제공하는 의료서비스의 수준을 측정, 의료기관 별로 평가 및 등급화하는 제도이다. 평가결과 우수한 의료기관에게는 '의료 질 평가지원금'이 지급된다. 전국 322개 종합병원을 대상으로 실시한 이번 '의료 질 평가'에서 00병원은 총 5개 영역 중 ▷의료 질과 환자안전
▷공공성 ▷의료전달체계 영역에서 1등급 중에서도 최상위 등급인 '1-가' 등급을 받았다. 또한 교육 및 수련, 연구개발 영역에서도 높은 평가를 받았다.
000병원장은 환자에게 맞춤형 의료서비스 제공하고 환자안전을 위해 적극적인 노력을 펼쳐왔다"며 "앞으로도 양질의 의료서비스를 제공할 수 있도록 최선을 다하겠다."고 말했다.

(3) 자료의 제출

① 보건복지부장관은 제4조제2항에 따라 제출된 자료의 사실 여부를 확인하기 위하여 해당 의료기관의 장에게 추가 자료를 요구하거나 현장조사를 실시할 수 있다.

② 의료기관의 장이 제1항에 따라 요구받은 자료의 제출을 거부하거나 허위자료를 제출한 경우 또는 그 밖에 정당한 사유 없이 의료 질 평가를 위한 요구에 응하지 아니한 경우에는 해당 의료기관을 의료 질 평가지원금 지급대상에서 제외할 수 있다.

(4) 이의신청

① 제4조제3항에 따른 평가결과에 이의가 있는 의료기관의 장은 보건복지부장관에게 이의신청을 할 수 있다.

② 제1항에 따른 이의신청은 평가결과를 통보받은 날로부터 14일 이내에 하여야 한다.

③ 보건복지부장관은 제1항에 따른 이의신청을 받은 경우 제7조에 따른 의료 질 평가 심의위원회의 심의를 거쳐 그 결과를 의료기관의 장에게 통보하여야 한다.

(5) 평가영역별 평가지표 및 평가 자료

① 평가영역별 평가지표

「의료 질 평가지원금 평가지표 세부기준」(붙임1 참조)에 따른 5개 영역(의료 질과 환자안전, 공공성, 의료전달체계, 교육수련, 연구개발)의 56개 평가지표 값을 산출한다.

② 평가 자료

가. 의료기관인증평가, 요양급여 적정성 평가, 전국의료관련감염감시체계, 항생제내성감시체계, 응급의료기관평가, 수련환경평가 관련 지표는 해당 평가자료를 활용한다.

나. 환자안전전담인력 구성 여부, 결핵 초기검사 실시율, 간호 · 간병통합서비스 참여는 의료기관평가인증원, 질병관리본부, 국민건강보험공단에 신고된 자료를 활용한다.

다. 임상시험센터 설치 여부는 식품의약품안전처장의 임상시험 실시기관 지정현황(의약품 · 의료기기) 공고를 활용한다.

라. 전문의, 간호사, 병상 등 인력 및 시설 관련 지표는 건강보험심사평가원, 국민건강보험공단에 신고 된 자료 활용.

- 신고현황이 사실과 다른 경우 202X년 3월 말까지 수정 신고

마. 진료실적 관련 지표는 건강보험심사평가원에 청구된 자료 활용

바. 아래에 해당하는 의료기관의 경우 자료 제출을 필요로 한다.

1) 의료기관에서 제출한 자료로만 평가하는 지표의 기준 충족 의료기관(① ~ ⑤)
 ① 성인(일반) · 소아 중환자실 또는 신생아 중환자실 전담전문의를 배치한 의료기관
 ② 입원 시 상병(POA, Present on admission) 보고체계 관련 전체 질병 대상 진단명 및 진단코드를 관리하는 인력을 배치한 의료기관
 ③ 감염관리 전담인력을 배치한 의료기관
 ④ 진료협력센터를 설치한 의료기관
 ⑤ 연구개발 영역(의사당 임상시험심사위원회(IRB, Institutional Review Board) 주관 연구책임자 수, 의사당 지식재산권 수, 연구비 지출 여부) 관련 실적이 있는 의료기관
2) 현황 미신고 또는 일부 신고, 미인증 등으로 실제 현황과 차이가 있는 의료기관의 경우 자료제출(⑥ ~ ⑩)
 ⑥ 간호관리료 차등제 미신고 또는 일부 신고 의료기관의 경우 실제 현황 자료
 ⑦ 간호 · 간병통합서비스 및 호스피스 수가 가산제, 의료급여 정신건강의학과 입원료 차등제 신고기관의 경우 입원환자 간호관리료 차등제 기준을 적용한 실제 현황 자료

⑧ 「입원환자 안전관리료 병문안 관리기준」에 따른 현황 미신고 기관 중 입원환자 병문안 관리체계를 운영하는 경우 관련 자료
⑨ 7개질병군 포괄수가 청구를 하지 않은 기관 중 입원 시 상병(POA, Present on admission) 보고체계를 운영하는 경우 관련 자료
⑩ 인증 또는 조건부 인증기관이 아닌 의료기관 중 환자안전보고체계를 운영하는 경우 관련 자료

3) 해당하는 의료기관에 한하여 자료제출(⑪ ~ ⑫)
⑪ 설립형태 변경 등으로 요양기관 기호가 변경 된 경우 진료실적 및 인력(간호사) 연계를 요청하는 의료기관
- 진료실적 연계: 2017년 7월 이후 요양기관 기호 변경 기관
- 인력 연계: 2015년 7월 이후 요양기관 기호 변경 기관
⑫ 동일 법인으로 인근 지역에서 복수 의료기관을 운영, 본원-분원 진료특화 및 진료협력 기관으로 지표값 연계가 필요한 의료기관

(6) 평가방법 및 등급화

① 평가 방법

가. 평가지표별 표준화 값에 가중치를 곱하여 점수를 구한다.

나. 의료 질과 환자안전, 공공성, 의료전달체계 영역은 지표별 점수를 더하여 영역별 점수를 산출(소수점 2자리까지)하고 영역별 점수를 더하여 평가점수를 구한다. 교육수련 영역, 연구개발 영역은 각 영역의 지표별 점수를 더하여 영역별 점수(소수점 2자리까지) 및 평가점수를 각각 구한다.

다. 평가점수가 높은 의료기관을 우수한 의료기관으로 한다.

라. 의료 질과 환자안전, 공공성, 의료전달체계 영역의 평가점수가 동점이 나온 경우 의료 질과 환자안전, 공공성, 의료전달체계 순으로 높은 점수를 받은 의료기관을 우수한 의료기관으로 한다.

마. 교육수련 영역의 평가점수가 동점이 나온 경우 전공의 수 대비 적정 지도전문의 확보, 진료실적 대비 적정 지도전문의 확보, 전공의 확보율 순으로 높은 점수를 받은 의료기관을 우수한 의료기관으로 한다.

바. 연구개발 영역의 평가점수가 동점이 나온 경우 의사당 지식재산권 수, 연구전담의사 수, 임상시험 실시 여부 순으로 높은 점수를 받은 의료기관을 우수한 의료기관으로 한다.

사. 설립취지 등 해당기관의 특수성으로 지표 값을 생성하지 못하는 경우 의료 질 평가 심의위원회의 심의를 거쳐 기본 점수를 부여할 수 있다.

아. 그 밖에 보건의료정책에 대한 기여도 등이 인정되는 경우 평가점수에 별도 가산할

수 있다.

ㅇ 「세부 평가방법」(붙임2 참조)에 따라 6개 영역의 50개 평가지표별 값을 표준화하여 가중치 적용 후 평가점수 산출

- 평가점수가 높은 의료기관을 우수한 기관으로 함

ㅇ 평가점수에 따른 등급화

② 등급화

가. 평가점수에 따라 다음과 같이 구분한다. 다만, 의료 질과 환자안전, 공공성, 의료전달체계 영역은 의료 질과 환자안전 영역의 산출된 지표수가 50% 미만인 경우, 교육수련 영역은 평가점수 값이 없거나 전공의 인권침해에 대한 대응조치 미이행으로 평가된 경우, 연구개발 영역은 평가점수 값이 없는 경우 등급에서 제외한다.

표 2-5 평가영역별 등급화 내역

<table>
<tr><th>평가영역</th><th>근거</th><th colspan="3">등급</th></tr>
<tr><td rowspan="2">의료 질과 환자안전</td><td rowspan="6">평가점수</td><td rowspan="2">1등급</td><td>가</td><td>98.0퍼센타일 이상</td></tr>
<tr><td>나</td><td>90.0퍼센타일 이상 ~ 98.0퍼센타일 미만</td></tr>
<tr><td rowspan="3">공공성</td><td colspan="2">2등급</td><td>80.0퍼센타일 이상 ~ 90.0퍼센타일 미만</td></tr>
<tr><td colspan="2">3등급</td><td>70.0퍼센타일 이상 ~ 80.0퍼센타일 미만</td></tr>
<tr><td colspan="2">4등급</td><td>50.0퍼센타일 이상 ~ 70.0퍼센타일 미만</td></tr>
<tr><td>의료전달체계</td><td colspan="2">5등급</td><td>50.0퍼센타일 미만</td></tr>
<tr><td rowspan="3">교육수련</td><td rowspan="3">평가점수</td><td colspan="2">1등급</td><td>80.0퍼센타일 이상</td></tr>
<tr><td colspan="2">2등급</td><td>50.0퍼센타일 이상 ~ 80.0퍼센타일 미만</td></tr>
<tr><td colspan="2">3등급</td><td>50.0퍼센타일 미만</td></tr>
<tr><td rowspan="3">연구개발</td><td rowspan="3">평가점수</td><td colspan="2">1등급</td><td>80.0퍼센타일 이상</td></tr>
<tr><td colspan="2">2등급</td><td>50.0퍼센타일 이상 ~ 80.0퍼센타일 미만</td></tr>
<tr><td colspan="2">3등급</td><td>50.0퍼센타일 미만</td></tr>
</table>

나. 「의료법 제3조의5」에 의하여 지정된 전문병원의 경우, 의료 질과 환자안전, 공공성, 의료전달체계 영역별 평가점수에 따라 다음과 같이 구분한다. 다만, 의료 질과 환자안전 영역에서 산출된 지표수가 50% 미만인 경우 등급에서 제외한다.

③ 결과 통보 및 이의신청

평가결과는 평가 후 기관별로 평가결과를 통보한다.

④ 이의신청

평가결과에 이의가 있을 경우는 평가결과 통보받은 날로부터 14일 이내 신청가능(추후 서식 참조)

(7) 자료 제출

자료 제출기관의 경우 「의료 질 평가 관련 평가자료」서식을 작성 후 아래의 증빙자료 첨부하여 제출하여야 한다.

2020년 의료 질 평가 자료제출

1. 본 자료를 의료질평가를 위한 평가용 자료로 제출합니다.
2. 본 자료 작성내용은 사실과 다름이 없으며, 제출된 자료의 내용이 허위로 판명되었을 경우 이로 인한 모든 책임은 제출기관에게 있습니다.

요양기관 기호		요양기관명	
주소			
기관장(성명)	(서명 또는 인)		
담당자		담당자 전화번호	

■ 제출 서류 및 편철 순서
– 자료 제출 유무를 "제출여부"에 체크하고 제출부수(별첨양식 포함)를 기록하여 주시기 바랍니다.

자료제출 목록	제출구분	
	제출여부	제출부수
간호관리료 차등제 산정 현황		
성인 · 소아 중환자실 전담전문의		
신생아 중환자실 전담전문의		
감염관리 전담인력		
임상시험심사위원회(IRB) 승인 연구책임자		
지식재산권		
연구비 지출		
환자안전학습보고체계 운영 자료		
입원 시 상병(POA) 보고체계 운영 자료		
의료기관 입원환자 병문안 관리체계 운영 자료		
진료협력센터 설치 관련 자료		
요양기관 변경 현황 자료		
본원–분원 진료특화 운영 자료		

2020년 의료 질 평가 자료제출시스템 안내서

- ㅇ 각 탭(서식)을 선택적으로 작성하되, 화면에 내용을 입력한 경우 증빙자료를 첨부하여야 최종 제출 가능하며, '증빙자료 제출' 중 기관정보 등록은 필수 입력(단, '간호관리료 차등제 산정 현황'은 증빙자료 제출 없음)
- ㅇ 의료질평가 자료제출시스템 화면 구성
- ㅇ 각 탭(서식)의 입력사항 기재와 증빙자료 첨부가 완료된 경우, 우측 상단에 위치한 【최종 제출】 버튼을 누르면 모든 절차 완료

구분		데이터 입력방식		증빙자료 첨부	출력
		엑셀 업로드	화면 입력		
A	간호관리료 차등제 산정 현황	O	–	–	O
B	중환자실 전담전문의	O	O	O	O
C	시설 현황	–	–	–	–
D	전문의 현황	–	–	–	–
E	감염관리 전담인력	–	O	O	O
F	IRB 승인 연구책임자	O	–	O	O
G	지식재산권	O	–	O	O
H	연구비 지출	–	O	O	O
I	증빙자료 제출	–	O	O	–
–	자료 접수증	–		–	O

① 일반현황자료 제출 현황

1) 간호관리료 차등제 산정 현황

- 입원환자 간호관리료 차등제 미신고 또는 일부 신고 의료기관
  - 간호관리료 차등제 산정 현황 [별첨양식-1]
    일반병동 간호사, 의료급여 정신건강의학과 폐쇄병동 간호사 현황
- 간호 인력을 입원환자 간호관리료 차등제 기준으로 적용을 원하는 의료기관
  - 간호관리료 차등제 산정 현황 [별첨양식-1]
    의료급여 정신건강의학과 폐쇄병동 간호사, 간호 · 간병통합서비스 병동 간호사, 호스피스 병동 간호사 현황
- 중환자실 입원환자 간호관리료 차등제 미신고 또는 일부 신고 의료기관
  - 간호관리료 차등제 산정 현황 [별첨양식-1]
    성인(일반) 중환자실 간호사, 소아 중환자실 간호사 현황

2) 중환자실 전담전문의

- 성인 · 소아 중환자실, 신생아 중환자실 각각 자료 제출
  - 중환자실 전담전문의 배치현황 [별첨양식-2(1)]

- 중환자실 근무시간표 [별첨양식-2(2)]
  (평가대상 기간 중 전담전문의를 교체한 경우 각각 3개월간의 근무가 확인되는 근무표 제출)
- 외래진료 시간표(전체 진료과)
- 중환자실 전담전문의 배치 증빙자료(근무명령서 또는 인사발령 서류 등)
- 중환자실 전담전문의 재직증명서
- 중환자실 전담전문의 원내 부재 시(휴가, 출장 등) 증빙자료(내부 결재서류 등)
- 전담전문의 부득이한 응급 수술 시 증빙자료(간호기록지, 의사경과기록, 수술 기록지, 마취기록지 등)

3) 감염관리 전담인력

- 감염관리 인력배치 현황 [별첨양식-3]
- 감염관리실 배치 인력의 재직증명서
- 감염관리실 배치 인력의 직무기술서
- 감염관리실 전담 인력 증빙 서류(인사발령서류, 임명장 등)
- 의료인의 경우 면허증 사본
- 교육 이수증

4) 임상시험심사위원회(IRB) 승인 연구책임자

- 연구책임자 IRB 승인 현황 [별첨양식-4]
- 식품의약품안전처장 또는 기관 IRB(공용 IRB 포함) 승인서
- 주관 연구책임자 재직증명서

5) 지식재산권

- 지식재산권 현황 [별첨양식-5]
- 국내 특허 등록증
- 국외 특허 출원증명서
- 의료기관 소속 발명인의 재직증명서

6) 연구비 지출

- 연구비 지출 내역 [별첨양식-6]
- 의료기관 재무제표(2018년 회계기준 손익계산서)

7) 환자안전학습보고체계 운영 자료

• 인증 또는 조건부 인증기관이 아닌 의료기관 중 적용기준 충족 시 제출
- 의료기관 차원의 환자안전 보고체계 운영계획 자료
  보고대상 정의, 보고절차, 보고방법, 분석방법, 공유방법을 포함한 환자안전 보고체계 운영계획, 환자안전 보고 서식
- 직원이 환자안전 보고절차에 따라 보고한 자료
  2018년도 보고된 환자안전 보고 건수 통계(적신호사건, 근접오류, 위해사건 건수 포함)
- 적신호 사건을 관리한 자료
  2018년도 적신호사건에 대한 근본원인분석 및 개선활동 수행근거자료(1건 이상), 다만, 적신호 사건이 없는 의료기관인 경우 근접오류에 대해 근본원인 분석 및 개선활동을 수행한 근거자료 제출
- 근접오류를 관리한 자료
  2018년도 근접오류에 대한 고장유형분석(Failure Mode Effect Analysis, FMEA) 및 개선활동 수행 근거 자료(1건 이상)

– 위해사건을 관리한 자료
  2018년도 위해사건에 대한 분석 및 개선활동 수행 근거자료(1건 이상)
– 보고된 환자안전 사건에 대한 결과를 경영진에게 보고한 자료
  2018년도 보고된 환자안전 사건에 대한 결과를 경영진에게 보고한 자료
– 보고된 환자안전 사건에 대한 결과를 관련 직원과 공유한 자료
  2018년도 보고된 환자안전 사건에 대한 결과를 관련 직원과 공유한 자료

8) 입원 시 상병(POA) 보고체계 운영 자료

• 전체 질병 대상 진단명 및 진단코드를 관리하는 인력 배치 증빙자료
– 진단명 및 진단코드 관리 규정
– 관리 인력의 직무기술서
– 관리 인력의 재직증명서
• 7개질병군 포괄수가 미청구 기관 중 POA 보고체계 운영 시 제출자료
– 진단명 및 진단코드 관리 규정
– 관리 인력의 직무기술서
– 관리 인력의 재직증명서
– POA 보고체계 적용 확인 가능한 자료(진료기록지, 전자의무기록 등)

9) 의료기관 입원환자 병문안 관리체계 운영 자료

• 「입원환자 안전관리료 병문안 관리기준」에 따른 현황 미신고 기관 중 입원환자 병문안 관리체계를 운영하는 의료기관은 다음 기준을 확인할 수 있는 자료
(입원환자 안내문, 리플렛, 인쇄책자 또는 책자 파일 등)
– 병문안 허용시간 설정 · 안내
– 병문안 자제가 필요한 대상 선정 · 안내
– 외부물품(음식물, 화분, 꽃, 애완동물 등) 반입 금지 안내
– 감염예방 수칙(기침예절, 손씻기 등) 안내

10) 진료협력센터 설치 관련 자료

– 진료 의뢰 · 회송 전담 인력의 직무기술서
– 진료 의뢰 · 회송 전담 인력의 재직증명서
– 의료인 면허증 사본
– 진료 의뢰 · 회송 운영체계 및 절차 등에 관한 병원 내부규정 또는 지침
– 진료협력센터 병 · 의원 현황

11) 의료기관 변경 현황 자료

– 요양기관 기호 변경 전 · 후 연계 신청서 [별첨양식-7]
– 요양기관 기호 변경 전 · 후의 의료기관 개설허가증 사본(변경내역 포함)

12) 본원-분원 진료특화 운영 자료

– 본원-분원 진료특화 지표값 연계 신청서 [별첨양식-8]
– 인근지역 확인자료(이동거리 20km 이내면서 자동차 이동시간 30분 이내, 출처 명시)
– 평가대상 기간 내 본원-분원 간 진료협력을 수행한 내용 관련 증빙자료
  (의료기관 간 협약서, 의료기관 내부 결재문서, 진료의뢰서, 진료회신서 등)

② 「의료 질 평가 관련 평가자료」 작성 시 주의 사항

제출된 자료의 허위작성 또는 누락, 자료 요청 불응 등의 경우 불이익 조치예정이며, 제출 자료에 대한 책임은 제출 기관에 있으므로 정확히 작성하여 반드시 기한 내 제출하여야 한다.

③ 자료제출처: 건강보험심사평가원 평가2실 평가보상부

④ 제출방법

ㅇ 웹 접수 : 건강보험심사평가원 홈페이지를 통한 접수
 – 건강보험심사평가원 홈페이지(E–평가자료제출시스템 http://aq.hira.or.kr)
 – 「의료질평가 자료제출」 입력 · 등록, 증빙자료 첨부: 평가일반 ▶ 의료질평가 ▶ 의료질평가 ▶ 자료제출
ㅇ 우편접수 : 등기우편 제출(접수 마감일 18:00까지 도착분에 한함)
 – 주소 : (우. 26465) 강원도 원주시 혁신로 60(반곡동)건강보험심사평가원 평가관리실 평가보상부
ㅇ 방문접수: 대리인 접수 가능(접수 마감일 18:00까지 도착분에 한함)

(8) 평가영역별 · 평가 지표별 가중치

① 평가영역별 가중치

평가영역	의료 질과 환자안전	공공성	의료전달체계	교육수련	연구개발	합계
지표수(개)	28	10	7	9	4	58
가중치(%)	66	10	10	8	6	100

② 평가영역별 가중치 그룹 및 지표별 가중치

평가영역	평가지표	가중치 그룹	지표별가중치(%)
의료 질과 환자안전 영역	• 의료기관 인증 여부	상	5.0
	• 입원환자 당 의사 수		4.0
	• 입원환자 당 간호사 수		
의료 질과 환자안전 영역	• 성인 · 소아 중환자실 병상 당 의사 수	중	약 2.4 (48/20)
	• 성인 · 소아 중환자실 병상 당 간호사 수		
	• 환자안전전담인력 구성 여부		
	• 입원 시 상병(POA, Present on admission) 보고체계 운영 여부		
	• 의사당 일평균 외래환자 진찰횟수		
	• 수술의 예방적 항생제 사용		

	• 항생제 처방률	중	약 2.4 (48/20)
	• 주사제 처방률		
	• 의료기관 입원환자 병문안 관리체계		
	• 음압격리병상 설치 여부		
	• 간호 · 간병 · 통합서비스 참여여부		
	• 유방암		
	• 위암		
	• 폐렴		
	• 중환자실		
	• 만성 폐쇄성폐질환		
	• 천식		
	• 소아중증질환 환자 수		
	• 희귀난치질환 구성비		
	• 고위험임신부 입원구성비		
	• 환자안전학습보고체계 운영 여부	하	1.0
	• 전국의료관련감염감시체계 참여 여부		
	• 항생제내성 감시체계 참여 여부		
	• 감염관리 전담인력 구성		
	• 결핵 초기검사 실시율		
공공성 영역	• 중증상병 해당환자의 재실시간	상	1.5
	• 신생아 중환자실 전담전문의 배치 여부		
	• 중증도 보정 평균재원일수	중	약 0.9 (7/8)
	• 의료급여 입원 중증환자 비율		
	• 의료급여 외래 경증환자 비율		
	• 응급실 전담전문의당 내원환자수		
	• 응급실 전담간호사당 내원환자수		
	• 중증상병 해당환자 분담률과 구성비		
	• 분만실 운영 여부		
	• 신생아 중환자실 입원환자수		

의료전달 체계 영역	• 입원 전문진료질병군 비율	상	2.5
	• 외래 경증질환 비율		
	• 성인 · 소아 중환자실 운영비율	중	1.0
	• 신생아 중환자실 운영비율		
	• 외래환자 대비 입원환자 비		
	• 진료협력센터 설치 여부		
	• 비치료 재전원율		
교육수련 영역	• 전공의 확보율	상	0.8
	• 전공의 수 대비 적정 지도전문의 확보		2.6
	• 진료실적 대비 적정 지도전문의 확보		
	• 수련환경 모니터링		0.8
	• 전공의 수련교육위원회	중	약 0.3 (1/3)
	• 전공의 학술활동 지원		
	• 전공의 의견 및 건의사항 처리규정	하	0.2
	• 전공의 수련 및 포상규정		
	• 전공의 인권침해에 대한 대응조치 이행	없음	
연구개발 영역	• 의사당 임상시험심사위원회(IRB, Institutional Review Board) 주관 연구책임자 수	상	2
	• 의사당 지식재산권 수		
	• 임상시험센터 설치 여부	중	1
	• 연구비 지출 여부		

핵심다지기

1 의료 질 평가(의료 질 평가지원금제도)에 대하여 알아본다.

의료의 질을 높이는 데 기여한 의료기관을 지원하여 국민이 수준 높은 의료 혜택을 받을 수 있도록 하기 위하여 의료 질 평가지원금 산정을 위한 평가(이하 의료 질 평가)의 원활한 시행에 필요한 사항을 정함을 목적으로 하며, 적용대상은 종합병원을 적용대상으로 한다.

2 의료 질 평가의 평가기준 및 평가영역에 대하여 알아보고 업무를 수행한다.

(1) 평가영역은 6개 영역으로 의료 질과 환자안전, 공공성, 의료전달체계, 교육수련, 연구개발 등이다.

(2) 2020년 기준 50개 지표 평가를 통해 우수한 의료기관에게 '의료 질 평가지원금'을 지급하고 국민이 양질의 의료혜택을 받을 수 있도록 하기 위한 평가이다.

3 의료질평가지표 및 세부적용기준에 대하여 알아보고 관리(운영)에 적극 활용한다.

○ 의료질 평가지표 세부기준 요약

영역	지표명	적용 기준	
		세부사항	자료 제출
의료 질과 환자 안전 (27)	01. 의료기관 인증 여부	인증 또는 조건부 인증을 받은 경우 인정	의료기관 평가인증원
	02. 입원환자 당 의사 수	$\frac{\text{전문의 수}}{\text{일평균 입원환자 수}}$ • 전문의 : 의료기관에 상근하는 전문의 (한방, 치과 포함)	심평원
	03. 입원환자 당 간호사 수	$\frac{\text{일반병동 간호사 수}}{\text{일반병동 일평균 입원환자 수}}$ • 간호사 : 입원환자 간호관리료 차등제 기준 적용 간호사, 간호 · 간병통합서비스 병동 및 완화의료 병동 간호사	
	04. 성인 · 소아 중환자실 병상 당 의사 수	$\frac{\text{성인 · 소아 중환자실 전담전문의 수}}{\text{성인 · 소아 중환자실 병상 수}}$	심평원 (의료기관제출)
	05. 성인 · 소아 중환자실 병상 당 간호사 수	$\frac{\text{성인 · 소아 중환자실 간호사 수}}{\text{성인 · 소아 중환자실 병상 수}}$ • 성인 · 소아 중환자실 간호사 : 성인 및 소아 중환자실 입원환자 간호관리료 차등제 기준 적용 간호사	심평원
	06. 환자안전 전담인력 구성 여부	「환자안전법」및 「환자안전법 시행규칙」에 따른 환자안전전담인력 배치기준 충족 시 인정 ※ 「환자안전법 시행규칙」 제9조 전담인력 • 100병상 이상 500병상 미만 종합병원 : 1명 이상 • 500병상 이상 종합병원 : 2명 이상	의료기관 평가인증원

의료 질과 환자 안전 (27)	07. 환자안전학습보고체계 운영 여부	인증기준 중 조사기준 [2.3] 1주기 또는 2주기 조사결과에서 중 '무' 또는 '하'가 없는 경우 인정	의료기관 평가인증원
	08. 입원시 상병(POA, Prese nt on admission) 보고체계 운영 여부	환자가 입원당시 가지고 있었던 상병을 보고하는 체계를 운영 시 인정(① 또는 ② 충족 시 차등 적용) ① 7개질병군 포괄수가 대상, POA(Present on admission, 입원시 상병) 보고체계 운영 ② 전체 질병 대상 진단명 및 진단코드를 관리하는 인력 배치 ※ POA(Present on Admission): 입원시 상병	심평원 (의료기관제출)
	09. 의사당 일평균 외래환자 진찰횟수	$\frac{\text{전체 외래환자 수(연인원)}}{\text{연간 외래 진료일 수}}$	심평원
	10. 수술의 예방적 항생제 사용	요양급여 적정성 평가 결과(5등급 및 등급제외)	적정성 평가
	11. 전국병원감염감시체계 참여 여부	전국병원감염감시체계(KONIS, Korean Nosocomial Infections Surveillance System) 참여 시 인정	질병관리 본부
	12. 항생제 처방률	요양급여 적정성 평가 결과(5등급 및 등급제외)	적정성 평가
	13. 주사제 처방률		
	14. 항생제내성 감시체계참여 여부	다제내성균을 감소시키기 위하여 다제내성균 6종 감염증에 대한 질병관리본부의 의료관련 감염병 표본감시체계에 참여 시 인정	질병관리 본부
	15. 의료기관 입원환자 병문안 관리 체계	입원환자 병문안 문화 개선을 위한 관리체계를 운영 시 인정	심평원 (의료기관제출)
	16. 음압격리병상 설치 여부	음압공조 격리병상이 설치된 경우 인정 • 음압공조 격리병상: 「국민건강보험법 시행규칙」제12조에 따라 요양기관 현황 신고가 이루어진 음압공조 격리병상(중환자실 및 응급실 내 음압공조 격리병상 포함)	심평원
	17. 간호 · 간병통합서비스 참여 여부	「의료법」제4조의2에 따른 간호 · 간병통합서비스 제공 기관으로 지정된 경우 인정	국민건강 보험공단
	18. 대장암 ~ 24. 천식(7개)	요양급여 적정성 평가 결과(5등급 및 등급제외 또는 5등급)	적정성 평가
	25. 소아중증질환 환자수	8세 미만 입원 환자 중 전문진료질병군 입원환자 수	심평원
	26. 희귀난치질환 구성비	$\frac{\text{건강보험 희귀난치성질환자 입원환자 수}}{\text{건강보험 입원환자 수}} \times 100$	
	27. 고위험임신부 입원구성비	$\frac{\text{고위험임신부 입원환자 수}}{\text{임신부 입원환자 수}} \times 100$	

<table>
<tr><td rowspan="9">공공성
(9)</td><td>1. 의료급여 입원 중증환자 비율</td><td colspan="2">$\frac{\text{의료급여 입원 중증질환 환자 수}}{\text{의료급여 입원환자 수}} \times 100$</td><td rowspan="2">심평원</td></tr>
<tr><td>2. 의료급여 외래 경증환자 비율</td><td colspan="2">$\frac{\text{의료급여 외래 재진 경증질환 환자 수}}{\text{의료급여 외래 재진환자 수}} \times 100$</td></tr>
<tr><td>3. 응급실 전담전문의당 내원 환자수</td><td>$\frac{\text{응급실 내원환자 수}}{\text{응급실 전담전문의 수}}$</td><td rowspan="4">5
등
급</td><td rowspan="4">응급의료
기관평가</td></tr>
<tr><td>4. 응급실 전담간호사당 내원 환자수</td><td>$\frac{\text{응급실 내원환자 수}}{\text{응급실 전담간호사 수}}$</td></tr>
<tr><td>5. 중증응급환자 구성 표준화 지수</td><td>중증상병환자 구성 표준화비
+ 중증상병환자 구성표준화 대비비
+ ❙ 최저값 ❙</td></tr>
<tr><td>6. 중증응급환자 응급실 재실시간</td><td>중증상병으로 응급실에 내원한 환자의 응급실 재실시간
• 응급실 재실시간 : (응급실 퇴실시각 − 내원시각)의 평균값</td></tr>
<tr><td>7. 분만실 운영 여부</td><td colspan="2">분만실 병상이 설치된 경우 인정</td><td rowspan="2">심평원</td></tr>
<tr><td>8. 신생아 중환자실 입원환자 수</td><td colspan="2">신생아 중환자실 입원료 발생 횟수</td></tr>
<tr><td>9. 신생아 중환자실</td><td colspan="2">전담전문의 배치 여부
신생아 중환자실 전담전문의 배치 시 인정</td><td>심평원
(의료기관 제출)</td></tr>
<tr><td rowspan="7">의료
전달
체계
(7)</td><td>1. 성인 · 소아 중환자실 운영 비율</td><td colspan="2">$\frac{\text{성인 · 소아 중환자실 병상 수}}{\text{일반 및 정신과폐쇄 병상 수}} \times 100$</td><td rowspan="5">심평원</td></tr>
<tr><td>2. 신생아 중환자실 운영비율</td><td colspan="2">$\frac{\text{신생아 중환자실 병상수}}{\text{일반 및 정신과폐쇄 병상 수}} \times 100$</td></tr>
<tr><td>3. 입원 전문진료질병군 비율</td><td colspan="2">$\frac{\text{전문진료질병군 입원환자 수}}{\text{입원환자 수}} \times 100$</td></tr>
<tr><td>4. 외래환자 대비 입원환자 비</td><td colspan="2">$\frac{\text{입원 연인원}}{\text{외래 연인원}}$</td></tr>
<tr><td>5. 외래 경증질환 비율</td><td colspan="2">$\frac{\text{외래 재진 경증질환 환자 수}}{\text{외래 재진환자 수}} \times 100$</td></tr>
<tr><td>6. 진료협력센터 설치 여부</td><td colspan="2">환자 진료 의뢰 · 회송을 위한 진료협력 센터를 운영 시 인정(의료인 포함 여부에 따라 차등화)</td><td>심평원
(의료기관 제출)</td></tr>
<tr><td>7. 중증응급환자 재전원율</td><td>$\frac{\text{전입된 중증상병환자 중 전송된 환자 수}}{\text{전입된 중증상병환자 수}} \times 100$</td><td>5
등
급</td><td>응급의료
기관평가</td></tr>
</table>

교육 수련 (8)	1. 전공의 수련교육위원회	① 수련교육위원회 관련 규정 구비 ② 수련교육위원회 개최 여부 ③ 수련교육위원회 회의 결과 보고 및 조치	병원 신임 평가
	2. 전공의 확보율	① 평가년도 인턴 확보율 ② 평가년도 레지던트 확보율	
	3. 전공의 수 대비 적정 지도 전문의 확보	수련병원별 지표(인턴 1인당 전속전문의 수 또는 레지던트 1년차 1인당 지도전문의 수)의 표준정규화 변환에 따른 점수화	
	4. 진료실적 대비 적정 지도 전문의 확보	수련병원별 지표(전속 또는 지도전문의 1인당 진료실적)의 표준정규화 변환에 따른 점수화	
	5. 전공의 수련 및 포상규정	① 전공의 수련(근무) 평가 규정 구비 ② 전공의 수련(근무) 평가 실시 ③ 전공의 포상제도 규정 구비	
교육 수련 (8)	6. 전공의 의견 및 건의사항 처리규정	① 전공의 의견 및 건의사항 수렴 여부 ② 전공의 의견 및 건의사항의 결과 처리 여부	병원 신임 평가
	7. 전공의 학술활동 지원	① 전공의 외부 학술활동 지원제도 구비 여부 ② 전공의 외부 학술활동 경비 지원 여부	
	8. 수련환경 모니터링	① 휴일 사용 현황 ② 응급실 교대 근무 형태	
연구 개발 (5)	1. 임상시험센터 설치 여부	「약사법」또는 「의료기기법」에 따라 식품의약품안전처장으로부터 의약품 등 임상시험 실시기관 또는 의료기기 임상시험기관으로 지정받은 경우 인정	식품의약품 안전처
	2. 연구비 지출 여부	의료기관의 손익계산서 상 연구비를 3천만 원 이상 지출한 경우 인정	심평원 (의료기관 제출)
	3. 연구전담의사 수	최근 3년간('14.1월~'16.12월) 연구논문실적이 있고, 연구업무 이외에 다른 업무를 겸하지 않는 의사(겸직 미포함)수. 단, 연구업무를 위하여 진료를 하는 경우 이를 연구업무의 연장으로 보고, 진료시간 평균이 주당 4시간을 초과하지 않아야 함	
	4. 의사당 지식재산권 수	$\frac{\text{지식재산권 수}}{\text{의사 수}} \times 100$ • 지식재산권: 최근 1년간('16.1~12월) 등록된 국내특허, 출원된 국외특허 또는 국제특허	
	5. 임상시험 실시 건수	최근 1년간('16.1~12월) 「의약품 등의 안전에 관한 규칙」, 「의료기기법 시행규칙」에 따라 임상시험심사위원회(IRB) 승인을 받은 의약품, 의료기기 임상시험 건수	

4 의료 질 평가 우수병원을 방문하여 관리운영 실태를 조사하고 자료를 수집하여 활용한다.

의료의 질 평가 실시 사례
00병원이 의료 질 평가에서 최상위등급인 1등급을 획득했다. 00병원은 최근 보건복지부의 '202X년 의료 질 평가'에서 '최상위1등급'을 받았다고 24일 밝혔다. '의료 질 평가'는 의료기관이 환자에게 제공하는 의료서비스의 수준을 측정, 의료기관 별로 평가 및 등급화하는 제도이다. 평가결과 우수한 의료기관에게는 '의료 질 평가지원금'이 지급된다. 전국 322개 종합병원을 대상으로 실시한 이번 '의료 질 평가'에서 00병원은 총 5개 영역 중 ▷의료 질과 환자안전 ▷공공성 ▷의료전달체계 영역에서 1등급 중에서도 최상위 등급인 '1-가' 등급을 받았다. 또한 교육 및 수련, 연구개발 영역에서도 높은 평가를 받았다. 000병원장은 환자에게 맞춤형 의료서비스 제공하고 환자안전을 위해 적극적인 노력을 펼쳐왔다."며 "앞으로도 양질의 의료서비스를 제공할 수 있도록 최선을 다하겠다."고 말했다.

5 의료 질 평가에 대한 관련부서 회의를 실시하고 개선계획을 수립 실행한다.

CHAPTER 03

의료기관 인증 평가

3-1 의료기관 인증기준

{ 학습목표 }
1. 의료기관인증평가기준에 따라 조사에 필요한 제반 시설과 장비를 준비할 수 있다.
2. 의료기관인증평가 결과를 검토 · 분석하여 개선계획을 수립할 수 있다.
3. 인증평가에 대한 개선활동 결과를 재검토 · 분석하여 지속적으로 업무에 반영할 수 있다.

필요 지식

1. 의료기관인증제

1-1. 의료기관인증제 개요

1) 개요 및 의의

(1) 개요

국내 의료기관 평가제도는 양질의 의료서비스 제공을 목적으로 1995년부터 2003년까지 시범평가가 실시되고, 2004년 본격 도입되어 의료기관의 서비스 질 향상에 많은 성과가 있었음에도 불구하고 전담평가기관 부재에 따른 평가의 전문성 부족 등으로 인해 의료기관의 서비스 질을 개선하는데 한계가 있다는 지적이 제기되었다. 이에 의료기관의 자발적이고 지속적인 질 향상을 유도할 수 있는 의료기관 인증제도의 전환을 추진하여 2010년 7월 「의료법」개정으로 인증제 시행의 법적 근거가 마련되었고 2010년 10월 의료기관평가인증원이 설립되었다. 의료기관평가인증원은 2011년 3월부터 ISQua(International Society for Quality in Health Care) 국제인증 프로그램에 참여하여 2012년 4월 24일 국내 인증조사기준에 대한 국제인증을 획득하였다.

2013년부터 요양병원과 정신병원을 대상으로 의무인증제를 시행하고 치과병원과 한방병원 인증기준을 마련하였다. 2021년 1월 15일 기준 전국 인증의료기관은 총 1,926개 기관이 인증을 획득하였다.

(2) 의의 및 목적

의료기관을 방문한 서비스이용자에 대한 안전보장활동, 지속적인 질 향상, 환자진료, 수술, 약물관리, 간호관리, 환자권리존중 및 보호, 경영 및 조직운영, 인적자원관리, 감염관리, 시설 및 환경관리, 의료정보관리, 임상지표 등에 대하여 의료기관의 각종 규정과 의무기록 등을 검토하고 환자의 입원에서 퇴원에 이르기까지 진료과정을 추적하여 평가하는 것이다. 따라서 의료기관인증제의 목적은 의료기관이 환자안전과 의료서비스의 질 향상을 위해 자발적이고 지속적인 노력을 하도록 하여 국민에게 양질의 의료서비스를 제공하는 제도를 위함이다.

(3) 추진 배경

국내 의료기관 평가제도는 우리나라 보건의료 전반의 문제점을 검토하고 개혁과제를 도출하기 위해 운영된 의료보장개혁위원회의 제안으로 2004년부터 본격 도입되었다. 주로 종합병원 이상을 대상으로 강제평가방식으로 운영된 의료기관 평가제도는 의료 서비스에 대한 의료기관의 관심 제고, 서비스수준 향상, 임상 질 지표도입 등 성과를 달성하였다.

그러나 언론, 소비자단체, 의료기관 등을 통해 평가서열화에 따른 병원 간 과잉경쟁 유발, 평가 전담조직이나 전담 인력 부재에 따른 평가의 전문성 및 객관성이 미흡하고 구조적 측면 평가로 인한 불필요한 비용부담 발생, 강제평가로 인한 의료기관의 자발적 질 향상 동기 부재 등 문제점이 지속적으로 제기되었다. 이에 정부는 의료기관 평가의 문제점을 개선하고 의료기관의 자발적이고 지속적인 질 향상을 유도하기 위해 2008년 '의료기관인증제'를 국정과제로 선정하였으며, 운영실태 점검, 정부 업무평가위원회의 심의를 거쳐 개선방안을 마련하고 다양한 이해관계자가 참여하는 '의료기관 평가인증추진위원회'를 운영하여 의료기관인증제로 전환을 추진하였다. 또한, 2010년 7월「의료법」개정('10.7.23, 법률 제10387호)을 통하여 의료기관인증제 시행의 법적 근거를 마련하고, 2010년 10월에 인증전담기관인 의료기관평가인증원을 설립하였으며, 2011년 1월 24일부터 의료기관의 자율신청에 의한 의료기관인증제도가 시행되었다(보건복지백서).

2) 인증 관련 의료법에 명시된 사항(의료법 제58조)

(1) 의료기관 인증

① 보건복지부장관은 의료의 질과 환자 안전의 수준을 높이기 위하여 병원급 의료기관에 대한 인증(이하 “의료기관 인증”이라 한다)을 할 수 있다.

② 보건복지부장관은 대통령령으로 정하는 바에 따라 의료기관 인증에 관한 업무를 관계 전문기관(이하 “인증전담기관”이라 한다)에 위탁할 수 있다. 이 경우 인증전담기관에 대하여 필요한 예산을 지원할 수 있다.

③ 보건복지부장관은 다른 법률에 따라 의료기관을 대상으로 실시하는 평가를 통합하여 인증전담기관으로 하여금 시행하도록 할 수 있다.

(2) 의료기관 인증기준 및 방법

① 의료기관 인증기준은 다음 각 호의 사항을 포함하여야 한다.

가. 환자의 권리와 안전

나. 의료기관의 의료서비스 질 향상 활동

다. 의료서비스의 제공과정 및 성과

라. 의료기관의 조직 · 인력관리 및 운영

마. 환자 만족도

② 보건복지부장관은 인증을 신청한 의료기관에 대하여 제1항에 따른 인증기준의 충족 여부를 평가하여야 한다.

③ 보건복지부장관은 제2항에 따라 평가한 결과와 인증등급을 지체 없이 해당 의료기관의 장에게 통보하여야 한다.

④ 인증등급은 인증, 조건부인증 및 불인증으로 구분한다.

⑤ 인증의 유효기간은 4년으로 한다. 다만, 조건부인증의 경우에는 유효기간을 1년으로 한다.

⑥ 조건부인증을 받은 의료기관의 장은 유효기간 내에 보건복지부령으로 정하는 바에 따라 재인증을 받아야 한다.

⑦ 제1항에 따른 인증기준의 세부 내용은 보건복지부장관이 정한다.

(5) 수행업무

의료기관 인증제도 및 의료기관을 대상으로 각종 평가업무를 통합 · 수행하고 있다.

1-2 . 의료기관인증제도

1) 의료기관인증제란

의료기관 인증제는 의료기관이 환자 안전과 의료 서비스의 질 향상을 위해 자발적이고 지속적인 노력을 하도록 하여, 국민에게 양질의 의료 서비스를 제공하도록 하는 제도이다. 따라서 의료기관에서 제공되는 의료서비스의 수준을 객관적으로 측정, 기록하고 지속적으로 개선해 안전한 환경에서 최상의 진료를 받을 수 있도록 평가하는 활동이다.

2) 인증기준

인증기준에서는 '환자안전'과 '지속적 질 향상'을 의료기관이 갖추어야 할 기본적인 가치로 설정함으로써 개별 의료기관들이 환자에게 안전하고 질적으로 수준 높은 의료서비스를 제공할 수 있도록 목표를 제시하고, 지속적인 개선활동을 유도하고 있다. 인증기준의 주요내용은 다음과 같다.

표 3-2 인증기준

주요내용
인증기준은 의료법 제58조3(의료기관 인증기준 및 방법 등)의 1항에 명시된 사항으로서 다음과 같은 주요내용을 포함하고 있다. ① 환자의 권리와 안전 ② 의료기관의 의료서비스 질 향상 활동 ③ 의료서비스의 제공과정 및 성과 ④ 의료기관의 조직 인력관리 및 운영 ⑤ 환자만족도

3) 인증기준 4가지 기본체계 및 틀

인증기준은 기본가치체계, 환자진료체계, 지원체계, 성과관리체계 등 4개 영역(Domain)으로 구성된다.

① 급성기병원은 기본가치체계, 환자진료체계, 지원체계, 성과관리체계의 4개 영역 ② 요양병원은 기본가치체계, 환자진료체계, 지원체계의 3개 영역 ③ 정신병원은 기본가치체계, 환자진료체계, 지원체계, 성과관리체계의 4개 영역 ④ 치과 · 한방병원은 기본가치체계, 환자진료체계, 행정관리체계의 3개 영역으로 평가한다.

표 3-3 기본체계

체계	내용
• 기본가치체계	의료기관이 갖추어야 할 환자안전과 질 향상을 기본가치로 제시
• 환자진료체계	환자진료의 전 과정을 추적 가능하도록 구성
• 지원체계체계	양질의 환자진료를 지원하기 위한 기능과 조직의 전문성 추구
• 성과관리체계	진료결과지표의 관리를 통한 질 향상

(1) 인증을 받기 위해서는 전반적인 인증기준들을 충족하여야 한다. 특히 안전보장활동의 '환자안전', '직원안전', '화재안전' 범주 및 지속적 질 향상의 '질 향상 운영체계', '환자안전 보고체계 운영' 범주에 속하는 9개 기준은 인증을 받기 위한 필수기준으로서 반드시 충족되어야 한다.

(2) 인증기준은 모든 의료기관에 공통적으로 적용 가능한 보편적인 기준을 근간으로 구성되어 있으나, 의료기관의 규모 및 특성에 따라 일부 기준 및 조사항목들을 선택적 또는 단계적으로 적용하도록 구성하였다.

그림 3-1 인증기준 4가지 기본체계

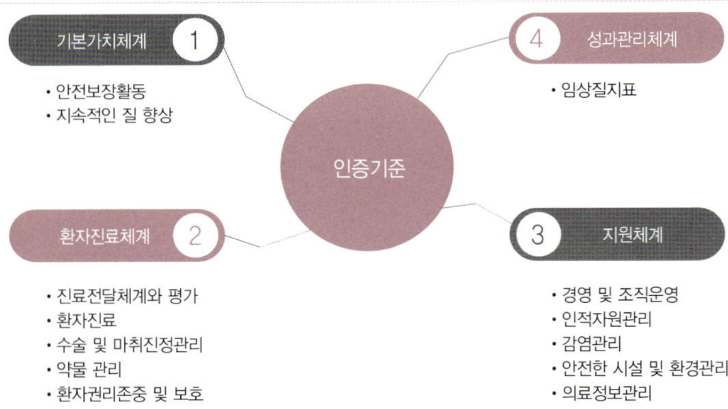

자료출처: 의료기관평가인증원

4) 인증대상 및 인증기관

인증대상은 모든 의료기관을 대상으로 하고 있으며, 따라서 병원급 이상 의료기관은 자율적으로 인증을 신청할 수 있다. 다만, 요양병원과 정신병원은 의료서비스의 특성 및 권익보호 등을 고려하여 2013년부터 의무적으로 인증신청을 하도록 의료법에 명시되어 있다. 그리고 상급종합병원 및 전문병원을 지정 받으려면 신청 전 의료기관인증을 먼저 받고 지정신청을 하여야 한다.

1-3. 인정신청 및 절차

1) 인증신청

인증조사를 신청하고자 하는 의료기관은 인증신청서(별지 제21호의4서식)를 작성하여 제출하면 되며, 신청요령은 다음과 같다.

① 의료기관은 인증원 홈페이지(www.koiha.or.kr)에서 온라인으로 신청서를 작성한다.

② 병원급 의료기관은 인증을 받고자 하는 시기를 정하여 자율적으로 인증조사를 신청할 수 있다. 단, 인증조사 시작 최소 2개월 전에 신청을 하여야 한다.

③ 상급종합병원으로 지정받고자 하는 경우 의료기관 인증을 받아야 한다(의료법 제3조의4, 상급종합병원의 지정 및 평가에 관한 규칙 제2조).

④ 전문병원으로 지정받고자 하는 병원급 의료기관과 한방병원은 인증을 받아야 한다(의료법 제3조의5, 전문병원의 지정 및 평가 등에 관한 규칙 제2조).

⑤ 수련병원으로 지정받고자 하는 병원급 의료기관은 인증을 받아야 한다(전공의의 수련환경 개선 및 지위 향상을 위한 법률 제13조 및 동법 시행령 제4조).

⑥ 연구중심병원으로 지정받고자 하는 병원급 의료기관은 인증을 받아야 한다(보건의료기술진흥법 시행규칙 제12조 별표2).

⑦ 외국인환자 유치 의료기관으로 지정받고자 하는 병원급 의료기관은 인증을 먼저 받아야 한다.(의료 해외진출 및 외국인환자 유치 지원에 관한 법률 제14조, 보건복지부 고시 제2017-4호)

⑧ 인증원은 의료기관에서 신청한 인증 희망 조사일정과 신청 순서를 고려하여 조사일정을 의료기관과 조정한 후 인증신청서 접수일로부터 1개월 이내에 신청 의료기관에게 최종 통한다.

⑨ 요양병원과 정신병원은 의료서비스의 특성 및 권익 보호 등을 고려하여 2013년부터 의무적으로 인증신청을 하도록 의료법에 명시되어 있다(의료법 제3조제2항제3호).

⑩ 의료기관 인증에 소요되는 경비는 의료기관이 부담하도록 되어 있다. 단, 요양 및 정신병원의 경우 인증주기 내 1회 인증경비를 지원하고 있다.

표 3-4 신청방법 및 접수

구분	내용
신청방법	의료기관 서비스 회원가입 후 온라인 인증신청 (의료법 시행규칙 [별지 제 23호의 4서식])
신청접수	인증신청서 접수일로부터 7일 이내에 접수결과를 신청인에게 통보

2) 인증절차

의료기관 인증사업은 보건복지부장관이 인증을 위하여 필요하다고 정한 업무를 위탁받아 의료기관의 서비스 질과 환자안전에 대한 신뢰성 보증을 목표로 인증사업을 수행하고 있다.

급성기병원은 3주기(2019~2022년) 시행 중이며 환자안전 및 감염관리 대응체계, 직원안전을 위한 근무환경 개선 등 기준을 강화하여 평가하고 있다.

그림 3-2 의료기관 인증 절차

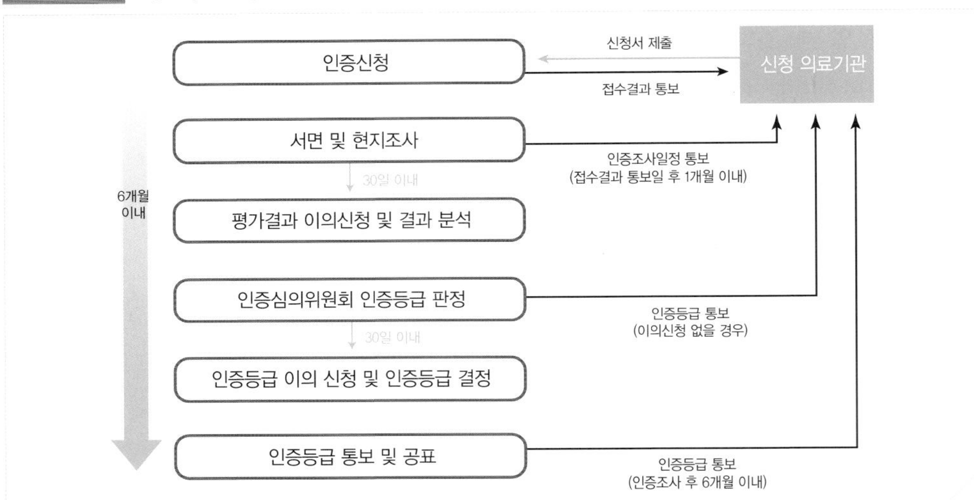

[별지 제21호의4서식] (앞면)

<table>
<tr><th colspan="3">의료기관 인증신청서</th><th colspan="2">처리기한</th></tr>
<tr><td colspan="3">□ 인증 □ 재인증</td><td colspan="2">6개월</td></tr>
<tr><td>①의료기관명</td><td colspan="4"></td></tr>
<tr><td rowspan="2">②대표자</td><td rowspan="2"></td><td>③ 의료기관종별</td><td colspan="2"></td></tr>
<tr><td>④ 요양기관번호</td><td colspan="2"></td></tr>
</table>

<table>
<tr><td rowspan="4">⑤ 주소 및 담당부서</td><td colspan="2">소재지</td><td>(우 –)</td></tr>
<tr><td rowspan="3">담 당
부 서</td><td colspan="2">부서명 직책 성명</td></tr>
<tr><td colspan="2">전화 팩스</td></tr>
<tr><td colspan="2">(기관 인터넷 홈페이지 주소)
(담당자 전자우편 주소)</td></tr>
<tr><td>⑥ 희망조사기간</td><td colspan="3">년 월 일부터 년 월 일까지</td></tr>
<tr><td rowspan="2">⑦ 서비스 품질 및 인증현황</td><td colspan="2">서비스 품질 및 인증현황</td><td>인증일자</td></tr>
<tr><td colspan="2"></td><td></td></tr>
<tr><td>⑧ 기타의견</td><td colspan="2"></td><td></td></tr>
<tr><td colspan="4">「의료법」제58조의 3 제6항, 제58조의 4 제1항 및 제2항, 같은 법 시행규칙 제62조제1항, 제62조의 2 제1항 및 제4항에 따라 의료기관 인증(재인증)을 신청합니다.

년 월 일

신청인: (서명 또는 인)

보건복지부장관 귀하</td></tr>
<tr><td colspan="4">※ 구비서류 : 의료기관 운영현황</td></tr>
<tr><td colspan="4">※ 작성요령
1. 조건부인증을 받은 기관이 다시 인증을 신청하는 경우 재인증에 √표 하십시오.
2. 희망 조사기간은 신청일로부터 6개월 이내로 작성하시기 바랍니다.
3. 기타의견란에는 조사를 받을 수 없는 기간이나 상급종합병원 지정 및 평가 등 인증 조사기간 결정에 참고할 필요가 있는 내용을 기재하시기 바랍니다.</td></tr>
</table>

210㎜×297㎜[일반용지 60g/㎡(재활용품)]

3) 의료기관인증 조사기준

의료기관인증 조사기준은 국제 수준에 부합하는 의료의 질 향상 및 환자안전의 수준 제고를 목표로 개발되었으며, 4개 영역, 13개 장, 48개 범주, 91개 기준, 537개 조사항목으로 구성되어 있다.

그림 3-3 의료기관인증 조사 기준

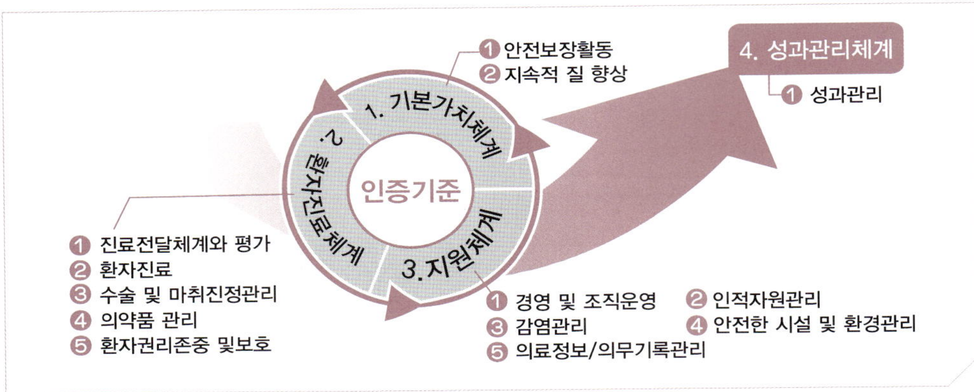

4) 인증조사 및 대상

인증조사는 다음과 같다.

① 인증신청서 접수일로부터 1개월 이내에 신청 의료기관에게 조사일정을 통보한다.

② 조사일정은 인증조사 희망 일을 기준으로 해당 의료기관과 인증원의 협의를 통하여 정하고 있다.

③ 조사일정 확정과 동시에 조사위원의 선정 및 조사계획을 수립하게 되므로 이후 인증조사일정은 변경할 수 없다.

④ 인증조사는 의료기관 종별 및 병상 규모에 따라 다르게 시행되고 있다.

표 3-5 인증조사 대상

구분	상급종합병원		종합병원		병원	
병상규모	1000병상 이상	1000병상 미만	300병상 이상	300병상 미만	100병상 이상	100병상 미만
조사일정	4일					
조사위원	7인	6인	5인	4인	4인	3인

⑤ 인증조사방법은 역동적 추적조사(Tracer Methodology) 방법을 사용하여 의료기관의 의료서비스 전 제공과정을 조사하고 있다.

⑥ 추적조사 방법은 개별환자 추적조사와 시스템 추적조사로 구분된다.

추적조사
환자의 입장(관점)에서 진료 및 치료 경로를 따라 의료진 및 환자와의 대화, 기록검토, 관찰을 통합하는 역동적인 조사과정을 거치는 환자안전과 의료의 질 및 서비스를 평가하는 조사방법이다(Magnarelli, 2005, Murphy-Knoll,2006).

개별환자 추적조사는 환자에게 제공되는 의료서비스의 흐름을 따라 의료기관의 주요한 기능 (의료절차, 전달체계, 안전구조 등)을 환자가 어떻게 경험하는지 평가하는 조사방법이다.

시스템 추적조사는 의료기관 전체 시스템을 조사하는 방법으로 지속적 질향상, 의약품관리, 인적자원관리, 감염관리, 안전한 안전한 시설 및 환경관리, 의료정보/의무기록관리의 6개 부분에 대해 조사가 이루어진다.

5) 인증조사 진행과정

인증조사 진행과정은 다음과 같다.

인증조사 진행과정
1. 의료기관으로 신청서 제출→ 2. 의료기관에서 인증조사 접수결과 통보→ 3. 의료기관에서 서면 및 현지조사 실시 및 인증조사일정통보 (접수결과 통보일 후 1개월 이내) → 4. 의료기관에서 인증심의위원회 인증등급 판정 및 인증등급 통보 (30일이내) 5. 의료기관으로 인증등급 이의신청 및 인증등급 확정

그림 3-4 인증조사 진행과정

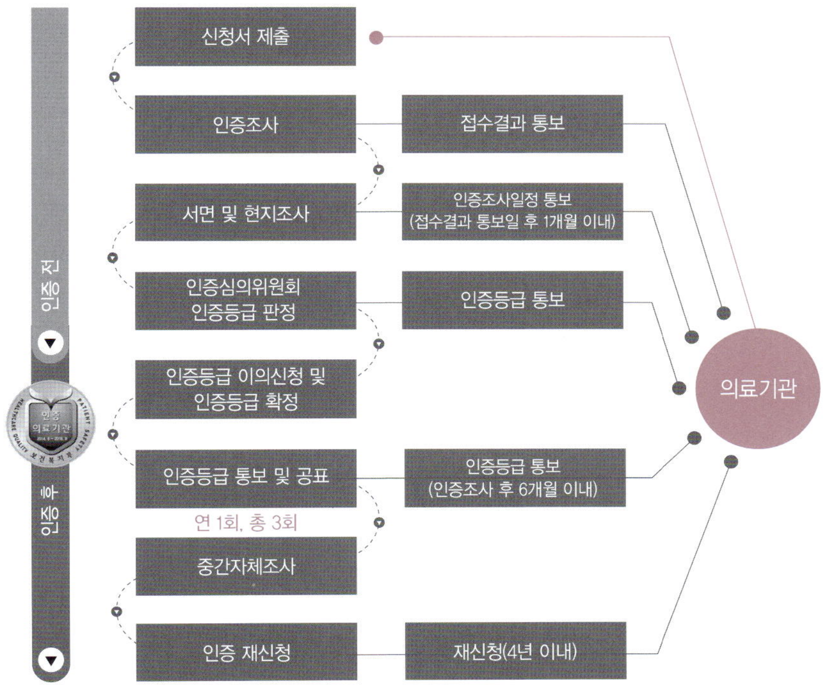

자료출처: 의료기관평가인증원

6) 조사종류

인증조사는 정기 조사와 비정기 조사로 구분된다. 정기 조사에는 본조사와 중간자체조사, 중간현장조사가 있으며, 비정기조사에는 추가조사와 수시조사가 포함되어 있다.

표 3-6 조사 종류

구분		내용
정기조사	본조사	의료기관의 인증조사 신청 후 의료기관 현장에서 이루어지는 정규 인증조사이다.
	중간자체조사	인증' 의료기관의 인증유효기간 내 수시조사 요건이 발생한 경우 의료기관의 소명절차와 인증심의위원회의 심의/ 의결을 통해 시행되는 조사이다.
	중간현장조사	인증의료기관이 환자안전과 질 향상을 지속적으로 유지/관리하도록 하기 위해 인증 기간 중 의료기관 현장에서 시행하는 정규조사이다. 중간현장조사는 인증 후 24~36개월 사이에 인증원에서 조사팀을 구성하여 시행한다.
비정기조사	추가조사	인증등급 결정을 위해 시행하는 보완적인 조사로서 서면 또는 현장 조사방법으로 시행한다. 추가조사는 본조사결과가 '인증 또는 조건부인증'이라 하더라도 필수 조사항목 중 '중'이 1개 이상일 경우 의료기관 선택에 의해 시행된다.
	수시조사	인증받은 의료기관에 대해 인증기간 중에 특정 요건이 발생하였을 경우 시행할 수 있는 조사로서, 전체 영역 또는 서비스 변화 영역에 대하여 조사한다.

7) 인증심의위원회 및 등급판정

(1) 인증등급은 평가결과를 토대로 인증심의위원회에서 심의를 실시하며, 인증심의위원회에서 판정된 인증등급은 해당 기관에 서면으로 통보한다.

인증등급은 ① 인증 ② 조건부인증 ③ 불인증 3가지로 구분되며, 인증을 받은 의료기관은 인증서와 인증마크를 교부받아 유효기간까지 사용할 수 있다.

- 인증 : 해당의료기관이 모든 의료서비스 제공과정에서 환자의 안전보장과 적정수준의 질을 달성하였음을 의미한다(인증기관 4년).
- 조건부인증 : 질 향상을 위하여 노력하였으나 일부영역에서 인증 수준에는 다소 못 미치는 기관으로서 향후 부분적 노력을 통해 인증을 받을 수 있는 가능성이 있음을 의미한다(인증기관 1년).

표 3-7 인증등급 및 인증기준

구분	의미	인증기간
인증	각 영역별 기준 충족률이 모두 80% 이상이고, 환자 안전 및 직원 안전 범주에 포함된 조사항목에 '무' 또는 '하'가 없는 경우(모든 의료서비스 제공 과정에서 환자의 안전보장과 적정 수준의 의료 질 달성)	4년
조건부인증	모든 영역별 기준 충족률이 60% 이상인 경우(질 향상을 위하여 노력하였으나, 일부 영역에서 인증 수준에는 다소 못 미치는 기관으로서, 향후 부분적 노력을 통해 인증을 받을 수 있는 가능성이 있는 경우)	1년
불인증	기준 충족률이 60% 미만인 영역이 1개 이상 있는 경우	–

(2) 인증결과 이의신청 및 최종판정

① 인증등급에 이의가 있는 의료기관은 이를 통보받은 날로부터 30일 이내에 인증등급 이의신청을 할 수 있다. 해당 기관은 인증등급 이의신청서(의료법 시행규칙 별지 제23의8서식)를 작성하여 30일 이내에 근거서류와 함께 인증원에 제출하여야 한다.

② 인증원은 해당기관의 인증등급 이의신청내용의 타당성을 검토하기 위해 이의신청 소위원회를 활용할 수 있다.

③ 인증심의위원회는 해당기관의 이의신청내용 또는 이의신청소위원회의 검토내용을 토대로 그 적합성여부를 심의하고 최종 인증등급을 결정한다.

8) 인증결과 통보 및 공표

① 인증원은 심의 결정된 인증등급을 의료기관에 통보하고, 보건복지부장관에게 보고하도록 되어있다.

② 인증(인증, 조건부인증)을 받은 의료기관은 인증서와 인증마크를 교부받으며, 이를 사용할 수 있다.

③ 인증원 홈페이지를 통해 해당 기관의 인증등급(인증, 조건부인증)를 공표하고 있다.

④ 인증유효기간이 만료된 이후에는 인증서와 인증마크를 계속 사용할 수 없도록 되어 있다.

⑤ 행정적 · 재정적 지원 : 상급종합병원과 전문병원, 연구중심병원, 수련병원 등의 지정이나 개별 법률이 정한 행정적 및 재정적 지원을 받을 수 있다.

* 인증을 사칭하는 경우 1년이하 징역 또는 500만원 이하의 벌금에 처하도록 되어있다.

9) 인증마크

인증을 받은 의료기관은 인증유효기간(4년)동안 인증마크를 사용할 수 있다. 또한 의료법 제58조의 7(인증의 공표 및 활용)에 따라 인증원 홈페이지에 그 결과를 공표하고 있으므로, 인증원 홈페이지를 통하여 인증을 획득한 의료기관의 정보를 확인할 수 있다.

10) 인증주기

인증은 4년 동안 유효하며 4년 후 다시 인증을 받아야 한다(단, 조건부인증은 1년). 인증제에서는 의료기관이 지속적으로 의료의 질 향상 노력을 유지할 수 있도록 하기 위하여 인증유효기간 중 의료기관이 자체 평가를 실시토록 하고 이를 인증원에 보고하도록 하고 있다. 조건부인증은 개선의 의지가 있는 기관에서 향후 시정과 보완의 기회를 제공하려는 목적으로 등급이 부여되며, 1년간 인증과 동일한 효력을 발휘하나 인증기간 내 개선 노력을 한 후, 다시 인증조사를 받아 최종적인 인증 여부를 판정받게 된다.

11) 조사위원

조사위원은 병원급 의료기관에서 근무한 경험이 있는 자로 의사, 간호사 및 기타 보건의료분야 다양한 직종의 전문가로 구성되어 있다.

인증원은 조사위원 지원자를 대상으로 서류 및 면접전형 후 온라인교육, 기본교육, 필기시험, 현장중심교육 및 참관교육 등을 실시하고 있으며, 선발 후 조사의 전문성과 객관성 강화를 위하여 지속적인 교육과 평가를 진행하고 있다.

12) 인증을 위한 준비단계

병원의 인증 전담부서(QI실/기획실 등)를 지정하여 병원의 적극적인 지원으로 인증을 받기 이전에 다음과 같은 병원의 준비가 필요하다.

- 인증제를 위한 전 직원교육
- 인증기준에 부합된 규정, 지침, 업무매뉴얼 작성
- 인증컨설팅 시행 : 의료기관평가인증원 또는 인증전문 컨설팅 기관
- 인증예비평가 시행 : 의료기관평가인증원 또는 외부기관, 자체평가
- 인증평가 시행 : 의료기관평가인증원

1-4. 인정인증평가 준비

1) 의료기관평가인증원의 컨설팅사업

(1) 컨설팅절차

의료기관평가인증원에서는 의료기관의 자발적인 인증제도 참여를 촉진하고, 인증준비 과정을 지원하고자 컨설팅서비스를 제공하고 있다.

(2) 컨설팅 신청

의료기관은 컨설팅을 받고자 하는 시기를 정하여 신청할 수 있다. 단, 컨설팅 희망일은 신청일 기준으로 60일 이후부터 지정할 수 있다.

(3) 컨설팅 일정 확정 및 통보

컨설팅 신청 후 15일 이내에 의료기관에게 컨설팅 계획과 비용을 통보하고 있다.

(4) 컨설팅 시행 및 컨설팅 결과보고서 송부

의료기관에서 신청한 컨설팅 종류에 따라 컨설팅 서비스를 제공하며, 컨설턴트의 결과보고서를 인증원에서 수정/보완하여 컨설팅 시행 후 결과보고서를 의료기관에 송부하고 있다.

그림 3-5 의료기관 인증 및 지정병원 마크

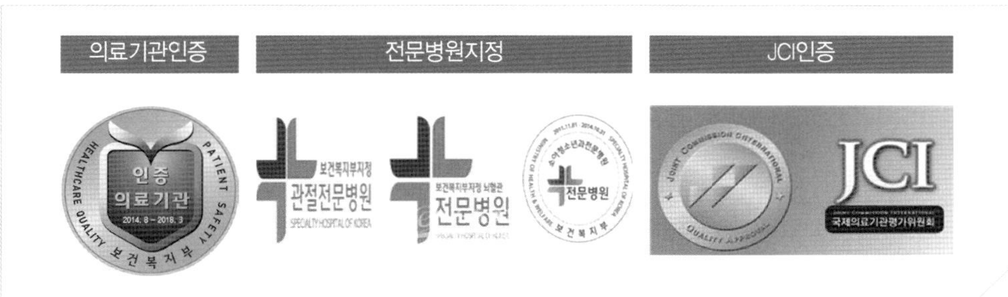

2) 요양병원인증평가

(1) 추진배경 및 목적

요양병원의 양적 팽창으로 요양서비스 질 저하가 사회문제화 됨에 따라, 환자 권익보호 및 의료서비스의 질 관리를 위한 의료법 제58조의4에 따라 요양병원은 '13년부터 의무인증을 도입 시행하고 있다.

인증제도(이하 인증제)를 통해 요양병원의 환자안전과 의료의 질 향상을 위한 자발적이고 지속적인 노력을 유도하여 질적으로 수준 높은 의료서비스를 제공하고, 국민이 안심하고 찾을 수 있는 요양병원 선택권 제고하기 위함이다.

(2) 관련근거

○ 의료법 : 제58조, 제58조의2 ~ 제58조의9, 제63조, 제68조, 제84조

○ 의료법 시행령 : 제29조

○ 의료법 시행규칙 : 제63조, 제62조의2, 제64조제3~4항, 제64조의4~8

(3) 인증대상

의료법 제3조제2항제3호에 따른 요양병원이며, 다만, 「장애인복지법」 제58조에 따른 장애인 의료재활시설은 제외한다. 제외 대상은 인증조사 예정일 전 휴 폐업, 업무정지가 확인된 요양병원, 기타 인증조사 제외 또는 사유가 발생한 요양병원이다.

(4) 인증기준

3개 영역(기본가치체계, 환자진료체계, 지원체계)/ 11개 장/ 33개 범주/ 54개 기준/ 241개 조사항목이 있다.

(5) 조사신청 방법 〈붙임2 참조〉

의료기관평가인증원 홈페이지(http://www.koiha.kr)를 통하여 신청한다.

(6) 제출 서류

인증신청서, 의료기관 운영현황표(홈페이지에 직접 입력), 의료기관개설허가증, 사업자등록증 등(신청 시 첨부파일 업로드)이다.

(7) 조사일정 통보(의료법 시행규칙 제64조의2)

조사 일정은 조사신청을 접수한 날로부터 30일 이내에 해당 요양병원과 조사일정 협의 후 최종일정 확정 및 통보한다.

□ **조사기간 및 조사위원**

표 3-8 조사종류 병상규모별 조사 기간 및 조사위원 수

병상 기준	100병상 미만	100~199병상	200병상 이상
조사기간	2일	2일	3일
조사위원	2명	3명	3명

조사위원 구성 : 3명일 경우 : 의사, 간호사, 기타 직종(약사, 보건의료정보관리사, 영양사, 임상병리사, 사회복지사, 행정직 등) 2명일 경우 : 의사, 간호사

(8) 인증등급 결정 및 결과 통보

인증조사기준 241개 항목에 대한 조사결과 분석하여, 인증원의 '요양병원 인증심의위원회'에서 인증등급 판정을 한다.

(9) 결과 통보 및 공표

조사결과 및 인증등급 통보, 인증서 및 인증마크 교부하고 의료기관평가인증원 홈페이지에 인증 의료기관 정보 공개한다.

(10) 요양병원 인증조사기준

요양병원 인증조사기준은 3개 영역(기본가치체계, 환자진료체계,조직관리체계)과 11개 장 및 55개 기준/268개 조사항목이 있다.

3) 정신의료기관평가

(1) 정신의료기관평가 개요

정신보건법 제18조의3(정신보건시설의 평가)에 의거, 정신의료기관, 정신질환자사회복귀시설, 정신요양시설에 대해 3년 주기 평가를 실시하며, 의료기관평가인증원은 정신의료기관의 평가 담당하도록 되어 있다.

(2) 정신의료기관평가 추진 배경 및 목적

① 추진배경

급성기 질환에 비해 장기적인 치료를 요하는 정신질환의 특성을 고려하여 정신의료기관의 환자 안전 및 의료서비스 질 관리체계 구축이 필요하여 시행하였다.

② 목적

정신의료기관의 질 관리에 대한 동기부여 및 질적 수준 향상의 기반을 마련하고, 정신질환자에게 양질의 의료서비스를 제공할 수 있는 질 관리체계를 구축하며, 정신의료기관에 대한 긍정적 인식 확산을 위한 계기를 마련하는데 있다.

(3) 정신의료기관의 정의 및 평가 구분

① 정신병원

의료법에 의한 의료기관 중 주로 정신질환자의 진료를 행할 목적으로 정신보건법 제12조 제1항의 시설기준 등에 적합하게 설치된 병원(정신보건법 제3조 제3항)이다.

② 정신건강의학과(설치과)

병원급 이상의 의료기관에 설치된 정신건강의학과를 대상으로 한다.

③ 정신건강의학과 의원

정신건강의학과 입원병상이 50병상 미만인 의원급 의료기관이다.

(4) 대상별 평가 구분(정신보건법 제18조의3)

① 설치과 및 의원

정신의료기관평가 입원병상이 있는 경우에만 평가 대상(외래만 운영할 경우 평가대상에서 제외)이다.

② 정신병원 의료법 제58조의4에 따른 의료기관 인증신청으로 정신의료기관평가로 갈음한다.

(5) 평가의 종류

정기평가와 수시평가를 실시하고 있으며, 정기평가는 평가대상 선정 후 평가실시 3개월 전까지 대상기관에 평가사실과 평가일정을 안내하고 있다.

① 설치과 및 의원평가 : 3년 주기 (평가 2주기 : '15. 1~'17. 12)

② 정신병원 인증 : 4년 주기 (인증 1주기 : '13. 1~'16. 12) 2주기(2017~2020년)

③ 인증조사기준 : 기본가치체계, 환자진료체계, 지원체계, 성과관리체계의 4개 영역

수시평가는 평가결과가 낮은 기관에 대하여 확인, 점검을 할 필요가 있는 경우에 실시하고 있다(대상기관에 알리지 않고 평가 실시 가능).

(6) 평가방법 및 내용

평가방법은 3년 주기로 현지평가 및 서면평가를 실시하며, 평가 내용은 정신보건법 시행규칙 11조의5호에 의하며, 시설기준 및 인력기준 충족 정도와 환자의 인권보호 및 권익증진 수준 및 정신보건시설의 진료 및 운영실적과 장관이 필요하다고 인정하는 사항 등이다.

(7) 평가전 운영현황표 제출

○ 입력내용: 의료기관 유형, 병상운영현황, 정신건강의학과 진료현황, 치료프로그램 운영현황, 인력현황

○ 첨부파일: 의료기관개설허가증, 평면도, 해당 기관의 자체평가팀 명단, 자체평가 시행계획 내부 공문(기타에 업로드)

(8) 기준구성

기준의 구성은 4개 영역(기본가치체계, 환자진료체계, 조직관리체계, 성과관리체계)와 12개 장 및 50개 기준/222개 조사항목이 있다.

4) 재활의료기관 인증

(1) 추진배경 및 목적

뇌졸중 등 급성기 치료 후 재활 환자의 기능 회복시기에, '집중 재활치료를 통한 장애 최소화 및 조기 일상 생활복귀를 위한 서비스 제공' 의료기관을 지정하는 사업으로, 제공하는 서비스의 질과 안전을 담보하는 의료기관으로 지정하기 위해 '인증 획득'을 신청 요건으로 정함을 위함이다.

(2) 대상

의료법 제3조제2항제3호에 따른 병원급 의료기관 중 회복기 재활 서비스를 제공하는 '병원' 및 '요양병원' 으로서,

① 재활전문병원 또는 재활의료기관 지정을 유지하고 있는 '병원' 또는 '요양병원'(단, '요양병원'은 재활의료기관 지정기준을 충족한 것으로 통보받은* 기관에 한함)

② 최근 1년간 입원환자 중 전문재활치료를 받은 환자가 65% 이상인 '병원을 대상으로 한다(건강보험심사평가원 청구자료 기준으로 확인)

(3) 인증기준

4개 영역/ 12개 장/ 53개 기준/ 295개 조사항목이다.

(4) 신청방법

① 온라인 신청: 의료기관평가인증원 홈페이지(http://www.koiha.kr)

② 제출 서류

구분	제출 서류	제출 방법
공통	인증신청서, 재활의료기관 운영현황표	홈페이지에 직접 입력
	의료기관개설허가증, 사업자등록증 등	신청 시 첨부파일 업로드
해당 시	재활의료기관 지정서류	신청 시 첨부파일 업로드

(5) 조사위원 : 3명(의사, 간호사, 기타 직종*으로 구성)

약사, 보건의료정보관리사, 영양사, 임상병리사, 사회복지사, 행정직 등이다.

(6) 조사 방법

현장 또는 서면조사를 실시하며, 사전 사실 확 인증원에서 사실 확인 등을 위해 자료를 요청할 수 있으며, 이 경우 의료기관은 15일 이내 관련 자료를 제출하여야 한다.

(7) 재활의료기관 지정기준(장애인건강권법 시행규칙 제10조제1항 별표2)

① 대상기관

진료과목에 재활의학과를 둔 「의료법」 제58조제1항에 따른 의료기관 인증을 받은 기관으로서 회복시기에 있는 재활환자 치료를 주로 수행하는 기관

② 인력 기준

가. 재활의학과 전문의를 3명 이상 두고, 간호사 · 물리치료사 · 작업치료사 및 사회

복지사를 두어야 한다. 다만, 서울 · 인천 · 경기 외의 지역은 재활의학과 전문의를 2명 이상 둘 수 있다.

나. 가목에 따른 인력은 각각 다음 기준을 충족하여야 한다.

인력	기준
재활의학과 전문의	1인당 환자 수 40명 이하
간호사	1인당 환자 수 6명 이하
물리치료사	1인당 환자 수 9명 이하
작업치료사	1인당 환자 수 12명 이하
사회복지사	1명 이상으로 하되, 150개 병상 초과 시 2명

다. 나목에도 불구하고 위 인력 기준은 지역 여건 등을 고려하여 보건복지부장관이 필요하다고 인정하는 경우에는 보건복지부장관이 정하여 고시하는 바에 따라 별도의 기준을 적용할 수 있다.

③ 시설 기준

가. 재활환자의 입원진료를 위한 60개 이상의 병상과 운동치료실、물리치료실、작업치료실 및 일상생활동작훈련실을 갖추어야 한다.

나. 가목에 따른 각 치료실 및 훈련실은 보건복지부장관이 정하여 고시하는 면적 이상이어야 한다.

④ 장비 기준

제3호에 따른 치료실 및 일상생활동작훈련실에는 보건복지부장관이 정하여 고시하는 필수장비를 갖추어 두어야 한다.

⑤ 진료량

가.「의료법」제3조제2항제3호에 따른 병원급 의료기관 중에서 진료량(재활치료와 연관된 질환에 대한 연간 입원환자수를 말한다)이 백분위수로 상위 30분위 이내이어야 한다.

나. 가목의 재활치료와 연관된 질환에 관하여는 보건복지부장관이 정하여 고시한다.

⑥ 환자구성 비율

가. 전체 입원환자 중 질환의 발병 후 해당 의료기관에 입원하기까지의 경과기간 및 해당 의료기관에의 입원기간이 일정기간 이내인 환자가 보건복지부장관이

정하여 고시하는 비율 이상이어야 한다.

나. 가목의 대상이 되는 질환의 범위, 질환의 발병 후 해당 의료기관에 입원하기까지의 경과기간 및 해당 의료기관에의 입원기간은 보건복지부장관이 정하여 고시한다.

(8) 재활의료기관 인증조사 기준

기준의 구성은 4개 영역(기본가치체계, 환자진료체계, 조직관리체계, 성과관리체계)와 12개 장 및 32개 기준과 평가항목이 있다.

5) 환자안전 보고학습시스템

의료기관평가인증원은 보건복지부장관으로부터 환자안전 보고학습시스템 운영 업무를 위탁받아 환자안전사고 접수 및 검증, 환자안전 전담인력 관리 등의 업무를 수행하고 있다.

6) 의료기관 인증제의 기대효과

의료기관 인증제를 통해 의료기관의 자발적 질 향상 노력을 유도하여 환자안전 수준 제고와 의료의 질 향상을 도모할 수 있게 되며, 인터넷을 통해 인증결과를 공표함으로써 소비자의 알 권리가 강화된다.

이를 통해 국민들(소비자)은 의료기관 이용 시 인증 받은 의료기관을 선택할 수 있게 되며, 환자의 안전이 보장되는 양질의 의료서비스를 제공받을 수 있게 되어 의료기관 이용에 따른 만족도가 향상될 것으로 기대된다. 또한, 인증을 받은 의료기관은 매년 자체적인 질 관리를 수행하여 보고하도록 함으로써 전반적인 의료 질 향상을 도모할 수 있고, 인증마크를 활용한 홍보 등을 통해 경쟁력을 확보할 수 있게 되며, 궁극적으로는 우리나라 의료서비스의 질적 수준 향상에 기여함으로써 국민의 건강증진을 도모할 수 있게 된다.

핵심다지기

1 병원의 평가제도의 종류(유형)에 대하여 알아본다.

병원의 평가제도는 병원자체(내부)서비스평가, 보건복지부주관 의료기관인증, 응급의료기관평가, 병원협회 주관 병원신임평가, 건강보험심사평가원의 요양급여 적정성평가,

의료 질 평가 등이 있다.

2 의료기관인증제도에 대하여 알아보고 관련 업무를 수행한다.

의료기관인증제도(이하 인증제)는 의료기관으로 하여금 환자안전과 의료의 질 향상을 위한 자발적이고 지속적인 노력을 유도하여 의료소비자에게 양질의 의료 서비스를 제공하기 위한 제도이다.

(1) 의료기관인증제는 의료기관이 환자 안전과 의료 서비스의 질 향상을 위해 자발적이고 지속적인 노력을 하도록 하여, 국민에게 양질의 의료 서비스를 제공하도록 하는 제도이다.

(2) 의료기관 인증제는 모든 의료기관을 대상으로 하고 있다. 따라서 병원급 이상 의료기관은 자율적으로 인증을 신청할 수 있다. 다만, 요양병원과 정신병원은 의료서비스의 특성 및 환자의 권익 보호 등을 고려하여 2013년부터 의무적으로 인증신청을 하도록 의료법에 명시되어 있다.

(3) 상급종합병원 및 전문병원을 지정신청을 하려면 의료기관인증을 먼저 받아야 한다.

(4) 인증제의 가장 큰 장점은 지금까지의 공급자중심 의료문화에서 소비자(환자 및 보호자)중심의 의료문화로 전환시킨 혁신적인 제도 설계에 있다. 의료서비스에 대한 소비자의 인식이 높아짐에 따라, 의료의 질을 확보하여 양질의 서비스를 제공하는 것은 어느 때보다 중요해지고 있다. 환자의 입장에서 의료기관들이 의료서비스의 제공 과정에 대한 규정을 만들어 일관되게 수행할 것을 요구하는 의료기관인증제는 소비자를 위한 의료서비스 제공의 계기를 마련했다는 점에서 큰 의의가 있다.

3 의료기관인증제도와 인증절차 및 조사기준과 인증등급, 기대효과에 대하여 알아본다.

(1) 의료기관인증제는 의료기관의 자율신청에 의해 조사일정을 수립하여 서면 및 현지조사를 실시한 후, 조사결과 및 인증등급에 관한 이의신청 절차를 거쳐 최종적으로 인증등급을 공표하고 인증서를 교부한다. 현지조사는 개별 환자 추적조사와 시스템 추적조사를 통해 환자의 진료과정 중심으로 조사하게 되며, 조사위원은 의료기관이 자율적으로 제정한 규정에 따른 수행정도를 조사함으로써 의료기관이 업무의 표준화를 통해 환자안전을 강화할 수 있도록 지원하고 있다.

(2) 의료기관인증 조사기준은 국제 수준에 부합하는 의료의 질 향상 및 환자안전의 수준 제고를 목표로 개발되었으며, 4개 영역, 13개 장, 91개 기준, 520개 조사항목으

로 구성되어 있다.

(3) 의료기관의 인증등급은 인증, 조건부인증, 불인증의 3개 등급으로 구분되며, 정부는 인증을 받은 의료기관의 인증등급과 평가결과 등을 인터넷 홈페이지를 통해 상시 제공함으로써 국민의 알 권리와 의료기관 선택권을 보장하고 있다. 또한, 인증결과를 상급종합병원 지정 요건, 연구중심병원 지정 요건, 전문병원 지정 요건으로 활용함으로써 우수한 의료기관이 진입할 수 있도록 정책적 연계를 강화하고 있다.

(4) 인증제의 기대효과로는 국민들(소비자)은 의료기관 이용 시 인증 받은 의료기관을 선택할 수 있게 되며, 환자의 안전이 보장되는 양질의 의료서비스를 제공받을 수 있게 되어 의료기관 이용에 따른 만족도가 향상될 것으로 기대된다. 궁극적으로는 우리나라 의료서비스의 질적 수준 향상에 기여함으로써 국민의 건강 증진을 도모할 수 있게 된다.

4 의료기관인증평가 대상기관 및 자율신청 병원은 의료기관인증 신청을 한다.

(1) 인증평가신청

의료기관평가인증원 홈페이지에 접속하여 신청을 한다.

① 화면에서 아이디와 비밀번호로 로그인한다.

② 로그인하기 : 의료기관인증평가시스템(http://ae.koiha.or.kr)

③ 평가담당자 정보를 수정한다(신청서 제출 후에 평가 담당자 정보 수정이 필요한 경우).

④ 운영현황표를 제출한다.

서면평가 제출마감일 1개월 전까지 입력하며, 로그인 후 버튼을 클릭하면 '평가신청하기' 화면으로 이동된다.

(2) 의료기관인증평가 준비

담당부서(QI실 또는 기획실, 총무과 등)에서는 인증제를 위한 전 직원교육을 실시하고, 인증기준에 부합된 규정, 지침, 업무매뉴얼을 작성한다. 또한 인증평가 전에 인증컨설팅을 시행(의료기관평가인증원 또는 인증전문컨설팅기관)하도록 한다. 컨설팅 후 자체적으로 인증예비평가를 시행(의료기관평가인증원 또는 외부기관, 자체평가)한 후 의료기관평가인증원으로부터 인증을 받도록 한다.

5 의료기관인증 신청 후 병원의 평가계획을 수립 후 평가준비를 한다.

의료기관인증평가 업무 담당부서(QI실 또는 기획실, 총무과 등)에서는 인증제를 위한 전 직원교육을 실시하고, 인증기준에 부합된 규정, 지침, 업무매뉴얼 작성한다. 또한 인증평가 전에 인증컨설팅을 시행(의료기관평가인증원 또는 인증전문 컨설팅기관)하도록 한다. 컨설팅 후 자체적으로 인증예비평가를 시행(의료기관평가인증원 또는 외부기관, 자체평가)한다. 의료기관평가인증원으로부터 인증을 받도록 한다.

구분	내용
서류조사	병원의 각종 규정/지침, 직무교육시행 문서, 인사관리관련 문서, 시설관리관련 문서, 질 향상 관련 문서, 안전과 관련된 보고문서 등
면담조사	환자안전, 서비스만족도, 교육/훈련 시행 확인 등을 위한 1:1 면담조사에 대한 대비
현장조사	진료진행 현장 확인, 병원 전체 시설 및 관리상태 확인, 의료장비/기기 및 관리상태 확인 조사에 대한 대비

6 의료기관평가인증원으로 부터 평가일정에 의료기관인증평가를 받는다.

7 의료기관인증평가 후 평가통보에 대한 분석과 미비점을 보완한다.

평가가 완료되면 평가결과보고서를 작성하여 경영진에게 보고한다.

8 의료기관인증평가결과 우수인증을 받은 경우 병원의 홍보에 활용한다.

9 스마트폰 앱으로 인증 의료기관 찾는 방법에 대하여 알아본다.

의료기관평가인증원은 사용자 주변의 인증 의료기관 위치 및 병원 정보 등을 알려주는 스마트폰 앱(응용프로그램)을 배포한다고 밝혔다. 또한 의료기관의 환자안전과 의료서비스의 질 수준을 정부에서 인증하는 제도인 의료기관 인증제는 병원급 이상 의료기관의 자율적인 참여를 통해 2010년부터 시행되고 있다. 해당 앱은 인증원 홈페이지(www.koiha.or.kr)를 통해 제공되고 있는 전국의 인증의료기관 정보를 현재 사용자의 위치를 기반으로 하여 주변의 인증 병원을 보다 손쉽게 찾을 수 있도록 하는 것이다.

※참고적으로 의료기관 인증신청시 일반적인 작성사항은 아래와 같다.

3-2 인증조사기준 및 평과결과분석

{ 학습목표 }
1. 의료기관인증평가기준에 따라 조사에 필요한 제반 시설과 장비를 준비할 수 있다.
2. 의료기관인증평가 결과를 검토 · 분석하여 개선계획을 수립할 수 있다.
3. 인증평가에 대한 개선활동 결과를 재검토 · 분석하여 지속적으로 업무에 반영할 수 있다.

필요 지식

1. 인증조사기준

급성기병원의 3주기 인정기준은 아래와 같다.

1-1. 인증기준의 이해

1) 인증기준의 틀

○ 의료기관인증 조사기준의 틀은 ① 의료기관이라면 마땅히 안전보장과 질 향상을 위해 노력하여야 한다는 전제하에 ② 환자의 입장에서 진료의 전 과정을 추적조사 할 수 있도록 구성하였고 ③ 양질의 환자진료를 지원하는 기능과 조직의 전문성을 강조하였으며 ④ 마지막으로 지표를 통한 성과관리 측면을 아래와 같이 포함하였다.

○ 이를 그림으로 도식화하여 나타내면 〈표 3-11〉과 같다. 〈표 3-11〉에서와 같이 조사기준은 기본가치체계와 환자진료체계, 진료지원체계 등 3개의 체계가 유기적으로 상호교류하면서 의료의 질을 향상시키고, 나아가 대상기관이 성과를 도출해내도록 유도하는 것을 목표로 하고 있다.

표 3-9 인정기준의 기본 틀

기본가치 측면	환자진료 측면	조직관리 측면	성과관리 측면
1. 환자안전보장활동	2. 진료전달체계와평가	7. 질 향상 및 환자안전	13. 성과관리
↓	↓	↓	
	3. 환자진료	8. 감염관리	
	↓	↓	
	4. 의약품관리	9. 경영 및 조직운영	
	↓	↓	
	5. 수술 및 마취진정관리	10. 인적자원관리	
	↓	↓	
	6. 환자권리존중 및 보호	11. 시설 및 환경관리	
		↓	
		12. 의료정보/의무기록관리	
▼	▼	▼	▼
Ⅰ. 기본가치체계	Ⅱ. 환자진료체계	Ⅲ. 조직관리체계	Ⅳ. 성과관리체계

2) 기준의 구성

○ 4개 영역/13개 장/91개 기준/520개 조사항목으로 구성되어 있다.

3) 인증기준 체계분류

인증기준의 체계분류는 다음과 같다.

표 3-10 조사기준의 체계분류

Chapter(장)	Category (범주)	Standard(기준)		병원		종합병원		상급종합병원	
				등급	항목	등급	항목	등급	항목
13	5	91		520(84)		520(25)		520(14)	
필수항목				52		52		53	
Ⅰ. 기본가치체계		5		23		23		23	
1. 환자안전보장활동		1.1	정확한 환자확인	필수	5	필수	5	필수	5
		1.2	의료진간 정확한 의사소통	필수	5	필수	5	필수	5
		1.3	수술 · 시술의정 확한수행	필수	5	필수	5	필수	5

		1.4	낙상예방활동	필수	5	필수	5	필수	5
		1.5	손위생수행	필수	3	필수	3	필수	3
II. 환자진료체계	5	46		259(36)		259(9)		259(1)	
2. 진료전달체계와 평가	진료전달체계	2.1.1	외래및응급환자등록절차	정규	5	정규	5	정규	5
		2.1.2	입원수속절차	정규	4	정규	4	정규	4
		2.1.3	중환자실/특수치료실입실절차	정규	6	정규	6	정규	6
		2.1.4	환자진료의일관성및연속성유지	정규	6(1)	정규	6(1)	정규	6(1)
		2.1.5	퇴원및전원절차	정규	6	정규	6	정규	6
	환자평가	2.2.1	외래환자초기평가	정규	4	정규	4	정규	4
		2.2.2	입원환자초기평가/재평가	정규	8(2)	정규	8	정규	8
		2.2.3	응급환자초기평가	정규	5	정규	5	정규	5
	검사체계	2.3.1	검체검사검사과정관리	정규	8(2)	정규	8	정규	8
		2.3.2	검체검사결과보고절차	정규	5	정규	5	정규	5
		2.3.3	검체검사실안전관리절차	정규	6	정규	6	정규	6
		2.3.4	혈액제제관리	정규	4	정규	4	정규	4
		2.3.5	영상검사검사과정관리	정규	8(2)	정규	8	정규	8
		2.3.6	영상검사결과보고절차	정규	4	정규	4	정규	4
		2.3.7	방사선안전관리절차	정규	6	정규	6	정규	6

3. 환자진료	환자진료 체계	3.1.1	입원환자치료 계획	정규	7	정규	7	정규	7
		3.1.2	협의진료체계	정규	3	정규	3	정규	3
		3.1.3	통증관리	정규	5	정규	5	정규	5
		3.1.4	영양관리	정규	5(1)	정규	5	정규	5
		3.1.5	영양집중지원 서비스	시범	5(5)	정규	5	정규	5
		3.1.6	욕창관리	정규	5	정규	5	정규	5
		3.1.7	말기환자관리	정규	7(5)	정규	7	정규	7
	고위험환자 진료체계	3.2.1	중증응급환자 진료체계	정규	6(3)	정규	6	정규	6
		3.2.2	심폐소생술관리	정규	4	정규	4	정규	4
		3.2.3	수혈환자관리	정규	4	정규	4	정규	4
		3.2.4	항암화학요법	정규	9	정규	9	정규	9
		3.2.5	신체보호대 및 격리 · 강박	정규	4	정규	4	정규	4
4. 의약품관리		4.1	의약품관리체계	정규	4(2)	정규	4	정규	4
		4.2	의약품구매선정	정규	5	정규	5	정규	5
		4.3	의약품보관	정규	8	정규	8	정규	8
		4.4	처방및조제	정규	11	정규	11	정규	11
		4.5	투약및모니터링	정규	7	정규	7	정규	7
		4.6	의약품부작용 모니터링	시범	5(5)	정규	5	정규	5
5. 수술 및 마취진정관리		5.1	수술계획	정규	5	정규	5	정규	5
		5.2	수술중환자안전 보장	정규	5	정규	5	정규	5
		5.3	시술계획, 시술 중환자안전보장	시범	8(8)	시범	8(8)	정규	8
		5.4	진정치료	정규	4	정규	4	정규	4
		5.5	마취진료	정규	5	정규	5	정규	5
		5.6	환자상태 모니터링	정규	3	정규	3	정규	3

6. 환자권리 존중 및 보호	6.1.1	환자권리존중및 사생활보호	정규	7	정규	7	정규	7
	6.1.2	취약환자권리 보호	정규	5	정규	5	정규	5
	6.2	불만고충처리	정규	6	정규	6	정규	6
	6.3	불만고충처리	정규	4	정규	4	정규	4
	6.4	사회복지체계	정규	6	정규	6	정규	6
	6.5	동의서	정규	8	정규	8	정규	8
	6.6	임상연구관리	정규	4	정규	4	정규	4
	6.7	장기이식관리	정규		정규		정규	
Ⅲ. 조직관리체계	37		210(34)		210(16)		210(13)	
7. 질향상및환자안전활동	7.1	질향상 및 환자 안전운영체계	필수	5	필수	5	필수	5
	7.2	위험관리체계	시범	7(7)	시범	7(7)	시범	7(7)
	7.3	환자안전사건 관리	필수	8(1)	필수	8(1)	필수	8(1)
	7.4	질향상활동	정규	6	정규	6	정규	6
	7.5	진료지침개발및 관리	시범	5(5)	정규	5	정규	5
8. 감염관리	8.1	감염예방 · 관리 체계구축및운영	필수	6(2)	필수	6(2)	필수	6(2)
	8.2	감염감시및개선 활동	정규	6	정규	6	정규	6
	8.3	감염예방 · 관리 교육	정규	4	정규	4	정규	4
	8.4	의료기구감염 관리	정규	4	정규	4	정규	4
	8.5	소독/멸균 및 세탁물관리	정규	8	정규	8	정규	8
	8.6	환경관리	정규	6(1)	정규	6	정규	6
	8.7	급식서비스감염 관리	정규	5	정규	5	정규	5
	8.8	감염성질환및면 역저하환자관리	정규	6	정규	6	정규	6

9. 경영및조직운영	9.1	합리적인 의사결정	정규	8(2)	정규	8	정규	8
	9.2	의료기관 운영방침	정규	4	정규	4	정규	4
	9.3	부서운영	시범	4(4)	정규	4	정규	4
	9.4	윤리위원회운영	정규	2	정규	2	정규	2
10. 인적자원관리	10.1	인사관리체계	정규	6	정규	6	정규	6
	10.2	의사(전문의)의 진료권한승인과 평가	시범	5(5)	시범	5(5)	정규	5(2)
	10.3	전문의를제외한 직원의직무확인과평가	정규	5	정규	5	정규	5
	10.4	인사정보관리	정규	4	정규	4	정규	4
	10.5	직원교육	정규	6(2)	정규	6	정규	6
	10.6	의료인력법적 기준	정규	6	정규	6	정규	6
	10.7	직원안전관리 활동	필수	6	필수	6	필수	6
	10.8	폭력예방및관리	정규	3	정규	3	정규	3
11. 시설및환경관리	11.1	시설및환경안전관리	정규	8	정규	8	정규	8
	11.2	설비시스템관리	정규	5	정규	5	정규	5
	11.3	위험물질관리	정규	4	정규	4	정규	4
	11.4	보안관리	정규	4	정규	4	정규	4
	11.5	의료기기관리	정규	9(3)	정규	9(1)	정규	9(1)
	11.6	화재안전관리활동	필수	8	필수	8	필수	8
	11.7	재난관리	정규	3(1)	정규	3	정규	3
	11.8	유행성감염병대응체계	정규	5	정규	5	정규	5

12. 의료정보/의무기록관리	12.1	의료정보/의무기록관리	정규	8(1)	정규	8	정규	8
	12.2	퇴원환자의무기록완결도관리	정규	10	정규	10	정규	10
	12.3	의료정보수집및활용	정규	5	정규	5	정규	5
	12.4	개인정보보호및보안	정규	6	정규	6	정규	6
Ⅳ. 성과관리체계	37		28(14)		28		28	
13. 성과관리	13.1	환자안전지표관리	정규	9	정규	9	정규	9
	13.2	진료영역지표관리	정규	13(9)	정규	13	정규	13
	13.3	관리영역지표관리	정규	6(5)	정규	6	정규	6

1-2. 개별 문항의 이해

1) 기본가치체계

(1) 안전보장활동

환자안전과 직원안전 및 환경안전보장활동은 다음과 같다.

표 3-11 안전보장활동 조사기준

범주	조사기준
환자안전	1.1.1 안전사고를 예방하기 위해 의료진 간 정확하게 의사소통한다. 1.1.2 환자안전을 위해 낙상 예방활동을 수행한다. 1.1.3 의료관련 감염을 예방하기 위해 손위생을 철저히 수행한다.
직원안전	1.2 직원건강과 의료관련 감염을 예방할 수 있는 직원안전 관리활동을 설계하고 수행한다.
환경안전	1.3.1 화재의 위험으로부터 환자, 직원 및 방문객을 보호할 수 있는 화재안전 관리활동을 설계하고 수행한다. 1.3.2 의료기기의 예방점검과 유지관리 활동을 수행한다.

2) 진료전달체계와 평가

진료전달체계와 평가기준은 다음과 같다.

표 3-12 진료전달체계와 평가 조사기준

범주	조사기준
진료전달체계	3.1.1 외래환자의 등록 절차가 있다. 3.1.2 입원수속에 대한 절차를 갖추고 있다. 3.1.3 환자의 전과/전동 및 근무교대 시 진료의 연속성을 확보하기 위한 규정을 갖추고 있다. 3.1.4 진료의 연속성을 유지하기 위해 퇴원 및 전원절차에 따라 퇴원 또는 전원한다.
환자평가	3.2 적절한 진료서비스를 제공하기 위해 입원환자의 요구를 확인하고, 초기 평가를 수행한다.
검사체계	3.3.1 정확한 검체검사를 적시에 제공하기 위한 검사과정을 관리한다. 3.3.2 정확한 영상검사를 적시에 제공하기 위한 검사과정을 관리한다. 3.3.3 검사실 안전관리 절차를 확립하고, 이를 준수한다.

3) 약물관리

약물관리의 조사기준은 다음과 같다.

표 3-13 약물관리 조사기준

범주	조사기준
보관	5.1 의료기관의 모든 장소에서 약물을 적절하고 안전하게 보관한다.
조제	5.2 안전하고 청결한 조제 절차가 있고, 이를 준수한다.
투약	5.3 안전한 약물투여에 대한 규정이 있고, 직원들은 이를 준수한다

4) 환자권리존중 및 보호

환자권리존중 및 보호범주 및 조사기준은 다음과 같다.

표 3-14 환자권리존중 및 보호 조사기준

범주	조사기준
환자권리존중	6.1.1 환자의 권리와 책임을 존중하고 보호한다. 6.1.2 취약환자의 권리와 안전을 보장한다.
불만고충처리	6.2 환자 또는 보호자의 고충사항을 처리할 수 있는 체계가 있으며, 이를 적절하게 운영한다.
동의서	6.3 환자 또는 보호자에게 진료목적으로 동의서를 받는 체계가 있으며, 이를 적절하게 운영한다.

5) 진료지원체계

(1) 경영 및 조직 운영

표 3-15 진료지원체계 조사기준

범주	조사기준
조직운영	경영진은 합리적 의사결정을 하고 체계적인 계획하에 의료기관을 운영한다.
경영관리	경영진은 운영의 안정 및 효유을 위하여 의사결정 조직을 구성하고 정기적으로 운영한다.
의료윤리경영	윤리위원회를 운영한다.

(2) 감염관리

기구관련 감염관리 및 부서 감염관리의 범주와 조사기준은 다음과 같다.

표 3-16 감염관리 조사기준

범주	조사기준
기구관련 감염관리	9.1.1 의료관련 감염발생의 위험을 예방하기 위해 적절한 기구관련 감염관리 활동을 수행한다. 9.1.2 적절한 기구의 세척, 소독, 멸균관리를 통해 의료관련 감염발생의 위험을 감소시키기 위해 노력한다.
부서 감염관리	9.2.1 내시경실 및 인공신장실 환자의 의료관련 감염발생의 위험을 예방하기 위해 적절한 감염관리 활동을 수행한다. 9.2.2 적절한 세탁물관리를 통해 의료관련 감염발생의 위험을 감소시키기 위해 노력한다. 9.2.3 적절한 조리장 관리를 통해 의료관련 감염발생의 위험을 감소시키기 위해 노력한다. 9.2.4 감염성질환으로부터 환자 및 직원을 보호하기 위한 방어 및 격리 절차가 있다.

(3) 안전한 시설 및 환경관리

안전한 시설 및 환경관리의 범주 및 조사기준은 다음과 같다.

표 3-17 시설 및 환경관리 기준

범주	조사기준
시설환경 안전관리체계	10.1 안전관리 관련 법규, 검사요건을 준수하며, 물리적 · 화학적 환경의 위험으로부터 환자, 직원 및 방문객을 보호한다.
시설환경 안전관리	10.2.1 시설물 안전관리 계획을 수립하고 안전하게 관리한다. 10.2.2 설비 안전관리 계획을 수립하고 안전하게 관리한다. 10.2.3 보안을 유지하고 관리한다. 10.2.4 위험물질 안전관리 계획을 수립하고 안전하게 관리한다.

(4) 의료정보관리

의료정보 관리체계의 범주 및 조사기준은 다음과 같다.

표 3-18 의료정보관리 조사기준

범주	조사기준
의료정보 관리체계	11.1 의료정보/의무기록에 대한 규정이 있고, 규정에 따라 업무를 수행한다.

2. 평가 결과분석

의료기관인증평가를 지정된 일정에 수검을 받고 의료기관인증평가원으로부터 평가결과 통보를 받은 후 결과분석을 경영진에게 보고하고 미비점을 보완하도록 한다.

핵심다지기

1 의료기관인증평가 조사기준 및 평가영역에 대하여 알아본다.

2 평가 주관부서는 의료기관인증평가 영역에 대한 준비계획을 수립한다.

4개 체계(기본가치체계, 환자진료체계, 지원체계, 성과관리체계)에 대한 영역별 평가 준비계획을 수립한다.

3 의료기관인증평가를 위한 관련부서 회의를 실시한다.

주관부서 주관(QI실 또는 기획실)으로 부서별 수검자료를 배부하고 회의를 진행한다.

4 평가영역별(개별항목) 지침과 자료를 수집하여 평가준비를 수행한다.

의료기관인증평가원 평가기준집 자료와 평가우수병원을 방문 자료를 수집활용한다.

5 의료기관인증평가를 위한 인증평가원 또는 외부기관에 의뢰 평가컨설팅을 받는다.

6 평가준비가 완료되면 내부 또는 외부기관으로부터 모의평가를 받는다.

7 평가일정에 평가를 받은 후 평가결과를 분석하여 경영진에게 보고한다.

CHAPTER 04

응급의료기관 평가

4-1. 응급의료기관 평가기준 및 계획

4-2. 현지조사방법 및 수행절차

■ 핵심다지기

4-1 응급의료기관 평가 기준 및 계획

{ 학습목표 }
1. 보건복지부주관 응급의료기관 평가제도에 대하여 알 수 있다.
2. 응급의료기관 평가기준 및 평가영역에 대하여 알 수 있다.
3. 응급의료기관 평가계획을 수립하고 평가준비를 수행할 수 있다.

▶ 필요 지식

1. 응급의료기관 평가

1) 응급의료기관 평가의 개념

(1) 평가개요

보건복지부에서는 응급의료에 관한 법률(제17조)과 관련 응급의료기관에 대한 평가를 매년 전국 응급의료기관(약 430개)을 대상으로 시설 · 장비 · 인력, 서비스 내용 및 결과 등에 대한 응급의료기관 평가를 실시하여 평가결과를 발표하고 있다. 평가내용은 응급의료기관이 갖추어야 할 시설, 인력, 장비를 포함한 구조, 과정, 공공영역에 대하여 이루어지고 있으며, 응급실 전담의사 인력, 응급환자 전용 진료상담실 운영, 응급실 환자만족 등 모든 영역에서 실시하고 있다.

(2) 목적

응급의료기관 종별 기능의 적정을 기하고 응급의료의 질적 수준을 지속적으로 개선함으로써 응급환자의 사망과 장애를 줄이는 한편 국민의 편익과 알 권리를 충족하고자 함을 목적으로 하고 있다.

(3) 시행배경

응급의료서비스의 질적 수준을 제고하고 원활한 응급의료체계를 구축하기 위함이며, 또한 응급의료기관의 법정기준 준수와 적절한 운영 여부의 평가를 통한 응급의료서비스의 향상을 도모하기 위함이다. 또한 응급의료기관 종별 기능의 적정을 기하고 응급의료의 질적 수준을 향상시키기 위해 2003년부터 응급의료기관을 대상으로 매년 평가를 실시하고 있으며, 그 결과에 따라 응급의료 인프라 개선비용 및 운영비를 지원하고 있다.

(4) 주요 연혁

보건복지부주관 응급의료기관 평가의 주요 연혁은 다음과 같다.

표 4-1 주요연혁

연도별	주요내용
2003년	권역응급의료센터 평가 실시 및 지역응급의료센터 평가 도입
2004년	권역 및 지역응급의료센터 1,2차 평가 실시 전문응급의료센터 및 지역응급의료기관 평가 도입
2005년	권역응급의료센터 기능수행평가 – 2개소 시범 실시
2006년	권역응급의료센터 기능수행평가 도입 지역응급의료센터 기능수행평가(37개소) 시범 실시
2009년	응급의료기관 평가제도 개선 TF 운영 필수영역의 평가 방식 분리(pass/fail 평가 도입)
2011년	평가결과에 따른 시설 · 장비 개선계획 시행
2013년	2013년부터 응급의료기관 NEDIS 입력충실도 평가확대(시범지표도입)
2014년	응급의료기관 NEDIS 등급제 도입(시범지표)
2018년	응급의료 현황통계 국가통계 포털(KOSIS)공표

(5) 응급의료기관 평가 및 육성

응급의료기관 종별 기능의 적정을 기하고 응급의료의 질적 수준을 향상시키기 위해 2003년부터 응급의료기관을 대상으로 매년 평가를 실시하고 있으며, 그 결과에 따라 응급의료 인프라 개선비용 및 운영비를 지원하고 있다. 따라서 모든 응급의료기관은 평가결과 등을 반영하여 3년마다 재지정되며 부실하게 운영된 기관은 재지정 대상에서 제외된다.

표 4-2 응급의료기관 평가대상기관 현황 (단위 : 개소)

구분	2007	2008	2009	2010	2011	2012	2013	2014	2015	2016	2017	2018
합계	428	444	457	463	464	461	430	415	414	414	419	401
권력응급의료센터	16	16	16	16	16	21	19	18	18	18	36	36
전문응급의료센터	4	4	4	4	4	2	2	2	2	2	3	4

지역응급의료센터	99	102	112	117	119	114	116	122	125	128	116	116
지역응급의료기관	309	322	326	326	325	324	293	273	269	266	264	249

자료출처: 보건복지백서(2019)

표 4-3 응급의료기관 평가결과에 따른 국고지원액 (단위 : 개소, 백만 원)

구분	2012		2013		2014		2015		2016		2017		2018	
	개소수	지원액	개소수	지원액	개소수	지원액	개소수	지원액	개소수	지원액	개소수	지원액	개소수	지원액
계	202	21,859	246	24,582	246	24,592	258	23,961	256	24,998	267	25,053	255	23,440
권역응급의료센터	12	2,850	14	3,010	14	3,082	20	2,896	20	2,896	17	2,735	35	4,750
전문응급의료센터	2	475	2	473	2	470	2	475	2	475	4	508	4	1,085
지역응급의료센터	80	11,415	91	12,421	91	12,452	104	12,739	104	12,739	113	11,910	104	9,448
지역응급의료기관	108*	7,119	139	8,678	139	8,588	132	7,851	132	7,851	132	9,900	111	8,157

자료출처: 보건복지백서(2019)

2) 응급의료기관의 분류 및 응급의료체계

(1) 응급의료기관

응급실의 가용자원이나 특수처치 이용 가능성에 따라 응급의료기관을 등급화 하는 것이 보통이다. 국가에서는 각 병원의 응급실을 규정에 따라 평가하여 응급의료기관으로 지정하고, 여기에 지역의 인구나 인근지역과의 균형 등을 고려하여 등급과 함께 합당한 업무를 부여 한다.

응급의료에 관한 법률(제2조)에 의한 응급의료기관이란 의료법 제3조에 따른 의료기관 중에서 이 법에 따라 지정된 ① 중앙응급의료센터 ② 권역응급의료센터 ③ 전문응급의료센터 ④ 지역응급의료센터 ⑤ 지역응급의료기관을 말한다.

응급의료기관은 2021년 1월 기준 아래와 같이 전국에 약 420개 기관이 지정되어 있으며, 응급의료기관 지정현황 및 응급의료에 관한 정보사항은 응급의료포털 E-Gen(http:/www.e-gen.or.kr)사이트를 검색하면 자세한 정보를 알 수 있다.

표 4-4 응급의료기관 구성 체계 및 지정권자

종별	수	지정권자	주요 역할
중앙응급의료센터	1	보건복지부장관	응급의료체계 관리총괄
권역응급의료센터	38	보건복지부장관 (시 · 도지사와 협의)	권역 내 최종 응급진료기관
전문응급의료센터	–	보건복지부장관 (시 · 도지사와 협의)	전문응급진료기관
지역응급의료센터	123	시 · 도지사	중증응급환자 진료
지역응급의료기관	240	시장 · 군수 · 구청장	경증응급환자 및 야간 · 휴일의 일반환자 진료

자료출처: 보건복지통계연보(2020)

- 응급의료기관 외 응급실운영기관(2019년 기준 119개소)은 (응급의료에 관한 법률 제35조의2) 응급의료기관으로 지정받지 아니한 의료기관이 응급의료시설을 설치 운영할 수 있으나 「응급의료관리료」는 산정할 수 없다.

그림 4-1 응급의료센터

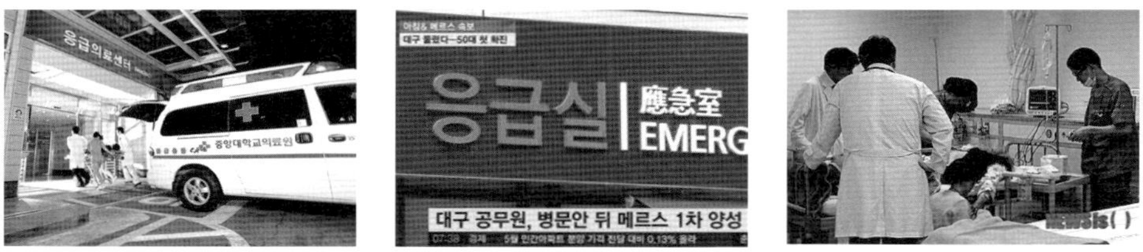

(2) 응급의료 및 응급의료체계

- 응급의료(emergency medical service)란 외상이나 급환 등, 환자 발생 시에 긴급 진단과 치료를 필요로 하는 모든 분야의 응급질환을 다루는 학문체계를 말한다.
- 응급의료체계(應急醫療體系)는 적정규모의 지역에서 응급상황 발생 시 효과적이고 신속하게 의료를 제공하기 위해서 인력, 시설, 장비를 유기적으로 운용할 수 있도록 재배치하는 것을 말한다. 즉, 응급환자가 발생하였을 때, 현장에서 적절한 처치를 시행한 후, 신속하고 안전하게 환자를 치료에 적합한 병원으로 이송하고, 병원에서는 응급 의료진이 의료기술과 장비를 집중하여 치료하도록 지원하는 체계를 말한다.
- 응급의학(emergency medicine)은 급성질환에 걸리거나 부상을 입은 환자를 빨리 치료하는 전문 의학 분야를 말한다.

○ 심폐소생술(Cardiopulmonary Resuscitation: CPR)은 심장의 기능이 정지하거나 호흡이 멈추었을 때 사용하는 응급처치로서 심장마비의 경우 신속히 조치하지 않을시 사망하거나 심각한 뇌손상을 입을 수 있으므로, 환자를 발견한 목격자가 신속히 심폐소생술을 실시하는 것이 필요하다.

(3) 전문응급의료시설

전문 의료진이 요구되는 전문응급의료기관(외상, 화상, 독극물, 뇌졸중, 소아, 심혈관센터)이 있어 적절한 응급처치를 받을 수 있도록 노력하고 있다.

그림 4-2 응급의료 환자 수송

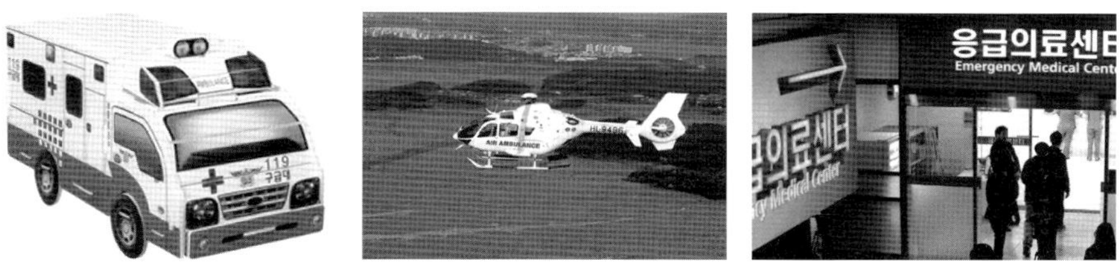

(4) 응급의료에 관한 용어 정의

1. "응급환자"란 질병, 분만, 각종 사고 및 재해로 인한 부상이나 그 밖의 위급한 상태로 인하여 즉시 필요한 응급처치를 받지 아니하면 생명을 보존할 수 없거나 심신에 중대한 위해(危害)가 발생할 가능성이 있는 환자 또는 이에 준하는 사람으로서 보건복지부령으로 정하는 사람을 말한다.
2. "응급의료"란 응급환자가 발생한 때부터 생명의 위험에서 회복되거나 심신상의 중대한 위해가 제거되기까지의 과정에서 응급환자를 위하여 행하는 상담 · 구조(救助) · 이송 · 응급처치 및 진료 등의 조치를 말한다.
3. "응급처치"란 응급의료행위의 하나로서 응급환자의 기도를 확보하고 심장박동의 회복, 그 밖에 생명의 위험이나 증상의 현저한 악화를 방지하기 위하여 긴급히 필요로 하는 처치를 말한다.
4. "응급의료종사자"란 관계 법령에서 정하는 바에 따라 취득한 면허 또는 자격의 범위에서 응급환자에 대한 응급의료를 제공하는 의료인과 응급구조사를 말한다.
5. "응급의료기관"이란 「의료법」제3조에 따른 의료기관 중에서 이 법에 따라 지정된

중앙응급의료센터, 권역응급의료센터, 전문응급의료센터, 지역응급의료센터 및 지역응급의료기관을 말한다.

6. "구급차 등"이란 응급환자의 이송 등 응급의료의 목적에 이용되는 자동차, 선박 및 항공기 등의 이송수단을 말한다.
7. "응급의료기관 등"이란 응급의료기관, 구급차 등의 운용자 및 응급의료지원센터를 말한다.
8. "응급환자이송업"이란 구급차 등을 이용하여 응급환자 등을 이송하는 업(業)을 말한다.

(5) 응급환자 및 응급환자 중증도 분류

① 응급환자

「응급의료에 관한 법률」에서 "응급환자"란 응급증상 및 이에 준하는 증상 및 제1호의 증상으로 진행될 가능성이 있다고 응급의료종사자가 판단하는 증상이 있는 자를 말한다.

② 응급환자 중증도 분류

중증도 분류 『중증도 분류(Triage)』란 응급처치와 환자 이송의 우선순위를 결정하기 위하여 환자를 증상별로 구분하는 것을 말한다. 즉 대량 환자발생 시는 한정된 인원으로 많은 환자에게 최선의 의료를 제공하여야 하므로 전문요원이 아니라고 할지라도 환자의 경 · 중을 구분하여 응급처치 및 이송의 우선순위를 부여하는 것이다.

표 4-5 응급환자 중증도 분류

구분	내용
(1) 긴급환자 (Urgent)	수분 혹은 빠른 시간 이내에 치료하지 않으면 사망하거나 신체에 치명적인 영향이 초래되는 환자들로서 아래와 같이 분류할 수 있다. ① 기도와 호흡에 관한 문제 환자 ② 심정지 ③ 피가 모자랄 정도의 출혈 ④ 개방성 흉부 또는 복부좌상 ⑤ 심한 두부손상이나 의식감소를 동반한 두부손상 ⑥ 주요 또는 합병증이 있는 화상 ⑦ 긴장성 기흉 ⑧ 심장압전(Pericardial Tamponade) ⑨ 합병증이 심각한 의학적 환자 : 중독, 합병증을 동반한 당뇨, 심질환, 임신 등
(2) 응급환자 (Emergent)	수 시간 이내에 치료하지 않으면 사망 혹은 합병증 발생률이 높은 환자들로서 다음과 같이 분류할 수 있다. ① 척추손상이 동반된 배부손상 ② 합병증이 없는 화상 ③ 주요 개방성 다발성골절 ④ 안손상 (Eye Injuries) ⑤ 안정성 복부손상예) 악성고혈압, 폐부종, 심막염, 척추압박, 대발작, 급성 간성뇌병증, 급성신부전 등

(3) 비응급환자 (non-Urgent)	수 시간 이후에 치료하여도 생명과 관계가 적다고 판단되는 경증환자들이다. (예) 단순골절, 염좌, 열상, 연조직 손상, 고혈압, 관절염 등
(4) 지연환자	사망하였거나 생존가능성이 없는 환자로 응급실 도착당시 사망환자 등을 말한다.

(6) 특수 및 일반구급차 구비장비 기준

특수 및 일반구급차 구비장비 기준은 다음과 같다.

표 4-6 특수 및 일반구급차 구비장비 기준

구급차 등에 갖추어야 하는 의료장비 · 구급의약품 및 통신장비의 기준(제38조제3항 관련)

1. 특수구급차

구분	장비 분류	장 비
가. 환자 평가용 의료 장비	신체검진	가) 환자감시장치(환자의 심전도, 혈중산소포화도, 혈압, 맥박, 호흡 등의 측정이 가능하고 모니터로 그 상태를 볼 수 있는 장치) 나) 혈당측정기 다) 체온계(쉽게 깨질 수 있는 유리 등의 재질로 되지 않은 것) 라) 청진기 마) 휴대용 혈압계 바) 휴대용 산소포화농도 측정기
나. 응급 처치용 의료 장비	1) 기도 확보 유지	가) 후두경 등 기도삽관장치(기도삽관튜브 등 포함) 나) 기도확보장치(구인두기도기, 비인두기도기 등)
	2) 호흡 유지	가) 의료용 분무기(기관제 확장제 투여용) 나) 휴대용 간이인공호흡기(자동식) 다) 성인용 · 소아용 산소마스크(안면용 · 비재호흡 · 백밸브) 라) 의료용 산소발생기 및 산소공급장치 마) 전동식 의료용 흡인기(흡인튜브 등 포함)
	3) 심장 박동 회복	자동제세동기(자동심장충격기, Automated External Defibrillator)
	4) 순환유지	정맥주사세트
	5) 외상 처치	가) 부목(철부목, 공기 또는 진공부목 등) 및 기타 고정장치(경추 · 척추보호대 등) 나) 외상처치에 필요한 기본 장비(압박붕대, 일반거즈, 반창고, 지혈대, 라텍스장갑, 비닐장갑, 가위 등)
다. 구급 의약품	1) 의약품	가) 비닐 팩에 포장된 수액제제(생리식염수, 5%포도당용액, 하트만용액 등) 나) 에피네프린(심폐소생술 사용용도로 한정한다) 다) 아미오다론(심폐소생술 사용용도로 한정한다) 라) 주사용 비마약성진통제 마) 주사용 항히스타민제 바) 니트로글리세린(설하용) 사) 흡입용 기관지 확장제

	2) 소독제	가) 생리식염수(상처세척용) 나) 알콜(에탄올) 또는 과산화수소수 다) 포비돈액
라. 통신 장비		다음의 어느 하나의 장비를 갖추어야 한다. 다만,「119구조 · 구급에 관한 법률」에 따른 119구조대 및 119구급대의 구급차에 대해서는 소방관계 법령에서 따로 정할 수 있다. 가) 법 제15조에 따라 구축한 응급의료정보통신망 나) 「전파법」에 따라 할당받은 주파수를 사용하는 기간통신서비스의 이용에 필요한 무선단말기기

구급차 등에 갖추어야 하는 의료장비 · 구급의약품 및 통신장비의 기준(제38조제2항 관련)

2. 일반구급차

구분	장비 분류	장 비
가. 환자 평가용 의료 장비	신체 검진	가) 체온계(쉽게 깨질 수 있는 유리 등의 재질로 되지 않은 것) 나) 청진기 다) 휴대용 혈압계 라) 휴대용 산소포화농도 측정기
나. 응급 처치용 의료 장비	1) 기도 확보 유지	기도확보장치(구인두기도기, 비인두기도기 등)
	2) 호흡 유지	가) 성인용 · 소아용 산소마스크(안면용 · 비재호흡 · 백밸브) 나) 의료용 산소발생기 및 산소공급장치 다) 전동식 의료용 흡인기(흡인튜브 등 포함)
	3) 순환유지	정맥주사세트
	4) 외상 처치	외상처치에 필요한 기본 장비(압박붕대, 일반거즈, 반창고, 지혈대, 라텍스장갑, 비닐장갑, 가위 등)
다. 구급 의약품	1) 의약품	가) 비닐 팩에 포장된 수액제제(생리식염수, 5%포도당용액, 하트만용액 등) 나) 에피네프린(심폐소생술 사용용도로 한정한다.) 다) 아미오다론(심폐소생술 사용용도로 한정한다.)
	2) 소독제	가) 생리식염수(상처세척용) 나) 알콜(에탄올) 또는 과산화수소수 다) 포비돈액

(7) 응급의료관리료(Management of Emergency Care)

① 응급의료관리료는 응급의료에 관한 법률에 의거 응급의료센터 및 응급의료기관에 내원한 환자 중 초일에 한하여 산정한다(응급의료관리료는 중앙응급의료센터, 권역응급의료센터와 분야별전문응급의료센터, 지역응급의료센터 및 지역응급의료기관의 수가는 다름).

② 응급의료관리료는 진찰료와 함께 산정할 수 있으며, 종별 및 야간가산율은 적용되지 않는다.

③ 응급의료관리료는 응급증상 및 응급증상에 준하는 증상인 환자에게만 산정한다.

④ 응급실 내원자 중 응급증상에 해당되지 않는 경우에는 응급의료관리료를 전액 환자가 부담한다(100 : 100항목).

3) 응급의료기관 평가 법적근거 및 평가방법

응급의료에 관한 법률 17조 및 제25조, 시행규칙 8조에 의하면 응급의료기관등에 대한 평가의 법적근거는 다음과 같다.

(1) 평가의 법적 근거

① 보건복지부장관은 응급의료기관 등의 시설 · 장비 · 인력, 업무의 내용 · 결과 등에 대하여 평가를 할 수 있다. 이 경우 평가 대상이 되는 응급의료기관 등의 장은 특별한 사유가 없으면 평가에 응하여야 한다.

② 보건복지부장관은 제1항에 따른 응급의료기관등의 평가를 위하여 해당 응급의료기관등을 대상으로 필요한 자료의 제공을 요청할 수 있다. 이 경우 자료의 제공을 요청받은 응급의료기관등은 정당한 사유가 없으면 이에 따라야 한다.

③ 보건복지부장관은 응급의료기관등에 대한 평가 결과를 공표할 수 있다.

④ 보건복지부장관은 제1항에 따른 응급의료기관 등에 대한 평가 결과에 따라 응급의료기관 등에 대하여 행정적 · 재정적 지원을 할 수 있다.

⑤ 제1항 및 제3항에 따른 응급의료기관 등의 평가방법, 평가주기, 평가결과 공표 등에 관하여 필요한 사항은 보건복지부령으로 정한다.

그림 4-3 응급의료기관 평가항목

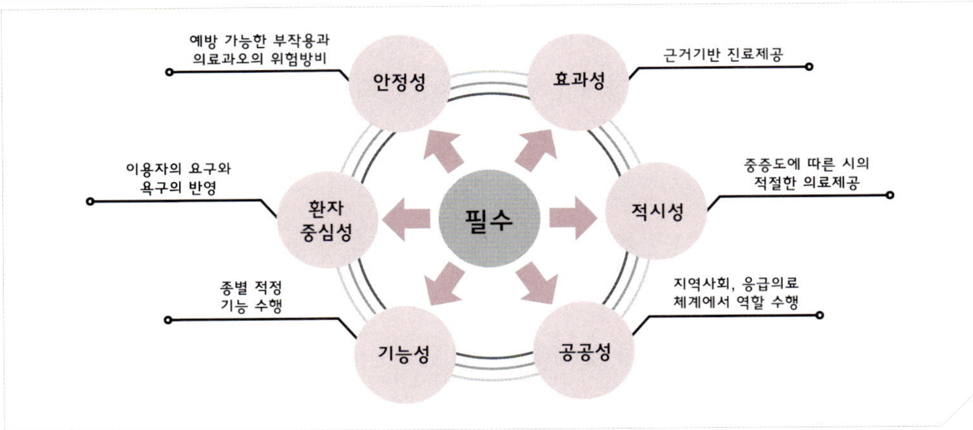

(2) 평가항목

응급의료기관 평가 항목은 ① 안전성(안전관리의 적절성, 전원의 안전성, 중증응급환자 진료의 적정성) ② 효과성(전담의료인력의 적절, 응급시설 운용의 적절성) ③ 환자중심성(이용자 편의성, 환자 만족도 조사) ④ 적시성(응급실 운영의 효율성) ⑤ 기능성(중증응급환자 책임진료) ⑥ 공공성 등을 평가하고 있다.

그림 4-4 응급의료기관 평가 추진체계

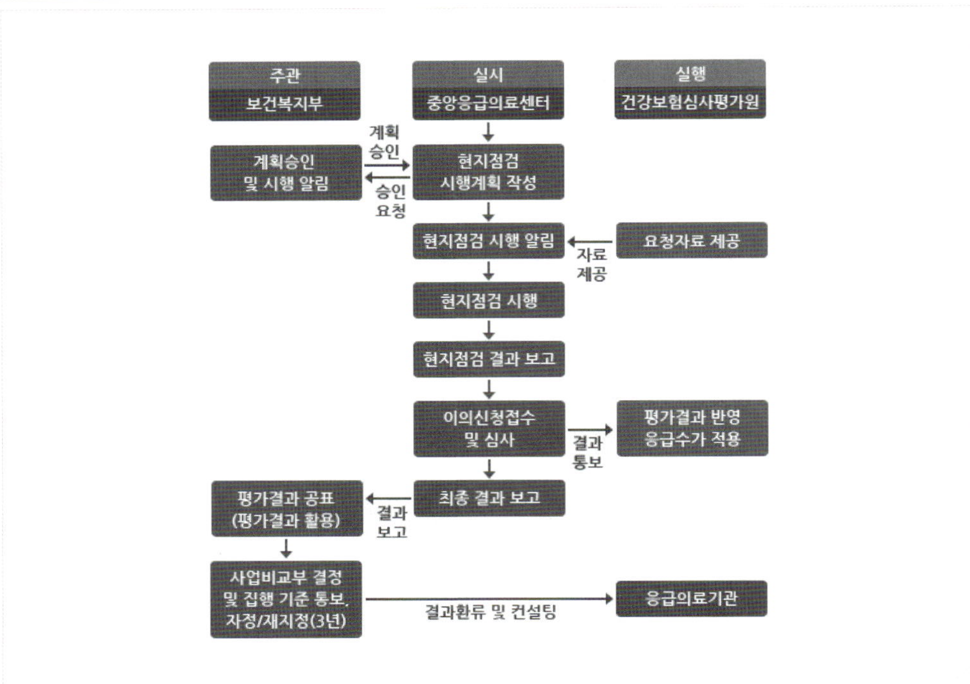

(3) 평가방법 및 평가주기

① 보건복지부장관이 법 제17조제1항의 규정에 따라 실시하는 응급의료기관 등에 대한 평가는 서면평가와 현지평가로 구분한다.

② 제1항의 규정에 의한 평가 중 서면평가는 매년 모든 응급의료기관 등을 대상으로 실시하고, 현지평가는 서면평가 결과의 확인이 필요하거나 응급의료기관 등의 요구 등이 있는 경우에 실시한다.

③ 응급의료기관 등에 대한 평가의 기준 · 방법 및 절차 등에 필요한 세부적인 사항은 보건복지부장관이 정한다.

④ 보건복지부장관은 필요하다고 인정하는 경우에는 응급의료기관 등에 대한 평가를 관계 전문기관에 의뢰하여 실시할 수 있다.

⑤ 보건복지부장관은 법 제17조제3항에 따라 응급의료기관 등별로 다음의 내용을 공표할 수 있다.

1. 평가 종합 등급
2. 평가영역별 또는 평가지표별 등급 또는 점수
3. 그 밖에 응급의료기관 등의 업무 개선을 위하여 공표가 필요하다고 판단되는 내용

(4) 평가 수행 체계 및 절차

평가 수행 체계 및 절차는 다음과 같다.

그림 4-5 평가 수행 체계 및 절차

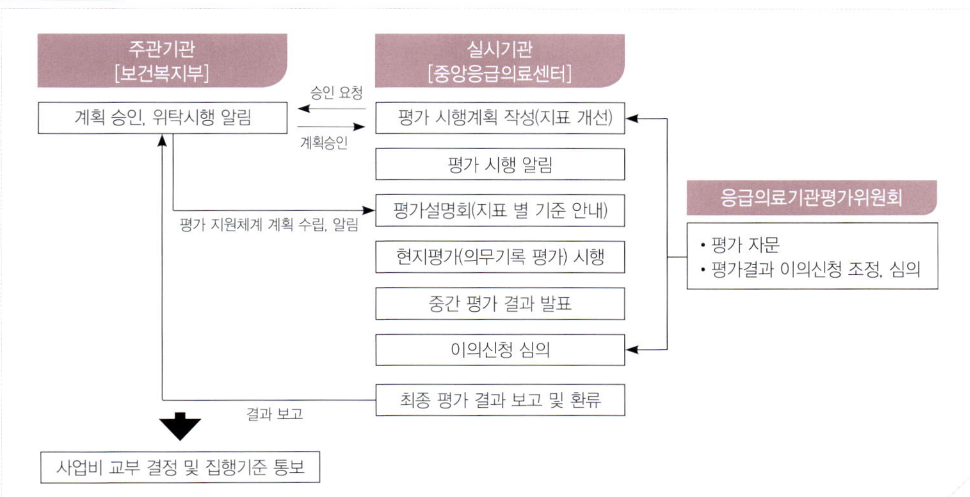

(5) 평가대상기관 및 평가과정

① 평가대상기관

201X년 6월 30일 기준으로 지정된 응급의료기관(응급의료센터 및 응급의료기관) 전체를 대상기관으로 한다.

② 평가과정

평가 대상기관 유형

응급의료기관 평가는 [응급의료에 관한 법률]에 의해 지정한 권역응급의료센터, 전문응급의료센터, 지역응급의료센터, 지역응급의료기관에 대해 실시한다.

③ 각 평가 대상 기관에 따라 평가방법의 차이

응급의료기관 평가는 평가대상기관 유형에 따라 평가기준 및 지표가 다르게 적용되며, 서면평가, 현지평가, 국가응급환자진료정보망(National Emergency Department Information System : NEDIS) 등록 자료에 대한 평가를 실시한다.

국가응급환자진료정보망(NEDIS)
국가응급환자진료정보망(NEDIS)은 전국의 응급의료기관으로부터 전송되는 진료관련 정보를 실시간으로 수집하여 선진국형 응급의료체계구축 기반마련 및 응급의료에 관한 연구와 정책수립의 기초자료 제공을 위하여 전국 응급의료기관에 공통적으로 적용되는 실시간 응급진료정보 수집 시스템을 말한다.

(6) 평가 준비 기간, 준비 내용

평가대상기관에 평가 안내서를 공개한 후 약 2주일 동안 평가에 필요한 자료를 준비토록 하며, 준비내용은 평가서에 기재된 평가지표별 증빙자료(제출자료) 준비하면 된다.

(7) 평가 방법 및 절차

① 평가표 작성

가. 필수영역(시설, 인력, 장비) 및 구조영역 1(응급환자 전용 진료 상담실 운영), 구조영역-시범 2(응급 의료 정보 전담 인력 운영), 과정영역-시범 4(응급실 미등록환자 관리 적절성), 공공영역 3(응급실 환자 만족도 조사) 지표에 대한 통합평가표

나. 통합 응급의료정보 인트라넷(http://portal.nemc.or.kr)의 기능수행평가시스템에 구축된 필수영역 → 현지평가 자료등록을 통하여 현지평가 웹 입력 기간에 사전 입력함.

다. 구조영역-시범 3(응급실 간호사 인력의 전문성, 별첨 1,2), 과정영역-시범 1(중증응급환자의 전원 부적절 지연율, 별첨 5), 과정영역-시범 2(중증응급환자의 초진의사 수준, 별첨 6), 과정영역-시범 3(중증응급환자의 협진의사 수준, 별첨 6), 예비조사 2(비상진료체계 구축현황, 별첨 12) 지표에 대한 응급의료기관 자가기입평가표는 중앙응급의료센터 홈페이지 공지사항(http://www.nemc.or.kr)에서 다운로드 받아 작성 후 전자메일(nemc2014@naver.com)에 첨부하여 제출한다.

○ 평가표입력 및 작성지침은 중앙응급의료센터 홈페이지의 공지사항(http://www.nemc.or.k에서 다운로드 받아서 확인 후 작성한다.

② 현지 평가

가. 필수영역, 구조영역, 과정영역 3(응급실 환자 분류 적절성), 과정영역-시범 4(응급실 미등록환자 관리 적절성), 공공영역 1(병상정보의 신뢰도), 공공영역 3(응급실 환자 만족도 조사) 지표 현지평가

나. 현지평가단이 평가대상기관을 방문하여 기 작성 · 등록된 현지평가 웹 입력사항의 사실 여부를 확인하며, 평가대상기관은 평가에 필요한 증빙자료를 현지에서 확인할 수 있도록 준비(원본대조를 필하여야 함)

다. 현지평가단이 웹 입력 내용을 검토 · 수정하여 확정 후 수정사항 및 현지 미충족사항을 기재한 현지조사표를 현지평가단과 해당기관장의 날인을 받아 취합함

라. 과정영역 9(응급전용 중환자실의 응급실 경유환자 이용율), 과정영역 10(응급전용 입원실의 응급실 경유환자 이용률)번 지표 현지평가

마. 현지평가단이 응급전용 중환자실/입원실 전체 입원환자 명단(201x년 x월~201x년 x월)에서 무작위로 50건(표본집단)을 추출하여, 추출된 환자의 병록번호, 내원일시 또는 입 · 퇴원 일시를 표기하여 취합한다.

③ 의무기록 현지 평가

가. 과정영역 1(중증응급질환자의 전원의 적절성), 과정영역-시범 1(중증응급환자전원 부적절 지연율), 과정영역-시범 2(중증응급환자의 초진의사 수준), 과정영역-시범 3(중증응급환자의 협진의사 수준), 공공영역 2(NEDIS 입력충실도) 지표, 공공영역-시범 1(NEDIS 등급) 의무기록평가

나. 중앙응급의료센터에서 NEDIS를 통하여 일련번호, 의무기록번호, 내원일시가 기재된 지표별 목록을 추출한다.

다. 현지평가 시기 추출된 목록을 평가대상기관에서 제시하고 해당되는 의무기록 원본을 현지에서 열람하여, 선별 및 평가를 진행한다.

라. 평가 후 해당기관장 확인 절차 없이 평가 결과 취합한다.

④ 제출자료 평가

가. 공공영역 4(대외교육훈련 실시량), 공공영역 5(재난지원태세의 적절성) 지표

평가안내서에 별첨한 서식을 참고하여 2부씩 작성하여 중앙응급의료센터로 우편 제출한다.

나. 예비조사 2(비상진료체계 구축현황)번 지표

자가기입평가표(별첨12)는 중앙응급의료센터 홈페이지 공지사항(http://www.nemc.or.kr에서 다운로드 받아 작성 후 9월 26일까지 전자메일(nemc2014@naver.com)에 첨부하여 제출한다.

⑤ NEDIS(국가응급환자진료정보망) 등록자료 평가

가. 과정영역 2(중증응급질환의 응급실 재실시간), 과정영역 4(응급실 병상 포화지수), 과정영역 5(중증응급환자 구성비), 과정영역 6(최종 치료 제공율), 과정영역 7(중증응급환자의 비치료 재전원율), 과정영역 8(중증응급환자 중 전입환자 수용비) 지표 NEDIS 평가

나. NEDIS 입력충실도 평가(공공2) 결과 완성도 90% 미만 또는 일치도 80% 미만인 경우 배점을 받을 수 없다.

다. NEDIS 등록자료의 진료정보를 통하여 중앙응급의료센터에서 측정 대상사례군 전체에 대한 지표 값을 도출한다.

핵심다지기

1 응급의료기관평가제도와 평가기준 및 영역에 대하여 알아본다.

응급의료에 관한 법률(제17조)과 관련 응급의료기관에 대한 평가를 보건복지부 주관

으로 매년 전국에 있는 응급의료기관을 대상으로 시설 · 장비 · 인력 · 서비스 내용 및 결과 등에 대한 응급의료기관평가를 실시하고 평가결과를 발표하고 있다.

응급의료기관 평가는 의료서비스의 질 · 시설 · 장비 · 인력부문에 있어 법적기준 충족 여부를 평가하는 '필수영역(54개 지표)'과 응급의료서비스의 질(급성심근경색환자 대상 재관류 요법의 적절성, 급성뇌혈관질환자 대상 뇌영상 검사의 신속성, 급성기 3대 중증 응급실환자의 응급실 재실시간 등)을 평가하는 '구조과정 공공영역(26개 지표)'을 기준으로 평가하고 있다.

그림 4-6 응급의료기관평가 및 평가결과(사례)

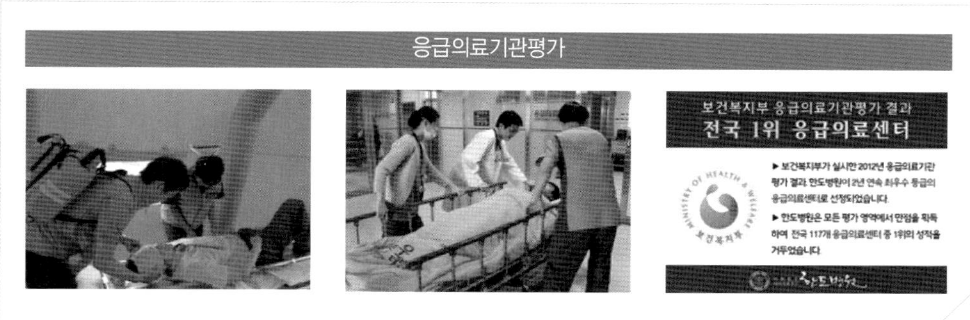

2 응급환자의 중증도 분류 및 응급의료기관의 분류를 해본다.

(1) 응급환자의 중증도 분류에는 (1)긴급환자(Urgent) (2) 응급환자(Emergent) (3) 비응급 환자(non-Urgent) (4) 지연환자가 있다.

(2) 응급의료기관의 분류(5종)에는 ① 중앙의료센터 ② 권역응급의료센터 ③ 전문응급의료센터 ④ 지역응급의료센터 ⑤지역응급의료기관으로 분류하고 있다.

3 응급의료에 관한 법률의 목적에 대하여 알아본다.

국민들이 응급상황에서 신속하고 적절한 응급의료를 받을 수 있도록 응급의료에 관한 국민의 권리와 의무, 국가 · 지방자치단체의 책임, 응급의료제공자의 책임과 권리를 정하고 응급의료자원의 효율적 관리에 필요한 사항을 규정함으로써 응급환자의 생명과 건강을 보호하고 국민의료를 적정하게 함을 목적으로 한다.

4 응급실 내원수단 현황 통계에 대하여 자료를 조사해본다.

우리나라의 응급의학 전문의 수는 2019년 기준 약 2,000명이 의료현장에서 근무하고 있으며, 응급실 이용자현황은 다음과 같다.

표 5-8 응급실 이용자 현황(2019년)

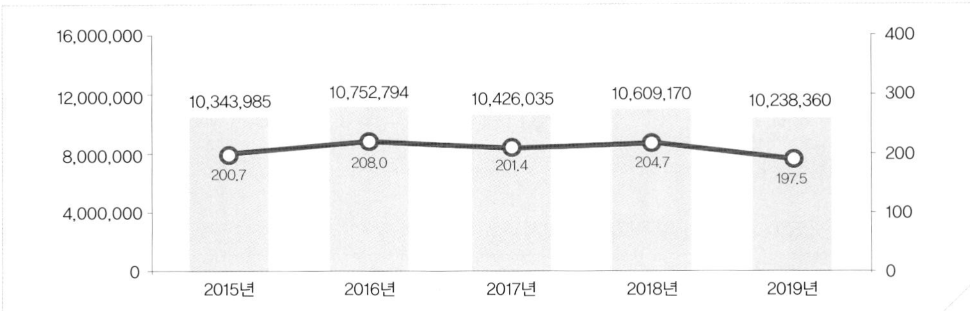

자료출처: 응급의료통계연연보(2020년)

5 보건복지부 주관 응급의료기관 평가계획을 수립하고 준비한다.

6 주관부서 주관으로 관련부서 회의를 실시하고 평가영역별로 수검준비를 한다.

(1) 주관부서는 병원의 조직과 여건에 따라 기획실 또는 총무팀, 원무팀에서 주관을 하며 관련부서는 진료부, 응급실, 간호부, 진료지원실, 원무팀, 총무팀, 시설팀 등이다.

(2) 수검을 앞두고 평가준비가 완료되면 주관부서 주관 모의평가를 사전에 실시한다.

7 응급의료기관 평가기준에 대한 자료를 수집 · 활용한다.

자료는 응급의료에 관한 법률과 시행령, 시행규칙 및 응급의료포털 E-Gen(http:/www.e-gen.or.kr)사이트를 활용한다.

4-2 현지조사방법 및 수행절차

{학습목표} 1. 응급의료기관 평가의 현지조사방법 및 수행절차에 대하여 알 수 있다.
2. 응급의료기관 평가 결과분석을 하고 개선방안을 수립하여 실행할 수 있다.

필요 지식

1. 현지조사방법 및 수행절차

1) 현장 조사 방법(영역별, 지표별)

(1) 필수영역

- 시설 : 평면도 및 각종 시설 확인, 환자분류 결과물 등
- 인력: 검사실 근무표, 방사선실 근무표, 중환자실 및 입원실 근무표, 응급실 근무표(의사, 간호사, 응급구조사, 운전기사, 청원경찰), 면허증 또는 자격증(의사, 간호사, 응급구조사, 운전기사), 전담근무와 당직업무 증빙자료(급여명세서, 진료기록, 인사기록, 의료보험 납부 내역 등)
- 장비: 장비대장 및 장비확인, 위탁계약서(청원경찰, 구급차), 구급차 출동 및 처치기록지, 구급차 운행일지 확인 등

(2) 구조영역

응급실 의사인력 및 간호인력의 전문성 및 병상 당 면적의 적절성 등에 대한 평가

(3) 과정영역

응급실 진료결과 지표에 대한 결과

(4) 공공영역

- 응급의료기관의 공공성에 대한 평가지표에 대한 결과
- 응급실 내원환자 수 현황 등

그림 4-7 응급의료기관 평가준비

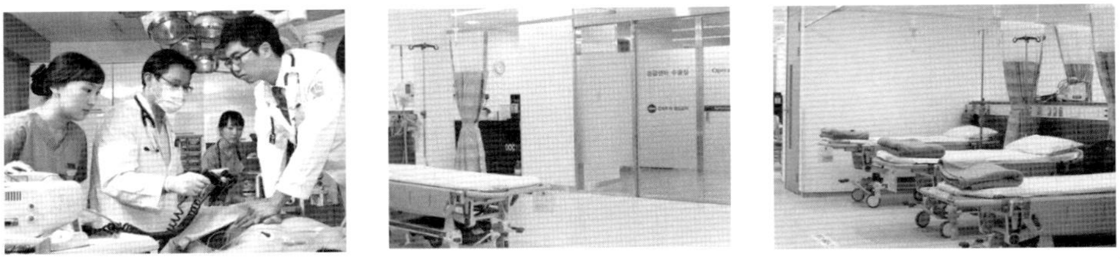

2) 기관 별 업무

- 보건복지부 : 응급의료기관 평가 주관 및 평가결과 활용 (지원 등)
- 중앙응급의료센터 : 평가(현지평가 및 서면평가) 수행, 평가위원회 및 평가단 구성 · 운영
- 응급의료기관 평가위원회 : 평가 전반의 자문, 평가결과 이의신청에 대한 조정

3) 평가 수행 절차

(1) 평가계획 보고 및 승인요청(중앙응급의료센터 → 보건복지부)

(2) 평가계획 승인 및 시행 위탁(보건복지부 → 중앙응급의료센터)

(3) 평가대상기관 선정 및 통보(중앙응급의료센터 → 응급의료기관장)

(4) 평가대상기관 설명회 및 평가단 교육 실시

(5) 평가실시(현지평가 · 의무기록평가 · 제출자료 평가 등)

(6) 평가결과 통보 및 이의신청(중앙응급의료센터 → 중간결과 개별기관 통보 → 이의신청 → 응급의료기관 평가위원회 조정 · 심의)

(7) 최종 평가결과 보고(중앙응급의료센터 → 보건복지부)

(8) 최종 평가결과 환류(중앙응급의료센터 → 응급의료기관장)

그림 5-8 응급의료기관 평가

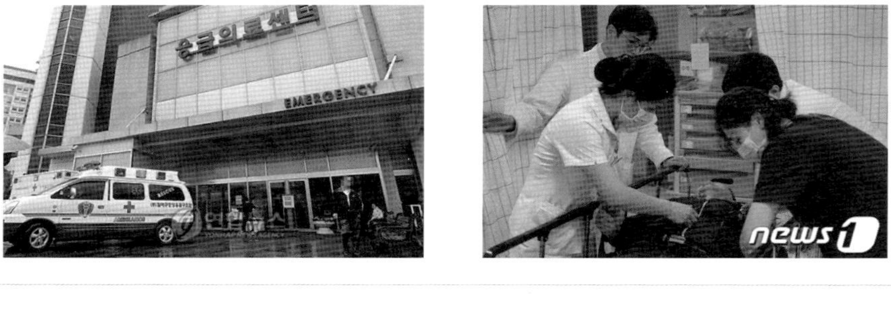

4) 평가결과 활용

(1) 평가주기는 평가지표에 따라 상반기와 하반기에 따라 평가를 실시한 후 다음해 상반기에 운영지원금을 지원하는 체계이다.

(2) 평가결과를 토대로 행정적 · 재정적 지원을 하는데 필요한 근거자료로 활용 또한 응급의료기관의 발전에 필요한 각종 자료로 활용하고 있다.

- 행정적 조치 : 지정취소 권고 및 신규지정(취약지역 포함) 등
- 재정적 조치 : 국고보조금으로 운영지원금 지원

2. 평가영역 및 지표

1) 필수영역

표 5-9 필수영역

구분	필수영역	권역센터	전문센터		지역센터	지역기관	2014년 변경사항
			화상	외상			
	1. 별도의 전담건물	○					없음
	2. 환자분류소	○	○	○	○		없음
	3. 소생실	○	○	○			없음
	4. 간호사실	○	○	○			없음
	5. 응급환자진료구역	○	○	○	○	○	없음
	6. 검사실	○	○	○	○	○	없음
	7. 방사선실	○	○	○	○		없음
시설	8. 수술실	○	○	○			없음
	9. 중환자실	○	○	○			없음
	10. 입원실	○	○	○			없음
	11. 회의실	○	○	○			없음
	12. 도서실	○					없음
	13. 원무행정실	○	○	○	○	○	없음
	14. 의사당직실	○	○	○	○	○	없음
	15. 보호자대기실	○	○	○	○	○	없음

시설	16. 주차장	○	○	○	○	○	없음
	17. 환부세척실		○				없음
	18. 수술실 및 처치실		○	○			없음
	19. 멸균처치실		○				없음
	20. 화상처치실		○				없음
	21. 처치실				○	○	없음
	22. 응급의료정보센터('14년 미평가)	○					없음
인력	1. 의사	○	○	○	○	○	
	2. 간호사	○	○	○	○	○	
	3. 응급구조사	○	○	○			
	4. 운전기사	○	○	○			
	5. 청원경찰	○	○	○			
장비	1. 제세동기	○	○	○	○	○	없음
	2. 인공호흡기	○	○	○	○	○	없음
	3. 주입기	○	○	○	○	○	없음
	4. 이동 X-선 촬영기	○	○	○	○		없음
	5. 초음파검사기	○		○	○		없음
	6. 식도위내시경	○					없음
장비	7. 산부인과진찰대	○		○	○		없음
	8. 환자감시장치	○	○	○	○	○	없음
	9. 이동 환자감시장치	○	○	○	○		없음

– 평가대상 인력: 의사, 간호사, 응급구조사, 운전기사, 청원경찰

2) 구조 · 과정 · 공공영역 : 배점 및 가중치

기능수행평가 지표는 *진료기능영역 7개 항목과 *공공기능영역 4개 항목 등 총 11개로 구성되어있다.

■ 진료기능영역의 경우 ①급성심근경색 환자에서 재관류 요법의 적절성 ②뇌졸중환자에서 뇌영상검사의 신속성 ③뇌경색 환자에서 재관류 요법의 적절성(시범지표) ④활력징후 이상 환자의 모니터링 적절성 ⑤중증 응급질환자의 응급실 평균 재실기간 ⑥중증 응급질환자의 입원률 ⑦외상환자의 중증도 보정 사망률 등을 평가하

게 된다.

기능수행평가 지표는 *진료기능영역 7개 항목과 *공공기능영역 4개 항목 등 총 11개로 구성되어 있다.

■ 진료기능영역의 경우 ①급성심근경색 환자에서 재관류 요법의 적절성 ②뇌졸중환자에서 뇌 영상검사의 신속성 ③뇌경색 환자에서 재관류 요법의 적절성(시범지표) ④ 활력징후 이상 환자의 모니터링 적절성 ⑤ 중증 응급질환자의 응급실 평균 재실기간 ⑥ 중증 응급질환자의 입원률 ⑦ 외상환자의 중증도 보정 사망률 등을 평가하게 된다.

■ 공공기능영역 평가 4개 항목에는 ① 응급환자 진료정보망 입력 충실도 ② 자원정보의 충실도 ③ 대외 교육, 훈련의 실시량 ④ 재난 지원 태세의 적절성 등이 포함되어 있다.

표 4–10 구조 · 과정 · 공공영역 : 배점 및 가중치

구분	평가지표		배점	권역센터		전문센터		지역센터		지역기관		평가방법
	지표구분	지표명		가중치	점수	가중치	점수	가중치	점수	가중치	점수	
구조영역	정규지표	1. 응급환자 전용 진료상담실 운영	10	0.4	4	0.3	3	0.4	4	0.5	5	현지평가
		2. 응급실 전담 의사 인력의 적절성	10	0.6	6	0.6	6	0.6	6	1.6	16	현지평가
		3. 응급실 전담 응급의학전문의 인력의 적절성	10	1.2	12	1.2	12	1.3	13	2.4	24	현지평가
		4. 응급실 전담 간호사 인력의 적절성	10	0.6	6	0.6	6	0.6	6	1.6	16	현지평가
		5. 보호자대기실의 편리성	10	×	×	×	×	×	×	0.5	5	현지평가
		6. 24시간 검사 가능한 인력배치	10	×	×	×	×	×	×	0.9	9	현지평가
		7. 금속혈액가온주입기 장비운영	10	×	×	×	×	×	×	0.4	4	현지평가

구조영역	시범지표	1. 응급실병상 당 면적의 적절성	–	–	–	–	–	–	–	–	–	현지평가
		2. 응급의료 정보 전담 인력운영	–	–	–	–	–	–	–	×	×	현지평가
		3. 응급실 간호사 인력의 전문성(신규지표)	–	–	–	–	–	–	–	–	–	현지평가
총점			70		28		27		29		79	

구분	평가지표		배점	권역센터		전문센터		지역센터		지역기관		평가방법
	지표구분	지표명		가중치	점수	가중치	점수	가중치	점수	가중치	점수	
공공영역	정규지표	1. 병상정보의 신뢰도	10	0.4	4	0.5	5	0.5	5	1.1	11	현지평가
		2. NEDIS 입력충실도	10	0.5	5	0.6	6	0.6	6	×	×	의무기록 현지평가
		3. 응급실 환자만족도 조사	10	0.2	2	0.3	3	0.3	3	1.0	10	현지평가
		4.대외 교육훈련 실시량	10	0.3	3	×	×	×	×	×	×	제출자료 평가
		5. 재난지원태세의 적절성	10	0.3	3	×	×	×	×	×	×	제출자료 평가
	시범지표	1. NEDIS 입력충실도(지역기관)	–	×	×	×	×	×	×	–	–	의무기록 현지평가
		2..NEDIS 등급(신규지표)	–	–	–	–	–	–	–	–	–	의무기록 현지평가
총점			50		17		14		14		21	

▣ 필수영역 인력부문

(1) 의 사

[정 의]

○ 응급실 전담의사란 응급실 전담근무 명령을 받은 의사로서 응급실에 내원하는 환자의 초진, 응급처치 및 최종 진료과 선택 등의 임무를 수행한다.

○ 병원당직의사란 응급실에서 전담으로 근무하지는 않으나 응급실 근무표에 의해 당

직업무를 하는 의사를 말한다.

[인정기준]

1. 전년도 내원환자 수에 따라 각 다음의 기준을 따른다.

① 10,000명 이상인 경우 : 전담의사 2인 이상, 24시간 응급실 전담의사 또는 병원당직의사 중 1인 이상 근무

② 10,000명 미만인 경우 : 전담의사 1인 이상, 24시간 응급실 전담의사 또는 병원당직의사 중 1인 이상 근무

2. 응급실 근무표를 작성하여 응급실 전담의사와 병원당직의사가 24시간 응급실에 상주하여야 완전당직으로 인정한다. 응급실에 상주하여 근무 시 외래진료 · 수술 또는 병원 내 입원환자의 진료 등 타부서 업무를 겸하지 않아야 한다. 단 병원 내 응급환자 발생에 의하여 부득이하게 병동, 중환자실에서 예정되지 않은 진료를 행한 경우는 예외로 인정한다.
3. 응급실 전담의사는 외래진료 · 수술 또는 병원 내 입원환자의 진료 등 타부서 업무를 겸하지 않아야 인정한다.
4. 전문의 또는 수련의(인턴 또는 타과 레지던트)가 미리 정해진 근무표에 의해 단위기간(14일) 이상 응급실 근무를 하면 응급실 전담의사로 인정한다.
5. 평가 대상기간의 최종일로부터 마지막 8개월 동안 상시 법정인력 기준을 충족하여야 인정한다. 단, 부득이한 병가, 단기연수 및 채용공백을 감안, 2개월(61일) 공백은 인정하되, 동기간 중에도 상주인력 기준은 유지해야한다.

[증빙자료]

○ 의사면허증 사본과 전문의 자격증 사본 ○ 응급실 전담 전문의 근무표

○ 재직증명서(사직한 경우 경력증명서) ○ 타과 전문의의 경우 응급실 근무명령서

(2) 간호사

[정 의]

○ 응급실 전담근무를 명령 받은 간호사로서 응급실 환자의 간호업무 이외의 타부서 업무를 공유하지 않는 간호사를 말한다.

[인정기준]

1. 전년도 내원환자 수에 따라 각 다음의 기준을 따른다.
   ① 10,000명 이상인 경우 : 전담간호사 5인 이상, 24시간 전담간호사 2인 이상 상주
   ② 10,000명 미만인 경우 : 전담간호사 5인 이상, 24시간 전담간호사 1인 이상 상주
2. 전담간호사 인력은 타부서 업무를 공유하지 않아야 인정하며 24시간 동안 근무편성 기준에 따라 매 근무 시 기준 인원 이상이 근무해야 인정한다.
3. 일용직, 시간제간호사 및 간호조무사는 제외한다.
4. 평가 대상기간의 최종일로부터 마지막 8개월 동안 상시법정 인력 기준을 충족하여야 인정한다. 단, 부득이한 병가, 단기연수 및 채용공백을 감안, 2개월(61일) 공백은 인정한다.

[증빙자료]

○ 간호사면허증 사본
○ 응급실 간호사 근무표(지정기간)
○ 재직증명서(퇴직시 경력증명서)
○ 응급실 근무명령서

3. 응급의료기관 평가 결과활용

(1) 지원에 대한 근거자료 활용은 응급의료기관 평가 후 필수영역 기준을 충족하고 질적인 측면에서 우수한 기관에 대하여 재정적 지원을 하고 있다.

(2) 응급의료기관 평가 등급 및 해당 지표에 대한 평가결과를 건강보험 심사평가원에 제공하여 응급의료기관 진료수가 연동에 활용하고 있다.

(3) 평가결과를 국민들이 쉽게 인지할 수 있도록 분야별 등급 등을 공개하여 의료기관들이 자율적으로 개선할 수 있도록 동기제공을 부여하고 있다.

(4) 상세한 평가결과(지표별 전체 등급 및 지역 내 등급 등)를 평가시스템에서 각 기관이 직접 확인할 수 있도록 환류((feedback)하여 의료기관들이 자율적인 개선과 근거자료로 활용할 수 있도록 제고하고 있다.

핵심다지기

1 응급의료기관 평가시 현지조사 및 수행절차에 대하여 알아본다.

2 응급실 운영 우수병원을 방문하여 운영실태조사를 하고 자료를 수집한다.

3 수검준비가 완료되면 수검 주관부서 주관 병원자체 모의평가를 실시해본다.

시설, 인력, 장비와 기록 등 전반에 걸쳐 모의평가를 실시하여 미비사항과 문제점을 보완한다.

4 수검지정 일정에 평가 후 결과를 분석하고 개선방안과 향후 운영에 대한 보고서를 작성 경영진에게 보고 후 실행한다.

5 응급의료수가항목에 대하여 산정기준과 지침에 의거 수가산정이 잘되고 있는지 확인한다.

6 신년도 사업계획에 시설, 장비, 인력 등에 대하여 개선과 보완사항이 있는지 점검한다.

CHAPTER 05

요양급여 적정성평가

5-1 요양급여 적정성평가 기준 및 계획

{ 학습목표 } 1. 요양급여 적정성평가의 개요와 목적에 대하여 알 수 있다.
2. 적정성평가의 유형 및 평가내역에 대하여 이해할 수 있다.
3. 요양급여 적정성평가 계획을 수립하고 업무를 수행할 수 있다.

▶ 필요 지식

1. 요양급여 적정성평가제도

1) 개요

요양급여의 적정성평가는 병원에서 제공된 의료서비스의 의 · 약학적 타당성과 비용, 효과성을 분석하여 의료서비스의 수준 및 비용의 적정성을 평가하는 것을 목적으로 하고 있다. 건강보험심사평가원에서 제공되는 적정성평가 사업결과는 크게 진료정보와 질(Quality) 평가로 구분하고 있다. 진료정보에는 주요 수술 및 질병에 대한 진료 건당 입원일수, 진료건당 진료비, 그리고 입원일당 진료비를 제공하고 있으며, 질 평가결과에서는 의료기관 별 항생제 처방률, 주사제 처방률, 제왕절개 분만율, 허혈성 심질환 등에 관련된 평가 정보를 제공하고 있다.

따라서 병원경영에 있어 환자에게 양질의 진료제공과 의료의 질 향상을 위해서는 요양급여 적정성평가의 관리가 무엇보다 중요하다고 할 수 있다.

표 5-1 건강보험 심사평가원의 요양급여의 적정성 평가 내용

구분	평가 내용
평가영역	고혈압 · 당뇨병 · 천식 · 만설폐쇄성질환 · 대장암 · 유방암 · 간암 · 혈액투석 · 의료급여정신과 · 정신건강입원영역, 요양병원 · 중소병원 · 중환자실 · 약제급여(6종) · 제왕절개분만 · 급성심근경색증 · 관상동맥우회술 · 급성기뇌졸중 · 수술의 예방적 항생제 사용 · 진료량 지표 · 진료결과 · 유소아중이염 항생제, 결핵 · 환자경험, 마취 · 치과 근관치료 · 수혈, 우울증(외래), 치매 등

2) 정의

요양급여 적정성평가는 국민건강보험법 제43조 및 제56조에 의거하여 진찰, 수술, 의약품 사용 등 의료서비스에 대하여 의약학적 측면과 비용 효과적 측면에서 적정하게 행하였는지를 평가하는 것이다. 2021년 요양급여적정성평가는 환자안전과 삶의 질을 높일 수 있는 방향에 중점을 두고 '치매' 평가를 신규 도ㄷ입하고, 요양병원 평가에 항정신성 의약품 투약안전지표를 신설하는 등 총 39항목에 대한 적정성 평가를 실시한다. 그 결과는 요양기관에 피드백하여 의료서비스 질을 향상시킬 수 있도록 하고, 국민들께서 요양기관을 선택하실 때 도움이 되도록 건강보험심사평가원 홈페이지(건강보험심사평가원 www.hira.or.kr) 또는 건강보험심사평가원 모바일앱에 요양기관별 평가정보를 게시하고 있다.

3) 관련법령 및 법적근거

국민건강보험법제43조(요양기관 현황에 대한 신고), 국민건강보험법제56조(요양비 등의 지급), 국민건강보험법 제63조(심평원 업무) 및 제47조제5항(가감지급)에 의한다.

4) 건강보험심사평가원의 요양급여 적정성평가 시스템(체계)

건강보험심사평가원의 요양급여 적정성평가 시스템은 다음과 같다.

그림 5-1 요양급여 적정성평가 체계

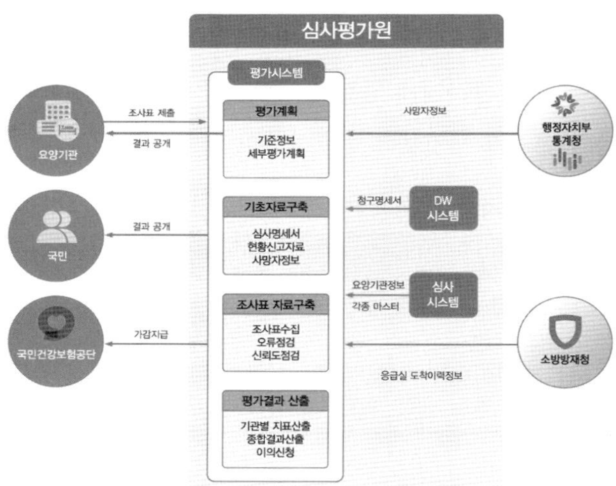

자료출처: 건강보험심사평가원 홈페이지(의료의 질 평가 운영)

2. 평가대상 및 평가절차

1) 평가대상

암, 심장질환 등 39개 항목(2021년 기준)이며, 2001년 약제 평가(항생제처방률, 주사제처방률 등)를 시작으로 급성기질환(급성심근경색증, 암 등)에서 만성질환(고혈압, 당뇨병 등)까지 평가영역을 확대하고 있다.

※ ('01) 5개 → ('06) 14개 → ('11) 19개 → ('13) 24개→ ('16) 32개 항목→ ('20) 35→ ('21) 39개 항목

2) 평가 절차

요양급여 적정성평가절차는 다음과 같다.

그림 5-2 요양급여 적정성 평가 절차

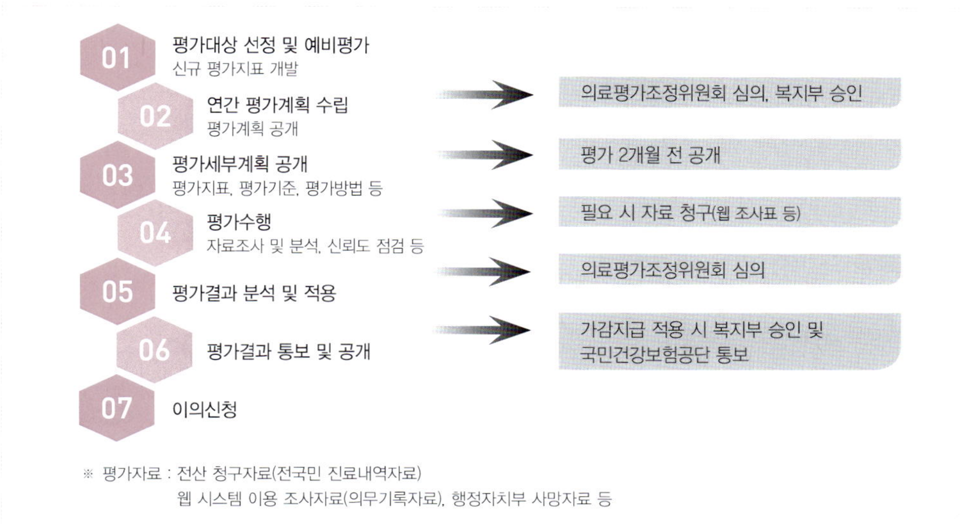

3. 평가내용 및 방법 · 결과활용

1) 평가내용 및 방법

평가내용 및 방법은 진료비청구명세서, 의료기관 현황자료 등을 활용하여 진료행위의 평가기준과 부합정도를 측정하며, 진료지침 등을 기반으로 외국지표 참고 및 각계 의견을 수렴하여 진료과정, 결과 등의 적절성을 평가하는 평가기준을 마련하여 실시하고 있다.

2) 결과활용

건강보험심사평가원 홈페이지(www.hira.or.kr)에 의료기관 평가결과를 공개하여 국민의 알권리를 보장하고 평가결과를 바탕으로 진료비를 가감지급하고 있다.

그리고 수행한 의료서비스를 요양기관별, 진료과별, 상병별로 구분하여 의약학적 타당성과 비용효과성 측면에서 평가하여 요양기관 의료서비스의 질 개선을 도모하고 있으며 다음과 같다.

(1) 요양기관에 기관별 평가결과 및 비교 정보 제공하고 전체 및 동일 병상규모군의 평균값을 제공하여 자율적 개선 노력을 유도하고 있다.

(2) 대국민 홍보 및 의료이용 선택에 필요한 정보를 제공하고 있다.

(3) 정부 및 관련 단체나 유관기관에 평가 결과 제공하여 보건 관련 정책 수립의 기초자료로 활용하고 있다.

3) 가감지급

가감지급은 급성기뇌졸중, 항생제처방률 등 5개 항목의 적정성평가 결과 상 · 하위 또는 개선기관에 따라 진료비의 1~5%를 가 · 감산하고 있다(급성기뇌졸중, , 약제급여 3개 항목(항생제처방률, 주사제처방률, 약품목수), 혈액투석, 당뇨병, 고혈압 등 5개 항목).

그림 5-3 요양급여 적정성평가 워크숍

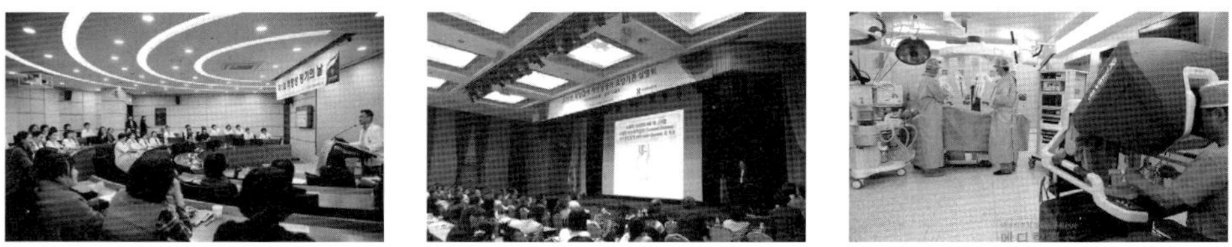

4) 건강보험심사평가원 적정성평가

(1) 평가계획

건강보험심사평가원은 의료의 질 편차 등을 줄이기 위해 의료의 질 향상 지원사업의 일환으로 질환 평가 항목별 의료기관 간담회, 의료기관 방문상담 등 맞춤형 질 향상 서비스 지원 및 컨설팅, 교육 등을 통해 요양기관이 체계적 · 자율적 질 향상 활동을 수행할 수 있도록 지원할 계획이다. 심평원의 적정성평가는 '건강보험과 보건의료의 발전을 통한 국민건강 증진'을 위해 '함께 하는 평가'라는 전략목표 하에 「평가 인프라 · 영역 강화」, 「평가수행체계 합리화」, 「평가결과 활용 다각화」 등 3가지 큰 틀에서 추진하였다. 적정성평가결과 상 하위 또는 개선기관에 따라 진료비의 1∼5%를 가 감산 그 외, 그간 평가대상에서 빠져있던 마취, 치과, 소아 영역의 예비평가를 수행하고, 중소병원, 정신건강 분야 확대를 위한 기초연구도 시행하는 등 평가의 균형성을 확보한다.

▣ 주요내용은 ▲국가단위 질 관리 중장기 로드맵 수립 ▲평가영역의 균형성 확보 ▲평가항목별 목표관리 및 모니터링 체계 확립 ▲평가 운영체계 정비 ▲가치기반의 성과지불제도(P4P) 확대 ▲의료 질 평가지원금 연계 강화 등이다.

또한, 의료 질 평가에 의료소비자의 관점 적용을 통한 평가의 균형성을 확보하기 위해 2017년부터 '환자경험'을 본 평가에서 실시하고 있다.

○ 환자경험평가는 의료서비스를 이용한 환자로부터 의료진과의 의사소통, 투약 및 치료과정 등 입원기간 중에 겪었던 경험을 확인하는 새로운 형식으로, 상급종합병원과 300병상 이상 종합병원에 입원하였던 퇴원 8주 이내의 만 19세 환자를 대상으로 설문조사를 통해 평가한다. 경제협력개발기구(OECD) 국가 중 발생률 · 유병률 · 사망률 1위인 '결핵'을 새로 평가하고, 적정한 항생제 사용량 유도를 위해 항생제 가감지급을 개선하는 등 환자안전영역을 강화한다.

표 5-2 요양급여 적정성평가 추진항목(2020년 기준)

구분(총 35항목)		평가항목(52개 세부항목)
신규(1)	정신건강(1)	①치매
계속(34)	환자중심(1)	①환자경험
	급성질환(5)	②관상동맥우회술, ③급성기뇌졸중, ④폐렴 ⑤∼⑥ 허혈성심질환(급성심근경색증, 경피적관상동맥중재술)주1
	만성질환(4)	⑦고혈압, ⑧당뇨병, ⑨천식, ⑩만성폐쇄성폐질환
	암질환(5)	⑪대장암, ⑫유방암, ⑬폐암, ⑭위암, ⑮간암 진료결과
	감염질환(1)	⑯결핵
	정신건강(3)	⑰의료급여 정신과, ⑱정신건강 입원영역, ⑲우울증 외래
	진료행위 및 약제(9)	⑳∼㉓약제급여(급성상 · 하기도감염 항생제, 주사제, 약품목수, 투약일당 약품비), ㉔수술의예방적 항생제 사용(18개 수술)주2, ㉕혈액투석, ㉖마취, ㉗치과근관치료, ㉘수혈
	기관단위(6)	㉙요양병원 입원급여, ㉚ 중환자실, ㉛ 병원표준화사망비, ㉜위험도표준화재입원비, ㉝신생아중환자실, ㉞중소병원
예비	예비평가주3	영상검사, 신경차단술, 류마티스관절염, 입원일수

주) 18개 수술(대장수술, 담낭수술, 고관절치환술, 슬관절치환술, 개두술, 자궁적출술, 제왕절개술, 전립선절제술, 유방수술, 척추수술, 견부수술, 후두수술, 허니아수술, 폐절제술, 골절수술, 혈관수술, 인공심박동기삽입술, 충수절제술)

(2) 평가지표 분류체계(안)

다양한 의료질 평가지표를 포괄할 수 있도록 13개 분류영역 및 134개 세부 분류항목으로 구성하여 평가한다.

연번	분류영역	세부 분류항목(134개)	
1	지표유형 (6)	• 구조, 과정, 결과, 복합, 비용/자원, 환자경험	
2	의료 질 구성요소 (6)	• 환자안전, 효과성, 환자중심, 효율성, 연계성, 형평성	
3	임상주제 (23)	• 신경계질환 및 장애, 눈의 질환 및 장애 등 23개 질환군	
4	적정성 평가항목 (48)	• 요양급여 적정성평가 항목(종료항목 포함)	
5	보건 의료서비스 유형 (6)	• 예방 및 건강검진, 일차의료 및 만성질환 관리, 급성기 치료, 재활치료, 장기요양, 호스피스 · 완화의료	
6	서비스 제공형태 (4)	• 입원, 외래, 응급, 기타	
7	평가 대상인구 (4)	• 신생아, 소아 · 청소년, 성인, 노인	
8	평가 대상기관 (8)	• 종합병원, 병원, 의원, 요양병원, 정신병원, 치과, 한방, 보건기관	
9	평가자료원 (4)	• 의무기록자료(조사표), 행정자료, 설문자료, 기타	
10	지표 사용 현황 (4)	• 예비지표, 정규지표, 시범지표(모니터링 지표), 종료지표	
11	평가 결과활용 (6)	• 가감지급, 수가연계, 지정평가제도, 요양기관결과제공, 국민공개 • 비재정적 인센티브	
12	지표활용제도 (7)	• 요양급여 적정성평가 • 응급의료기관평가 • 지역거점공공병원운영평가 • 의료기관 인증평가	• 상급종합병원지정평가 • 전문병원지정평가 • 검진기관 평가
13	평가관리기관 (8)	• 건강보험심사평가원 • 국립중앙의료원 • 중앙응급의료센터 • 의료기관평가인증원	• 국민건강보험공단 • 질병관리본부 • 국립암센터 • 대한병원협회

자료출처: 보건복지부 보도자료(2020.1.15)

▣ 환자경험 평가 계획

① 평가 배경

○ 환자중심성은 의료의 질의 핵심 요소로 규정, 많은 국가에서 환자 관점을 의료 질 평가 및 보건의료체계 성과평가의 필수로 인식

○ 환자중심성을 포괄하는 평가영역의 균형적 확대에 대한 사회적 요구* 증가 및 의

료 질 향상을 위한 다차원적 접근 필요성 대두

* 환자경험 평가 강화 권고('12.2월, OECD), 환자중심 평가 부족 지적('15.9월 국정감사)

② 평가 대상

○ 대상기관: 상급종합병원 및 300병상 이상 종합병원('.3월말 기준)

○ 대상환자: 만 19세 이상 성인으로 1일 이상 입원환자

* 제외대상: 낮 병동 · 소아청소년과 · 정신건강의학과 입원환자

○ 조사내용: 입원 중 환자가 경험한 의사/간호사 서비스, 투약 및 치료과정, 병원환경, 환자권리보장 등 총24개 문항

③ 평가 방법

○ (전화번호 수집) 청구자료를 활용, 평가대상자 명단을 의료기관에 제공, 의료기관으로부터 전화번호 수집

※ 관련법령(의료법 제21조제2항 국민건강보험법 제63조제1항 및 동법시행령 제81조제2항)에 따라 심평원이 적정성평가를 위해 의료기관에 환자 전화번호 제공 요구 가능

○ (전화조사 실시) 전문조사업체 위탁(성공전화 100기관, 2만 명 기준)

○ (자료분석) 환자구성 분포보정(성별, 연령별, 진료과목별, 병상규모별 등)

④ 평가결과 수가 가감지급

적정성 평가 결과 상 하위 또는 개선기관에 따라 진료비의 1~5%를 가 감산 그 외, 그간 평가대상에서 빠져있던 마취, 치과, 소아 영역의 예비평가를 수행하고, 중소병원, 정신건강 분야 확대를 위한 기초연구도 시행하는 등 평가의 균형성을 확보하고 있다.

핵심다지기

1 요양급여 적정성평가 개요와 평가방법 및 평가절차에 대하여 알아본다.

요양급여 적정성 평가는 건강보험으로 제공된 진찰 · 수술 등 의료서비스 전반에 대해 의약학적 · 비용효과적 측면에서 적정한지 여부를 평가하는 것으로 35개 항목 55개 세부 항목을 평가하고 있다.

(1) 법적근거: 국민건강보험법 제63조(건강보험심사평가원업무) 및 제47조 제5항(가

감지급)

(2) 평가대상: 암 · 심장질환 등 35개 항목 대상(2020년 기준)

(3) 평가내용 방법) : 진료비청구명세서, 의료기관 현황자료 등을 활용하여 진료행위의 평가기준과 부합정도를 측정한다. 또한 진료지침 등을 기반으로 외국지표 참고 및 각계 의견을 수렴하여 진료과정, 결과 등의 적정성을 평가하는 평가기준을 마련하여 실시하고 있다.

(4) 결과활용: 건강보험심사평가원 홈페이지(www.hira.or.kr)에 의료기관 평가결과를 공개하여 국민의 알권리를 보장하고 평가결과를 바탕으로 진료비를 가감지급하고 있다. 가감지급내용은 급성기뇌졸중, 항생제처방률 등 5개 항목의 적정성 평가 결과 상 · 하위 또는 개선기관에 따라 진료비의 1~5%를 가 · 감산하고 있다.

2 요양급여 적정성평가 가감지급 5개 항목에 대하여 알아보고 관련 업무를 수행한다.

요양급여 적정성평가의 8개 항목은 급성기뇌졸중, 수술의 예방적 항생제 사용, 약제급여 3개 항목(항생제 처방률, 주사제처방률, 약품목수), 혈액투석, 당뇨병, 고혈압의 평가항목이 있다.

3 건강보험심사평가원에서 실시하고 있는 적정성평가에 대하여 알아보고 관련 업무를 수행한다.

적정성평가에는 고혈압·당뇨병·대장암·유방암·혈액투석·의료급여정신과·요양병원 · 약제급여(6종)·제왕절개분만·급성심근경색증·관상동맥우회술·급성기뇌졸중·수술의 예방적 항생제 사용·진료량 지표·진료결과·유소아중이염 항생제 사용 등의 평가가 있다.

4 요양급여 적정성평가를 위한 병원의 평가계획(해당분야)을 수립한다.

5 요양급여 적정성평가계획에 의한 담당부서주관 회의를 실시한다.

진료부, 간호부, 진료지원부, QI실, 감염관리실, 의무기록실, 기획실, 행정부(원무과, 총무과) 등 담당직원이 참석한다.

6 요양급여 적정성평가(준비)에 대한 직원교육을 실시 후 준비한다.

그림 5-4 요양급여 적정성평가교육 및 평가

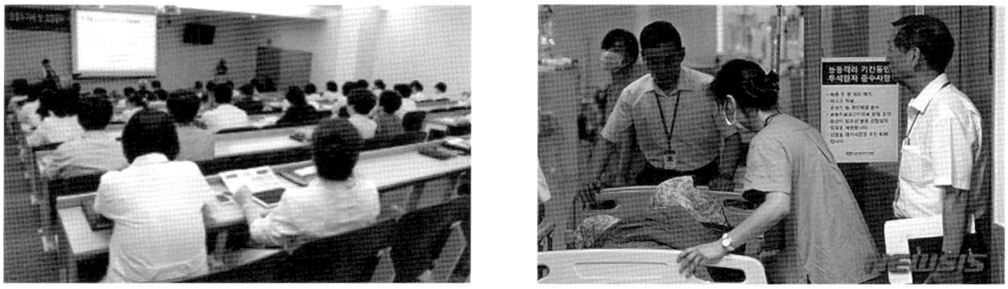

7 적정성평가 결과에 대한 분석을 실시 후 개선방안을 도출 미비점을 보완한다.

8 요양급여 적정성평가 우수병원을 방문하여 운영실태를 조사하여 관리운영에 참고한다.

5-2 요양급여 적정성평가 분야별 평가내역

{ 학습목표 } 1. 요양급여 적정성평가의 분야별 평가기준과 영역에 대하여 알 수 있다.
2. 요양급여 적정성평가의 분야별 관련 업무를 수행할 수 있다.

필요 지식

1. 요양급여 적정성평가 항목별 평가기준 및 내역

1) 혈액투석 적정성평가

(1) 혈액투석 적정성평가 제도

① 혈액투석(hemodialysis)은 만성신부전 환자에게 시행되는 신 대체요법의 하나로 투석기(인공신장기)와 투석막을 이용하여 혈액으로부터 노폐물을 제거하고 신체 내의 전해질 균형을 유지하며 과잉의 수분을 제거하는 방법을 말한다. 즉 환자의 혈액을 기계에 연결된 투석기계에 통과시켜 특수한 투석기(필터)로 수분과 노폐물을 걸러낸 후 혈액을 다시 환자의 체내에 주입해주는 치료 방법을 말한다.

② 혈액투석 적정성평가는 2009년부터 건강보험심사평가원이 혈액투석기관의 철저한 환자관리를 유도하고 환자와 가족들에게는 전문병원선택에 필요한 정보를 제공하기 실시하고 있으며 혈액투석을 실시하는 전국의료기관(약 688개)을 대상으로 인력, 시설, 장비와 같은 구조적 측면과 혈액투석 적절도, 혈액관리, 빈혈관리 등 진료의 과정 및 결과측면을 종합적으로 평가하고 있다.

(2) 평가배경 및 목적

혈액투석환자의 지속적 증가 및 이로 인한 의료비가 상승하고 있으며, 또한 혈액투석환자의 주된 원인질환은 고혈압 및 당뇨병으로, 뇌졸중, 심질환, 감염 등으로 인한 사망률이 높아 환자관리에 대한 질 평가 필요성이 제기되고 있다. 그리고 2009년부터 3차례에 걸쳐 혈액투석 평가를 실시한 결과, 전반적인 질은 향상되었으나 기관별 변이가 여전히 큰 것으로 나타났다. 이에 혈액투석진료의 질적 수준을 지속적으로 평가하여, 요양기관의 자발적인 질 개선을 유도하고, 국민에게 의료 이용에 필요한 정보를 제공함으로써 국민 건강증진을 도모하고자 함을 목적으로 하고 있다.

(3) 평가대상 기관 및 대상환자

① 대상기관

대상기관은 장비를 보유한 기관 중 혈액투석 외래청구 의료기관(상급종합병원, 종합병원, 병원, 의원 등 약 725기관)을 대상으로 하고 있다.

② 대상환자

대상환자는 동일요양기관의 외래에서 혈액투석을 주 2회 이상 실시한 만 18세 이상 환자를 대상으로 하고 있다.

- 혈액투석기 보유장비기관은 2013년 기준 833기관이며, 장비수는 19,527대로서 기관 당 평균 23.4대 보유하고 있는 것으로 나타났으며 연도별 건강보험청구현황은 다음과 같다.

(4) 평가기준

혈액투석 질 지표개발 연구결과를 토대로 전문가 의견 등을 수렴해 평가지표를 선정하고 있으며, 주요 평가지표는 구조 부문 7개(인력, 시설, 장비), 과정 부문 5개(혈액투석 적절도, 혈관관리, 정기검사, 빈혈관리), 결과 부문 6개(혈액투석 적절도, 빈혈관리, 혈압관리, 무기질관리)로 구성(총 18개 지표)하고 있다.

그림 5-5 혈액투석기 및 투석

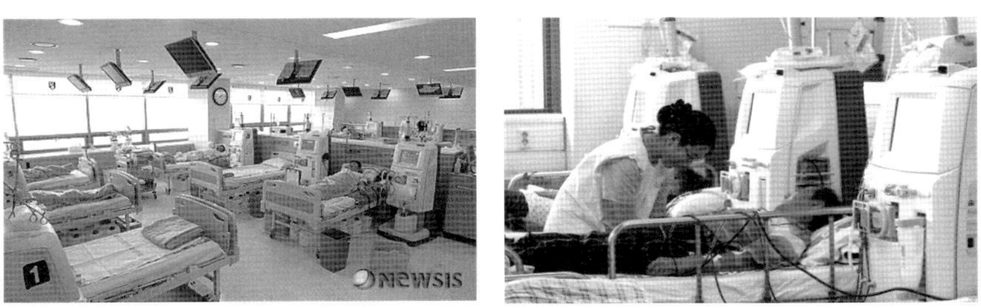

(5) 평가지표

혈액투석의 평가지표는 총 13개로 구조부문 7개 지표, 과정부문 4개 지표, 결과부문 2개 지표로 나누어 평가를 실시하고 있으며, 다음과 같다.

표 5-3 혈액투석 평가지표

<table>
<tr><th colspan="4">혈액투석 평가지표</th></tr>
<tr><th colspan="3">영 역</th><th>지 표 명</th></tr>
<tr><td rowspan="12">평가지표(13)</td><td rowspan="7">구조(7)</td><td rowspan="4">인 력</td><td>혈액투석을 전문으로 하는 의사 비율</td></tr>
<tr><td>의사 1인당 일평균 투석 횟수</td></tr>
<tr><td>2년 이상 혈액투석 경력을 가진 간호사 비율</td></tr>
<tr><td>간호사 1인당 일평균 투석횟수</td></tr>
<tr><td rowspan="2">장 비</td><td>B형 간염환자용 격리 혈액투석기 최소보유대수 충족 여부</td></tr>
<tr><td>혈액투석실(인공신장실) 응급장비 보유 여부</td></tr>
<tr><td>시 설</td><td>수질검사 실시 주기 충족률</td></tr>
<tr><td rowspan="3">과정(4)</td><td>혈액투석적절도</td><td>혈액투석 적절도검사 실시 주기 충족률</td></tr>
<tr><td>혈관관리</td><td>동정맥류 협착증 모니터링 충족률</td></tr>
<tr><td>정기검사</td><td>정기검사 실시 주기 충족률</td></tr>
<tr><td rowspan="2">결과(2)</td><td>혈액투석적절도</td><td>혈액투석 적절도 충족률</td></tr>
<tr><td>무기질관리</td><td>칼슘×인 충족률</td></tr>
<tr><td rowspan="3">모니터링 지표(5)</td><td>과정(1)</td><td>빈혈관리</td><td>철분제 투여율</td></tr>
<tr><td rowspan="2">결과(4)</td><td>빈혈관리</td><td>Hb<10g/dl인 환자비율</td></tr>
<tr><td>혈압관리</td><td>수축기혈압 충족률, 이완기혈압 충족률</td></tr>
</table>

▣ 인력

○ 혈액투석을 전문으로 하는 의사 비율(혈액투석을 전문으로 하는 의사)

① 내과, 소아과 전문의 중 신장분야 분과 전문의

② 내과, 소아과 전문의 취득 후 분과전문의 시행 이후에 혈액투석분야를 1년 이상 수련한 의사

③ 내과, 소아과 전문의로서, 분과전문의 시행 이전에 혈액투석 진료를 전문으로 시작한 후 그 경력이 연속하여 3년을 경과한 의사

■ **지표의 표준화 및 지표별 가중치**

○ 지표의 표준화

지표의 형태가 비율, 비, 유무 등으로 다양하며, 지표별 결과 값의 분포를 고려하여 전문가 자문회의를 거쳐 1~5점 형태로 표준화하여 실시하고 있다.

○ 지표별 가중치

지표 개선을 위한 노력정도, 혈액투석 서비스 질에 영향을 미치는 정도 등을 고려하여 전문가 자문회의를 거쳐 가중치 부여하고 있다.

건강보험은 항목별 행위별 수가를 산정하고 의료급여는 고시된 정액수가를 산정한다.

(6) 혈액투석을 평가하는 이유

혈액투석을 실시하는 기관의 보다 철저한 환자관리를 유도하고, 혈액투석 환자와 가족이 전국 병의원을 쉽고 올바르게 선택할 수 있는 정보를 제공하고자 인공신장실을 운영하는 전국에 모든 의료기관을 대상으로 실시하고 있다.

혈액투석환자는 뇌졸중, 심장질환 등으로 인한 사망률이 높고 치료기간 중 삶의 질 문제가 크므로 투석전문가로부터 안전하고 적절한 진료를 정기적으로 받는 것이 중요하다. 따라서 건강보험심사평가원은 혈액투석을 하는 병원을 평가함으로써 병원 스스로 질 개선을 할 수 있도록 유도하고, 국민에게 병원 선택에 필요한 정보를 제공하고자 평가결과를 공개하고 있다.

그림 5-6 혈액투석기

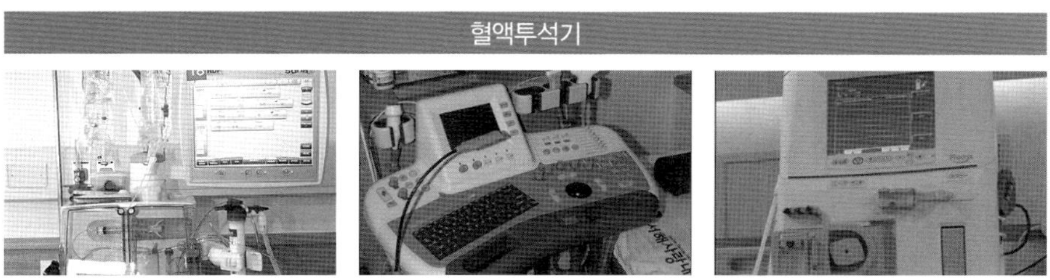

(7) 평가 내용

혈액투석 실시기관의 인력, 장비 및 시설 등 구조적인 부문과 진료과정 및 진료결과에 대하여 평가를 실시하고 있다. 인력은 전문인력 비율, 의사 및 간호사 1인당 투석횟수, 장비는 필수 장비(B형 간염 환자용 혈액투석기, 응급장비)의 보유여부, 시설은 수질검사 실시주기 충족률 등이 있고, 진료과정은 혈액투석 적절도 검사 실시주기 충족률 및 충족 관리율, 동정맥루 협착증 모니터링 충족률, 정기검사 실시주기 충족률 등이 있으며, 진료결과는 혈액투석 적절도 충족률과 칼슘 x 인 충족률 등이 있다.

(8) 평가결과 공개

평가결과는 5개 등급으로 나누어 건강보험심사평가원 홈페이지에 공개하고 있다.

(9) 혈액투석 적정성평가 평가지표 및 산출식

혈액투석 적정성평가 평가지표 및 산출식은 다음과 같다.

표 5-4 혈액투석 적정성평가 평가지표 및 산출식

<table>
<tr><th>영역</th><th>지표명</th><th>가중치
(12)</th><th>표준화 방법</th></tr>
<tr><td rowspan="7">구조
부문</td><td>혈액투석을 전문으로 하는 의사 비율</td><td>1.5</td><td rowspan="2">75%이상 : 5점
50%이상 75%미만 : 4점
25%이상 50%미만 : 3점
15%이상 25%미만 : 2점
15%미만 : 1점</td></tr>
<tr><td>2년 이상 혈액투석 경력을 가진 간호사 비율</td><td>1</td></tr>
<tr><td>의사 1인당 1일 평균 투석횟수</td><td>1.5</td><td rowspan="2"><table><tr><th>구 분</th><th>의사투석횟수</th><th>간호사투석횟수</th></tr><tr><td>5점</td><td>23회 이하</td><td>5.5회 이하</td></tr><tr><td>4점</td><td>36회 이하</td><td>7.0회 이하</td></tr><tr><td>3점</td><td>50회 이하</td><td>8.5회 이하</td></tr><tr><td>2점</td><td>63회 이하</td><td>10.0회 이하</td></tr><tr><td>1점</td><td>63회 초과</td><td>10.0회 초과</td></tr></table></td></tr>
<tr><td>간호사 1인당 1일 평균 투석횟수</td><td>1.5</td></tr>
<tr><td>수질검사 실시주기 충족률</td><td>1</td><td>3항목 충족 : 5점 2항목 충족 : 4점
1항목 충족 : 3점 미충족 : 1점</td></tr>
<tr><td>B형 간염 환자용 격리 혈액투석기 최소 보유대수 충족여부</td><td>0.5</td><td rowspan="2">충족(보유) : 5점
미충족(미보유) : 1점</td></tr>
<tr><td>혈액투석실 응급장비 보유여부</td><td>0.5</td></tr>
<tr><td rowspan="4">과정
부문</td><td>혈액투석 적절도 검사 실시주기 충족률</td><td>1</td><td rowspan="4">99%이상 : 5점
89%이상 99%미만 : 4점
45%이상 89%미만 : 3점
10%이상 45%미만 : 2점
10%미만 : 1점</td></tr>
<tr><td>혈액투석 적절도 충족 관리율</td><td>1</td></tr>
<tr><td>동적맥루 협착증 모니터링 충족률</td><td>1</td></tr>
<tr><td>정기검사 실시주기 충족률</td><td>1</td></tr>
</table>

<table>
<tr><td rowspan="2">결과
부문</td><td>혈액투석 적절도 충족률</td><td>0.25</td><td rowspan="2"><table><tr><th colspan="2">표준점수(Z-score)</th></tr><tr><td>2 < Z score</td><td>5점</td></tr><tr><td>0 < Z score ≤ 2</td><td>4점</td></tr><tr><td>-2 < Z score ≤ 0</td><td>3점</td></tr><tr><td>-4 < Z score ≤ -2</td><td>2점</td></tr><tr><td>Z score ≤ -4</td><td>1점</td></tr></table></td></tr>
<tr><td>칼슘x인 충족률</td><td>0.25</td></tr>
</table>

자료출처 : 건강보험심사평가원

표 5-5 혈액투석 적정성평가 평가지표 산출식

지표명	산출식
혈액투석을 전문으로 하는 의사 비율	(혈액투석을 전문으로 하는 의사별 재직일수의 합 / 혈액투석실 전체 의사별 재직일수의 합) X 100
의사 1인당 1일 평균 투석횟수	총 투석 횟수 / 혈액투석실 전체 의사별 근무일수의 합 ※ 근무일수 = 재직일수–일요일수 합
2년 이상 혈액투석 경력을 가진 간호사 비율	(2년 이상 혈액투석 경력 간호사별 재직일수의 합 / 혈액투석실 전체 간호사별 재직일수의 합) X 100
간호사 1인당 1일 평균 투석횟수	총 투석 횟수 / 혈액투석실 전체 간호사별 근무일수의 합 ※ 근무일수 = 재직일수–토요일, 일요일수 합
B형 간염 환자용 격리 혈액투석기 최소 보유대수 충족여부	B형 간염 격리용 혈액투석기 ≥ 최소보유대수 ※ 최소 보유대수 = B형 간염 환자수 / [(3x 야간투석일수) + (2x 주간투석일수)] / 3
혈액투석실 응급장비 보유여부	해당 응급장비 보유여부 ※ 응급장비 : 산소공급장치, 흡인기, 기관내삽관장비, 심전도기, 심실제세동기
수질검사 실시주기 충족률	(수질검사 실시주기를 충족한 항목수 / 수질검사 항목수) X 100 ※ 최소 실시주기 – 미생물 검사 : 월 1회(매월 총 혈액투석기의 1/12대 실시) – 내독소 검사 : 3개우러 1회 – 미세물질 검사 : 연 1회(20항목)

혈액투석 적절도 검사 실시주기 충족률	$\frac{\text{혈액투석 적절도 검사 실시주기를 충족한 환자수}}{\text{외래 대상 환자수}} \times 100$ ※ 최소 실시주기 : 3개월 1회 ※ 투석 후 채혈방법 : SBF(slow blood-flow method)
혈액투석 적절도 충족 관리율	$\frac{\text{적절도 검사결과 충족한 환자수 + 미충족 검사결과 이후 최소 2개월 이내 재검사를 실시한 환자}}{\text{외래 대상 환자수}} \times 100$ ※ 혈액투석 적절도 미충족 : spKt/V<1.2 또는 URR<65% (2항목을 실시하는 경우 2항목 모두 기준 미만인 경우 미충족)

2) 급성기 뇌졸중 평가

(1) 배경 및 목적

뇌졸중(Cerebrovascular accident : CVA/Cerebral apoplexy)이란 뇌의 일부분에 혈액을 공급하고 있는 혈관이 막히거나(뇌경색) 터짐(뇌출혈)으로써 그 부분의 뇌가 손상되어 나타나는 신경학적 증상을 말한다. 또한 뇌졸중은 뇌혈관 장애로 인한 질환 및 사고의 총칭으로 고혈압, 영양의 불균형, 과로, 한랭에의 폭로가 원인이 되어 발생한다. 뇌졸중 중에는 뇌출혈, 뇌혈관 색전, 종양, 뇌막하 출혈증 등이 있는데 이들은 모두 의식장애 및 운동장애를 가져온다고 알려져 있다. 즉 뇌혈류 이상으로 인해 갑작스레 유발된 국소적인 신경학적 결손 증상을 통칭하는 말이다. 급성기뇌졸중의 적정성 평가배경 및 목적은

○ 뇌졸중 등 뇌혈관 질환에 의한 사망은 단일 질환으로는 2019년 기준 우리나라 사망원인 3위에 해당하는 위험도가 높은 질환이며, 뇌졸중 발생 이후 높은 장애발생률과 합병증은 의료비 부담을 가중시키고 있다.

○ 아울러, 뇌질환은 심질환과 함께 국가적 관리항목으로 뇌졸중 의료서비스의 지속적 질 관리를 통해 사망률 및 장애율 감소가 필요하다.

○ 평가에 의한 가감(加減)지급 사업을 통해 평가결과가 우수한 요양기관에 대해 경제적 incentive(또는 낮은 기관에 dis incentive)를 적용하여 보다 적극적인 진료행태 개선을 유도하고 국민이 보다 효율적인 의료서비스를 누릴 수 있도록 하기 위함이다.

(2) 관련근거

○ 국민건강보험법 제47 제63조 및 동법 시행규칙 제18조 제29조

○ 의료급여법 제11조 및 동법 시행규칙 제23조

○ 보건복지부 고시

▶ 가감지급 금액의 범위: 평가대상요양기관의 심사결정 공단부담액의 100분의10범위이다.

▶ 가감지급 금액 = 해당 요양기관의 공단부담액 × 가산 또는 감액율, 10원미만 절사한다.

▶ 공단부담액은 평가대상에 직접 해당하는 금액으로 정하되, 필요한 경우 평가대상이 차지하는 요양급여의 비율 등 관련 요소를 고려하여 정할 수 있다.

(3) 급성기뇌졸중을 평가하는 이유

뇌졸중은 인구 고령화 및 만성질환자의 증가로 인해 환자수가 매년 증가하고 있고, 단일질환으로서 심질환에 이어 우리나라 사망원인 2위에 해당하는 위험 질환이다. 또한 생존하더라도 반신마비 등의 심각한 후유장애가 남기 때문에 뇌졸중 재발방지 및 장애를 줄이기 위한 노력이 매우 필요한 질환이다. 건강보험심사평가원은 뇌졸중에 대한 치료가 적절하게 시행되고 있는지를 평가하였고 국민이 병원을 선택할 때 도움을 주고자 평가결과를 공개하고 있다.

① 뇌졸중 환자수 및 진료비 현황

건강보험심사평가원에 의하면 뇌졸중(I60~I63)의 수진자수는 총 557,285명으로 진료비는 1조 833억 원으로 나타났다.

(4) 평가대상

급성기뇌졸중의 평가대상은 상급종합병원 및 종합병원으로 하고 있다.

(5) 평가지표

급성기뇌졸중의 구조(1개지표 영역), 과정(4개지표 영역), 결과(1개지표 영역)의 평가지표 및 모니터링지표는 다음과 같다

구조 및 진료과정의 평가는 진료결과 영역에 대해 총11개 지표를 사용하여 평가하고 있다.

① 구조 : 1. 전문인력 구성여부(신경과, 신경외과, 재활의학과 전문의)

② 과정 : 2. 금연교육 실시율(의사기록) 3. 연하장애 선별검사 실시율(첫 식이전) 4. 뇌영상검사 실시율(1시간이내) 5. 지질검사 실시율 6. 조기재활 평가율(5일 이내) 7. 정맥 내 혈전용해제(t-PA)투여 고려율 8. 정맥 내 혈전용해제(t-PA)투여율(60분 이내) 9. 항혈전제 퇴원처방률 10. 항응고제 퇴원처방률(심방세동 환자)

③ 결과 : 11. 건당입원일수(입원일수 장기도지표, LI)

(6) 산출기준

구조지표 및 과정지표 항목수에 따라 점수를 부여한 후 각 영역별(구조지표, 과정지표, 과정지표항목수)로 가중치 부여하여 산출한다.

(7) 등급기준

등급기준의 평가결과는 5개 등급으로 나누어 공개하며, 등급 숫자가 작을수록 급성기 뇌졸중 치료를 잘하는 병원이다.

(8) 평가결과 공개

평가결과는 이해하기 쉽도록 종합점수를 산출하여 5등급으로 공개하며, 국민의 의료이용 선택과 요양기관의 벤치마킹자료 제공을 위해 지표별 결과 및 전체 평균값을 제공하고 있다.

3) 고혈압 적정성 평가

(1) 개요

고혈압(Hypertension)은 일반적으로 이완기 혈압 90mmHg 이상, 수축기 혈압 140mmHg 이상일 때를 고혈압이라고 정의하고 있다. 혈압은 심장이 수축하여 동맥혈관으로 혈액을 보낼 때의 압력이 가장 높은데 이때의 혈압을 수축기 혈압이라 하고, 심장이 늘어나서 혈액을 받아들일 때의 혈압이 가장 낮은데 이때의 혈압을 이완기 혈압이라고 한다. 이러한 혈압이 여러 가지 이유로 높아진 것을 고혈압이라고 하며 우리나라 성인 인구의 약 15%가 고혈압을 가지고 있는 것으로 추정되고 있다.

따라서 고혈압은 심근경색증, 뇌졸중 등 심각한 합병증의 주요 원인으로, 꾸준한 고혈압 약복용 및 혈압관리가 무엇보다 중요하다. 따라서 건강보험심사평가원은 고혈압 진료환자가 이용하고 있는 의료기관이 지속적으로 고혈압 약을 복용하도록 유도하고, 적정한 처방 등을 통해 고혈압 관리를 잘하고 있는지 평가하여, 그 결과를 공개함으로써 국민의 의료기관 선택을 돕고 있다.

(2) 평가배경

대표적 만성질환 고혈압은 2019년 우리나라 고혈압 진료환자는 약 970만 명으로, 고혈압 진료환자는 지속적으로 증가하고 있다. 또한 고혈압은 지속적 관리가 무엇보다 중요하며, 고혈압은 심근경색증, 뇌졸중 등 심각한 심 · 뇌혈관질환의 주요 원인으로, 꾸준한 고혈압 약 복용 등 지속적인 관리를 통해 합병증 발생을 줄일 수 있기 때문이다.

그림 5-7 고혈압 평가 배경

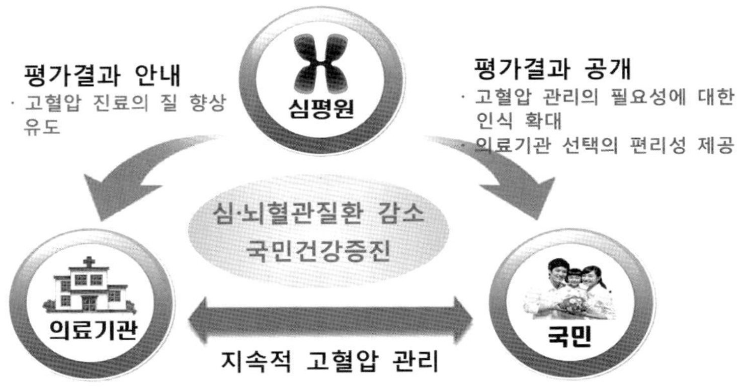

자료출처: 건강보험심사평가원

(3) 평가목적

고혈압 진료의 질 향상 유도를 통한 합병증 발생 감소 등 국민건강증진에 목적을 두고 있다.

(4) 평가대상

고혈압 진료환자가 이용한 의료기관을 평가(상급종합병원, 종합병원, 병원, 요양병원, 의원, 보건의료원, 보건소, 보건지소)

(5) 평가내용

① 처방지속성 평가 : 의료기관에서 고혈압 진료환자가 지속적으로 방문하여 혈압을 관리하고, 고혈압 약을 처방받을 수 있도록 진료하고 있는지를 평가한다.

② 처방 평가 : 의료기관에서 고혈압이 잘 조절될 수 있도록 적정한 고혈압 약을 처방하고있는지를 평가한다.

(6) 평가기준

① 처방지속성 평가(고혈압 환자의 지속적 관리 평가): 가. 처방일수율 나. 처방지속군 비율

② 처방 평가(고혈압 약 처방의 적정성 평가) : 가. 동일성분군 중복 처방률 나. 이뇨제 병용 투여율 다. 권장되지 않는 병용요법 처방률

(7) 평가결과 공개

만성질환은 일차의료기관인 의원에서의 관리가 중요하므로, 고혈압 진료환자가 가까운 지역의 의원에서 지속적으로 관리를 받을 수 있도록 평가결과가 양호한 동네의원을 건강보험심사평가원 홈페이지에 공개하고 있다. 또한 의료기관 별 평가결과를 제공하여 자율적 질 향상 유도와 고혈압관리의 노력을 향상시키고자 평가결과가 양호한 의료기관에 인센티브를 제공하고 있다.

4) 당뇨병 적정성 평가

(1) 평가배경

당뇨병(Diabetes mellitus: DM)은 탄수화물의 섭취로 형성된 혈당량이 정상인 보다 늦게 떨어지는 증후군으로서 체내 탄수화물 대사이상 질병으로 췌장에서 분비하는 인슐린(insulin)이 부족하거나 그 이용률이 나빠서 생기는 질병이다. 당뇨병은 혈액검사로 진단하며, 증상이 없는 경우 8시간 이상 금식 후에 측정한 혈당이 126mg/dL 이상이거나, 경구 당부하 검사 2시간 후 혈당이 200mg/dL 이상인 경우를 당뇨병이라 한다. 한국인의 식생활이 서구화되고 운동부족이나 스트레스의 증가 등으로 당뇨병 환자도 급격히 증가되고 있다. 또한 당뇨병은 직접적인 사인이 되는 빈도는 많지 않으나, 합병증으로 인한 폐해가 극심하므로 중요한 질병이다. 노인이 되어서 처음으로 발증하는 당뇨

병은 유전적 소인이 적어 그다지 중증이 되지 않는다. 그러나 중년에 이르러 발증한 당뇨병 환자가 노년기를 맞이하는 경우에는 환자상태에 따라 상병양상의 중증도는 매우 다양하다.

당뇨병의 적정성 평가배경은 당뇨병 환자관리의 질 향상을 통해 뇌졸중을 비롯한 심혈관질환 등의 합병증 발생 위험을 줄이고자 하는데 있다. 당뇨병은 정기적인 의원의 방문, 당뇨병 약 처방 및 처방양상과 검사 시행률 등 당뇨병을 진료하는 기관이 환자 관리를 잘하는지를 평가하고 있다. 우리나라의 당뇨병 진료환자는 2019년 약 494만 명으로 지속적으로 지속적으로 증가하고 있는 추세이다.

건강보험심사평가원은 국민이 병원을 선택할 때 도움을 주고자 평가결과를 공개하고 있다.

(2) 평가목적

당뇨병은 심근경색증, 뇌졸중 등 심각한 심뇌혈관질환의 주요원인으로서 꾸준한 당뇨병 약 복용 및 주기적 검사 등의 지속적인 관리를 통해 합병증발생을 줄일 수 있다. 따라서 당뇨병 진료의 질 향상 유도를 통한, 합병증 발생 위험 감소 등 국민건강증진에 기여함을 목적으로 하고 있다.

그림 5-8 당뇨병 평가 배경

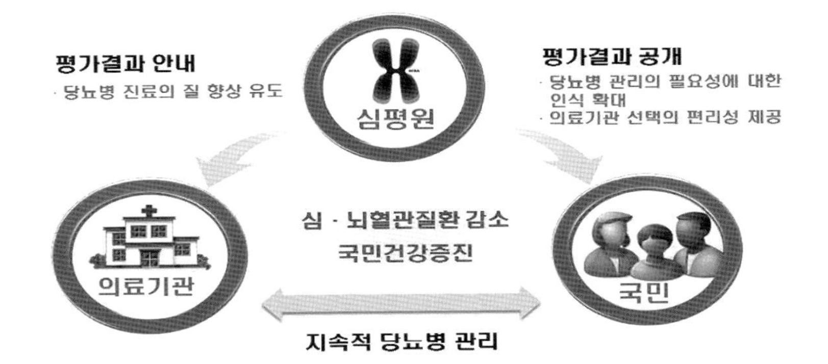

자료출처: 건강보험심사평가원

(3) 평가대상

당뇨병 환자를 진료하는 모든 의료기관을 대상(상급종합병원, 종합병원, 병원, 요양병원, 의원, 보건의료원, 보건소, 보건지소)으로 하고 있다.

(4) 평가내용

당뇨병 평가는 환자의 정기적인 방문을 보기 위한 "외래방문", 약의 꾸준한 복용 정도를 보기 위한 "처방지속성", 당뇨병 약의 처방행태를 보기 위한 "처방", 합병증의 조기 발견 등을 위한 "검사", 4가지 영역에 대해 평가를 하고 있다. 당화혈색소(Glycated hemoglobin: HbA1c)는 최근 2~3개월의 평균 혈당치를 알려주므로 혈당조절 정도를 판단할 수 있는 유용한 검사입니다.

당화혈색소(glycated hemoglobin, HbA1c)
당화혈색소란 장기간 동안 혈중 포도당(혈당) 농도를 알기 위해 사용하는 혈색소의 한 형태를 의미하며, 높은 혈중 포도당 상태에 혈색소가 노출되면서 형성된다. 또한 우리 몸의 혈액에는 120일 정도의 수명을 가진 적혈구가 존재하며, 적혈구 안에 있는 혈색소가 포도당과 결합하면서 당화혈색소를 형성한다. 당뇨환자에서 혈당이 잘 조절되지 않을 경우 당화혈색소의 수치가 증가하게 된다. 당화가 일어난 적혈구는 수명이 조금 짧아지기 때문에 당화혈색소 수치는 약 3개월간의 혈중 혈당 농도를 반영한다. 당화혈색소의 정상수치는 4%~5.9%이며, 학회마다 다소 차이는 있으나 최근엔 당뇨환자의 당화혈색소 조절 목표를 6.5%이하로 보고 있다(자료출처: 위키백과 백과사전).

(5) 평가결과 공개

평가결과는 의원급 중에서 평가결과가 양호한 동네의원만 공개하고 있다(상급종합병원, 종합병원, 병원은 공개에서 제외).

(6) 검사를 평가하는 이유

당뇨병 환자가 정기적인 검사를 한다면, 심 · 뇌혈관 질환, 심각한 시력상실 등의 합병증을 예방할 수 있기 때문이다. 따라서 특별한 증상이 없더라도, 합병증의 예방 및 조기 발견, 치료를 위하여 정기적으로 검사를 실시하는 것이 필요하다.

표 5-6 검사항목

검사항목	내용
당화혈색소 검사	• 당화혈색소 수치를 1% 개선하면, 미세혈관 합병증 발생(눈, 콩팥 및 신경계 이상)이 40% 감소 • 당화혈색소는 최근 2~3개월의 평균 혈당치를 알려주므로 혈당조절 정도를 판단할 수 있는 유용한 검사입니다. • 따라서, 1년에 한번 이상은 당화혈색소를 검사하는 것이 좋습니다.
지질검사	• 해로운 콜레스테롤인 'LDL(Low-density lipoproteins) 콜레스테롤'을 조절하면, 심혈관 합병증이 20~50% 감소 • 지질검사(LDL콜레스테롤)는 심혈관 질환의 위험을 알려주므로 1년에 한 번 정도는 검사를 하는 것이 좋습니다.

안저검사	• 당뇨병환자의 눈 합병증을 조기에 발견하여 치료하면, 심각한 시력상실을 50~60% 정도 감소 • 눈(망막)의 합병증은 자각 증상이나 통증이 없기 때문에 병의 진행을 방치할 수 있어 심각한 시력상실을 유발할 수 있습니다. 따라서 1~2년에 한 번 정도는 안과에서 안저 검사를 받고 관리하는 것이 좋습니다.

(7) 평가기준

① 치료지속성 평가 (환자의 지속적 관리 평가): 가. 분기별 1회 이상 방문 환자비율 나. 처방일수율

② 처방 평가 (약 처방의 적정성 평가) : 가. 동일성분군 중복 처방률 나. 4성분군 이상 처방률

③ 검사평가(합병증 예방을 위한 검사 시행여부 평가): 가. 당화혈색소 검사 시행률 나. 지질검사 시행률 다. 안저검사 시행률

(8) 평가결과 공개 및 인센티브제공

그림 5-9 당뇨환자 평가결과 공개 및 인센티브(incentive)제공

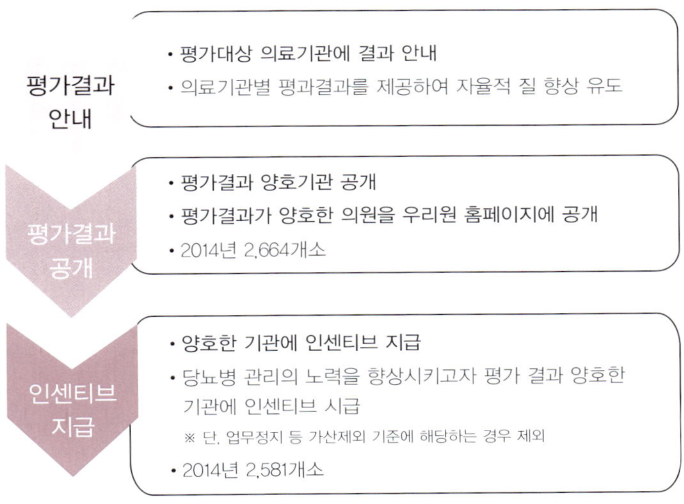

5) 만성 폐쇄성폐질환 적정성 평가

(1) 평가배경

만성 폐쇄성폐질환(chronic obstructive pulmonary disease: COPD)은 만성

적으로 기류의 상태가 불량한 폐쇄성 폐질환의 한 종류로서 시간이 지남에 따라 상태가 악화되며, 주요 증상으로는 호흡곤란, 기침, 가래 등이 있다. 만성기관지염 환자 중 대다수에게서 만성 폐쇄성폐질환이 나타난다.

따라서 만성 폐쇄성폐질환은 지속적 관리를 통해 질병 악화와 입원을 예방하는 것이 중요한 질환이며, 이에 전체 평가대상 기관의 평가결과를 공개하여 국민의 의료선택권을 보장하고, 요양기관이 질 향상 할 수 있도록 지원하고자 하는데 있다. 만성 폐쇄성폐질환(Chronic Obstructive Pulmonary Disease, COPD)은 환자관리의 질 향상을 도모하여, 중증으로의 이환을 줄이고 요양급여의 적정성을 제공하고자 만성 폐쇄성폐질환 적정성 평가를 수행하고 있다.

(2) 평가목적

만성 폐쇄성폐질환환자관리의 질 향상을 도모하여, 중증으로의 이환을 줄이고 요양급여의 적정성을 제고하고자 함.

(3) 평가내용

만성 폐쇄성폐질환을 진단하고 질병의 심한정도와 치료가 잘되고 있는지를 객관적으로 측정하는 "폐기능검사"를 시행하고 있는지, 만성 폐쇄성폐질환환자가 주기적으로 진료 받고 있는지를 보기 위한 "지속방문"과 중요한 치료 약제인 "흡입기관지확장제"를 처방했는지를 평가한다.

(4) 평가대상 기관

만성 폐쇄성폐질환환자를 진료한 모든 의료기관을 대상으로 하며, 만성 폐쇄성폐질환(J43~J44, 단 J43.0은 제외)을 주 또는 제1부상병으로 외래 요양급여비용청구가 발생한 요양기관(종별 : 상급종합병원, 종합병원, 병원, 요양병원, 의원, 보건소, 보건지소, 보건의료원)이다.

(5) 평가기준

평가기준은 3개 평가지표(검사, 치료지속성, 처방)로 하며 다음과 같다.

표 5-7 평가지표 및 모니터링 지표 항목

평가영역		지표명	지표해석
평가지표	검사	지표1. 폐기능검사 시행률	높을수록 좋음
	치료지속성	지표2. 지속방문 환자비율	
	처방	지표3. 흡입기관지확장제 처방 환자비율	
모니터링 지표	결과	지표1. COPD로 인한 입원경험 환자비율	현황파악
	결과	지표2. COPD로 인한 응급실 방문경험 환자비율	
	청구행태	지표3. 호흡기계질환 중 COPD 또는 천식상병 점유율	

(6) 평가결과 공개 및 인센티브제공

평가결과는 5개 등급으로 나누어 공개하며, 등급 숫자가 작을수록 만성 폐쇄성폐질환 치료를 잘하는 병원이다.

만성 폐쇄성폐질환(COPD) 적정성 평가 사례

0000병원은 건강보험심사평가원에서 발표한 만성 폐쇄성폐질환(COPD) 적정성 평가에서 1등급을 획득했다고 밝혔다. 만성 폐쇄성폐질환 적정성 평가는 환자 관리의 질적 수준을 향상 시키고, 중증으로의 이환을 줄여 요양급여의 적정성을 제공하기 위해 심평원에서 실시하고 있다. 이번 평가에서 심평원은 2015년 5월부터 2016년 4월까지 1년간 만성 폐쇄성폐질환 환자를 진료한 6,722개의 의료기관을 대상으로 ▲폐기능 검사 시행률 ▲지속방문 환자 비율 ▲흡입기관지 확장제 처방환자 비율 등의 3가지 항목을 평가했다.

이를 바탕으로 의료기관을 1~5등급으로 구분했으며, 종합점수가 80점 이상인 의료기관은 1등급을 획득했다.

0000병원은 각각의 평가항목에서 높은 점수를 획득하여, 이번 적정성 평가에서 1등급을 획득했다. 특히, 폐기능 검사 시행률(전체 평균 62.53%)과 흡입기관지 확장제 처방 환자 비율(전체 평균 71.19%)의 평가 항목에서 각각 91.89%, 97.30%를 보여 전체 의료기관의 평균보다 높은 점수를 얻었다.

만성 폐쇄성폐질환은 폐로 들어오는 나쁜 공기나 가스에 의해 폐에 비정상적인 염증반응이 일어나 기류제한이 진행되는 호흡기질환이다. 이로 인해 손상된 폐는 회복이 힘든 특징을 갖고 있으며 특히 흡연이 주요 원인으로 알려져 있다. (메디팜뉴스 2017.1.26. 보도내용 요약)

6) 폐렴(1차) 적정성평가

(1) 평가배경

폐렴(Pneumonia)은 병을 일으키는 세균에 의해 세기관지 이하 부위의 폐조직에 염증반응을 일으키는 질환으로 원인은 세균이나 바이러스, 곰팡이에 의한 감염이 되고 있다고 알려져 있으며, 일반적으로 기침, 가래, 발열이 동반되면서 흉부사진에서 폐렴과 유사한 소견이 있으면 폐렴이란 진단과 더불어 치료를 시작하는 것이 보통이다.

폐렴은 내과부분의 대표적인 질환으로, 특히 노령인구에서 다빈도로 발생하며 항생제 치료에도 불구하고 노인환자의 사망률이 높은 질환이며, 우리나라의 경우 빠른 인구 노령화로 노인인구가 증가 추세이며, 폐렴으로 치료하는 환자수와 진료비도 매년 점진적으로 증가하고 있다. 또한 폐렴 진료영역의 질적 수준을 파악하고, 폐렴진료의 질 개선을 통한 사망률 감소를 위하여 폐렴에 대한 의료의 질 평가가 필요하다.

폐렴은 매우 흔한 질환으로, 특히 노령인구에서 많이 발생하며 항생제 치료에도 불구하고 노인환자의 사망률이 높은 질환입니다. 인구 고령화로 인해 환자수가 매년 증가하고 있고, 우리나라 사망원인 5위에 해당하는 질환이다. 건강보험심사평가원은 폐렴에 대한 치료가 적절하게 시행되고 있는지를 평가하였고 국민이 병원을 선택할 때 도움을 주고자 평가결과를 공개하고 있다.

(2) 평가목적

내과진료의 일반적인 질적 수준을 가늠할 수 있는 대표질환인 폐렴의 진단 및 치료의 질 개선을 통해 생존율을 향상시키고자 하는데 목적이 있다.

(3) 평가대상 및 기준

① 평가대상

폐렴으로 입원한 환자가 10건 이상인 상급종합병원, 종합병원, 병원(요양병원 제외)을 대상으로 하고 있다.

② 대상환자

「지역사회획득 폐렴*」으로 입원하여 항생제(정맥내)를 3일 이상 투여한 성인

환자(만 18세 이상)로 하고 있다(폐렴이 주상병 또는 제1부상병으로 청구된 입원 요양급여비용명세서 중 제외대상이 아닌 환자).

(4) 평가내용

폐렴은 진료과정 부분을 8개 지표로 구분하여 평가를 시행하고 있다.

○ 진료과정 부문 : 적절한 시기에 적절하게 진단되고 치료가 실시되었는지와 재발 감소를 위한 이차예방을 위한 교육이 잘 이루어지는지를 평가하고 있다. 산소포화도 검사 실시율, 객담도말검사 처방률, 객담배양검사 처방률, 혈액배양검사 실시율, 중증도 판정도구 사용률로 초기 진단이 잘 시행되는지를 평가한다. 또한 항생제 투여

율(8시간 이내)로 초기 치료가 잘 시행되는지를 평가하고 있다. 그리고 금연교육 실시율, 폐렴구균 예방접종 확인율로 이차예방이 잘 이루어지는지를 평가한다.

(5) 평가결과 공개

평가결과는 5개 등급으로 나누어 공개하고 있으며, 등급 숫자가 작을수록 폐렴 치료를 잘하는 병원이다.

(6) 평가기준

평가지표는 대한결핵 및 호흡기학회에서 개발한 총 15개 지표로 평가하며 평가지표 8개, 모니터링지표 7개이다.

(7) 평가결과 공개

평가결과는 이해하기 쉽도록 종합점수를 산출하여 5등급으로 공개하여 국민의 의료이용 선택과 요양기관의 벤치마킹자료 제공을 위해 지표별 결과 및 전체 평균값 제공하고 있다.

7) 천식 적정성 평가

(1) 평가배경 및 목적

천식(asthma)은 알레르기 염증 반응에 의해 기도가 좁아져 기침, 호흡곤란, 가슴이 답답함 느낌, 숨을 쉴 때 쌕쌕거리는 소리(천명음)를 유발하는 질환을 말하며, 알레르기 반응 때문에 발생되는 외인성천식과 기관지가 민감한 사람에게 세균이 침입해 발생되는 내인성천식이 있다. 또한 천식은 폐기관지의 근육이 위축되고 기관지 점막이 부풀어 오르며 기관지샘에서 점액이 과다하게 분비되고, 이때 나온 점액 때문에 기관지가 막혀서 천식발작 증상이 나타난다. 특히 감기에 걸린 이후 천식이 악화되기도 하는데 기침만 하는 경우에는 감기로 오인할 수 있어 주의를 요한다. 따라서 천식은 대표적 호흡기 만성질환으로 적절한 약물 사용과 악화 인자 회피, 청결한 환경관리가 지속적으로 필요하다.

(2) 평가대상 및 기관

대상기관은 천식환자를 진료한 모든 의료기관을 대상(단 치과 및 한방기관 제외)으로 하고 있다.

(3) 평가기준

검사 영역(폐기능 확인을 위한 검사 시행여부 평가)을 기준으로 하고 있다.

① 폐기능검사(Pulmonary function test) 시행률 : 치료지속성 영역(지속적인 방문여부 평가)

② 지속방문 환자비율 : 처방 영역(권장되는 천식약 처방여부 평가)

③ 흡입스테로이드 처방 환자비율

④ 필수약제 처방 환자비율

⑤ 흡입스테로이드 없이 LABA(지속성베타2항진제) 및 SABA(속효성베타2항진제) 처방 환자비율

⑥ 흡입스테로이드 없이 경구스테로이드 처방 환자비율

(4) 평가결과 활용 및 평가결과 공개

의료기관에 평가결과를 안내하여 자율적인 질 향상 유도 평가결과 안내하고, 평가결과가 양호한 의원을 건강보험심사평가원 홈페이지에 공개하고 있다.

8) 의료급여 정신과 적정성평가

(1) 평가배경 및 목적

① 의료급여

의료급여제도는 생활유지능력이 없거나 생활이 어려운 저소득 국민의 의료문제를 국가가 보장하는 공공(적)부조제도로서 건강보험과 함께 국민 의료보장의 중요한 수단이 되는 사회보장제도의 하나이다. 따라서 의료급여는 생활유지능력이 없거나 생활이 어려운 국민들에게 발생하는 의료문제 즉, 개인의 질병, 부상, 출산 등에 대해 의료서비스(진찰 검사, 치료 등)를 제공하는 제도이다.

② 정신질환 수가 건강보험 기준

○ 한국표준질병사인분류항목 중 정신 및 행동장애(F00-F99)와 간질(G40, G41)에 해당하는 질병(이하"정신질환")으로 정신건강의학과 전문의료급여기관(병원 및 종합병원급의 정신건강의학과 포함)에서 진료한 경우에는 1일당 정액수가로 산정한다.

○ 정신질환에 대한 정액수가에는 진찰료 · 입원료 · 투약료 · 주사료 · 정신요법료검사료 등 환자진료에 필요한 제반비용이 포함되어 있으므로 환자상태에 따라 적절

한 진료를 행하여 치료기간을 단축시키도록 노력하여야 한다.

③ 정신질환 입원 수가

○ 정신질환에 대한 입원수가는 1일당 정액수가(식대 포함)로 정신건강의학과 전문의가 상근하는 경우에 산정하며, 정신건강의학과 의사, 정신건강의학과 간호사 및 정신보건전문요원 인력 확보수준에 따른 차등제를 적용하여 산정한다.

○ 정신질환 입원수가는 입원기간에 따라 산정하며, 정신건강의학과 입원진료 후 퇴원 투약비용은 투약 1일당 정액수가에 퇴원일을 제외한 투약일수를 곱하여 산정한다.

④ 평가배경 및 목적

의료급여 정신건강의학과 입원진료의 급여는 일당정액제로 운영되고 있으며, 의료서비스 수준 향상을 위해 의료인력에 따라 수가 차등제를 실시하고 있음에도 의료서비스의 과소제공 우려가 상존하고 있어, 2009년부터 건강보험심사평가원에서 평가를 실시하고 있다.

평가기준에 의한 평가를 한 결과 의료급여 정신과 입원급여를 청구하는 요양기관의 구조 및 의료서비스 영역의 질(Quality)이 개선되었으나 기관 간 수준차이가 여전히 존재하고 있다. 따라서 평가를 통해 의료급여 정신과 입원진료의 질적 수준을 측정하여 해당기관에 결과를 제공함으로써 자율적 질 향상을 유도하고자 하는데 목적이 있다.

의료급여환자의 정신건강의학과 입원료는 1일당 책정된 정액금액만을 환자에게 받도록 하고 있어 의료서비스를 적게 제공할 우려가 있으므로 건강보험심사평가원은 이를 방지하고 서비스 질을 높이고자 평가를 시행하고 있으며, 국민이 병원을 선택할 때 도움을 주고자 평가결과를 공개하고 있다.

(2) 대상기관

의료급여 정신과 입원진료비를 청구한 정신의료기관(의원, 병원, 종합병원)을 대상으로 하고 있다.

(3) 평가 방법 및 지표

평가지표는 총 25개 지표〔구조부문 9개, 진료부문 11개, 모니터링 지표 5개〕로 하고 있으며 다음과 같다.

① 구조부문

정신의료기관의 인력과 시설로 나누어 종합 평가를 시행하고 있다.

표 5-8 구조부문 평가지표

구분	평가내용
시설	병실 당 정원 수, 전체 병상 중 침대비율, 입원병동 내 대변기 1개당 병상 수, 휴게 공간, 산책 공간, 운동설비를 갖춘 운동공간의 유무 등 시설 수준을 평가하고 있다.
인력	정신건강의학과 의사, 정신건강의학과 간호사, 정신건강의학과 간호인력(간호사, 간호조무사), 정신보건전문요원(정신보건임상심리사, 정신보건간호사, 정신보건사회복지사), 사회복지사 등의 인력 1명당 1일 입원환자 수를 평가하고 있다.

② 과정부문

부작용이 적고 재발률 감소에 유리한 경향을 보이는 비정형약물의 처방률(조현병), 정신요법 실시횟수, 개인정신치료 실시횟수, 낮 병동 또는 정신보건센터 등 (위탁)운영 유무 등 정신의료기관에서 제공하는 의료서비스에 대해 평가를 하고 있다.

③ 결과부문

조현병 및 알코올장애 환자의 재원·퇴원환자의 입원일수 중앙값, 조현병 및 알코올장애 환자의 퇴원 후 7일 이내 재입원율, 조현병 환자의 퇴원 후 30일 이내 외래 방문율 등 진료결과에 대해 평가하고 있다.

④ 평가결과 및 공개

가. 평가결과는 5개 등급으로 나누어 공개하고 있으며, 등급 숫자가 적을수록 의료급여 정신과 치료를 잘하는 병원이다.

나. 기관별 종합점수에 따라 5등급으로 구분하여 기관별 평가등급, 지표별 평가결과를 건강보험심사평가원 홈페이지에 공개하고 있다.

9) 급성심근경색증 평가

(1) 배경

급성 심근경색증(Acute Myocardial Infarction)은 관상동맥이 갑자기 막힘으로 인하여 혈액을 공급하는 부위의 심근이 죽어가는 심각한 질환으로, 한국인의 사망원인 중 가장 빠른 속도로 증가하고 있는 질병 중의 하나이며, 주로 혈관벽이 파열되거나 균열이 생기면서 형성되는 혈전에 의해 관상동맥이 갑자기 막혀 발생하는데, 심장이 멈추기도 하고 심장근육의 손상이 광범위하게 발생하여 무엇보다 신속한 치료가 필요한 질환으로 알려져 있다. 또한 심근경색증은 발생 직후 병원에 도착하기 이전에 환자의 1/3은 사망하게 되며, 병원에 도착하여 적절한 치료를 받더라도 사망률이 5~10%에 이르는 무서운 질환으로서 치료 방법에는 혈전용해제 등의 약물을 이용하는 방법과 응급 관상동맥 중재시술(풍선확장술 및 스텐트 삽입술)로 막힌 혈관을 뚫어주는 방법 등이 있다. 그리고 심근경색증은 식생활의 서구화 및 인구의 고령화로 고혈압 등 만성질환자가 증가하면서 심장질환도 매년 증가하는 추세이며, 통계청 발표에 의하면 심근경색증을 비롯한 허혈성심질환이 우리나라 사망원인 2위를 차지하고 있다. 특히 급성심근경색증은 병원도착 전에 사망이 많아 신속한 치료가 필요한 위급한 질환이다. 따라서 급성심근경색증의 관련학회 및 전문가 의견수렴을 통해 질 지표를 보완 · 개발하여 2007년부터 급성심근경색증에 대한 진료의 질적 수준을 평가하고 있다.

또한 경제적 인센티브를 통해 요양기관의 의료서비스 질 향상을 촉진시키고자 2007년 하반기부터 3개년 동안 상급종합병원을 대상으로 가감지급시범사업을 진행하였으며, 그 결과 질 향상의 효과가 뚜렷하게 나타나, 2010년부터는 종합병원까지 확대하여 가감지급사업을 추진하고 있다. 건강보험심사평가원은 급성심근경색증에 대한 치료가 적절하게 시행되고 있는지를 평가하여, 국민이 병원을 선택할 때 도움을 주고자 평가결과를 공개하고 있다.

(2) 목적

급성심근경색증 평가는 의료서비스의 질을 평가하고 그 결과에 따라 경제적 인센티브를 제공함으로써 요양기관의 자율적 질 향상 활동을 유도하고, 진료결과의 효과성을 높이고자 하는데 있다. 또한 평가결과를 공개함으로써 의료서비스를 이용하는 의료소비자에게 보다 합리적인 선택을 할 수 있는 정보를 제공하고, 급성심근경색증의 치료방법과 위험요인 등에 대한 이해도를 높여 보다 합리적인 선택을 할 수 있는 기회를 제공하고자 하는데 있다. 궁극적으로는 급성심근경색증 의료의 질 향상을 통해 국민의 건강증진을 도모하고자 함에 있다.

(3) 관련근거

국민건강보험법 시행령 제28조(업무)제1항제3호와 법 제63조제1항제2호에 따른 요양급여의 적정성평가 결과의 공개에 명시되어 있다.

(4) 대상기관

상급종합병원 및 종합병원의 응급실을 경유하여 입원한 급성심근경색증 확진 건으로 하고 있다.

(5) 평가내용

① **진료량 부문** : 급성심근경색증으로 입원한 환자수를 평가한다.

② **진료과정 부문** : 병원도착 30분 이내 혈전용해제 투여율, 병원도착 90분 이내 일차적 경피적 관상동맥중재술(Prmary PCI) 실시율, 병원도착 시 아스피린 투여율, 퇴원 시 아스피린 처방률, 퇴원 시 베타차단제 처방률을 평가한다.

③ **진료결과 부문** : 사망률(병원 입원기간 중 사망/입원 30일 이내 사망)을 평가한다.

(6) 평가결과

평가결과는 5개 등급으로 나누어 공개하고 있으며, 등급 숫자가 작을수록 급성심근경색증 치료를 잘하는 병원이다.

10) 위암 적정성평가

(1) 평가 배경 및 목적

위암(stomach cancer)이란 인체의 장기 중 위에서 발생하는 악성종양으로서 위에서 발생하는 암은 조직의 기원에 따라 위 점막 상피에서 생기는 위선암과 점막하층에서 생기는 기질성 종양, 악성 림프종, 근육 육종 등이 있으며, 위 점막에서 발생하는 선암이 가장 흔하여(90% 이상) 위암이라고 한다. 또한 위암은 한국과 일본 등지에서 가장 많이 발생하는 암종으로 위의 점막에서 발생하고 시간이 지남에 따라 점막하층, 근육층, 장막하층, 장막층으로 침윤하게 되며, 위암이 전이되는 경로는 위 주변의 임파선을 따라 혹은 혈류의 파급에 의해 간, 폐, 뼈 등의 여러 부위로 전이될 수가 있다. 위암의 치료는 무엇보다도 조기발견과 조기근치적출술이 중요하며, 조기위암일 경우에는 치료 후 5년 생존율이 95%에 이른다고 보고되고 있다. 진행된 위암의 경우에는 수술 이외에 항암요법 · 면역요법 등을 실시한다.

그리고 위암은 우리나라 주요 사망원인으로 남자에서는 발병률이 매우 높은 것으로 나타났으며, 이에 위암치료 시 치료과정의 적절성을 평가하고 결과를 feedback하여 의료기관의 진료과정 개선 노력을 유도하고, 진료 변이를 감소시키는 등 위암 진료의 질(Quality)과 효율성을 향상시키고자 하는데 목적이 있다.

건강보험심사평가원에서는 2013년 예비평가 결과 의료기관 간 편차가 큰 것으로 나타남에 따라 진료편차를 감소시키고, 진단과 수술이 정확히 이루어졌는지 또는 적기에 항암치료를 실시하고 있는지 등 위암 진료의 질을 향상시키고자 위암평가를 실시하고 있다.

(2) 평가대상

대상환자는 원발성 위암으로 입원 진료분 수술(내시경절제술 또는 위절제술)한 만 18세 이상 환자를 대상(전체의료기관)으로 하고 있다.

(3) 평가지표

평가지표 : (총19개) 구조지표 1개, 과정지표 15개, 결과지표 3개, monitoring지표 1개 포함하여 평가를 하고 있다.

11) 중환자실 적정성평가

(1) 평가 배경 및 목적

집중치료실(intensive care unit: ICU) 또는 중환자실(critical care unit; ICU)은 병원 시설의 일종으로서 호흡, 순환, 신진 대사 등 기타 심각한 급성 기능 부전 환자의 상태를 24시간 체제로 관리하고 보다 효과적인 치료하는 것을 목적으로 하고 있다.

중환지실은 원래 특정 진료과에 속하지 않고 독립적인 조직 진료과를 불문하고 환자를 관리하는 체제가 일반적이지만, 병원의 운영여건에 따라 진료과 아래에 집중치료실을 설치하는 병원도 있다. 또한 중환자실은 일반병실보다 고도의 환자상태감시 장비, 생명유지 의료장비를 갖추고 있으며, 중환자치료에 다양한 전문지식을 갖춘 전문의사 및 간호사, 약사, 영양사, 재활치료사, 등의 여러 분야의 전문가들이 중환자의 생명을 구하고 중요한 장기들의 손상을 최소화하기 위한 집중치료가 시행되는 곳으로 중환자실 입원실료는 일반환자 입원료와 별도 구분되어 있다.

따라서 우리나라의 중환자실의 질적 수준을 높이고, 병원 간 운영의 격차를 줄이기 위해 중환자실 적정성평가를 실시하고 있다.

(2) 평가대상

만18세 이상 중환자실에서 입원 진료한 종합병원 이상 요양기관(상급종합병원 및 종합병원)을 대상으로 한다.

(3) 평가지표

평가지표는 인력 · 시설 · 장비 등 구조부분(4개지표)과 중환자를 진료하는데 필요한 기본과정들을 제대로 수행해 나가는지를 보는 진료과정(2개지표), 48시간 내 재 입실률을 평가하는 진료결과(1개지표)로 나누어지며, 총 7개 평가지표로 구성되었다.

평가지표는 인력 · 시설 · 장비 등 구조부분과 중환자를 진료하는데 필요한 기본과정들을 제대로 수행해 나가는지를 보는 진료과정, 48시간 내 재 입실률을 평가하는 진료결과로 나뉘며, 총 7개 평가지표로 구성되었다.

표 5-9 중환자실 평가지표 내용

구분	평가내용
구조부분	전담의사나 간호사가 보는 환자수가 적정한지, 필요한 전문장비나 시설을 갖추고 있는지, 표준화된 진료지침이나 프로토콜을 가지고 진료를 하는지 등을 평가한다.
진료과정	심부정맥 혈전증 예방요법 실시 환자비율, 표준화사망률 평가 유무를 평가한다.
진료결과	평가하는 지표는 사망률이나 감염률 등이 있지만, 첫 평가인 점과 측정 가능성 등을 고려하여 이번에는 48시간 이내 중환자실에 재 입실한 환자가 얼마나 되는 지를 평가하였다.

12) 요양병원입원 적정성평가

(1) 평가 개요

요양병원이란 의사나 한의사가 의료를 행하는 곳으로서, 요양환자 30명 이상을 수용할 수 있는 시설을 갖추고 의료서비스 제공을 목적으로 개설된 의료기관을 말하며, 주로 장기요양이 필요한 입원환자에게 의료를 행할 목적으로 개설하는 의료기관(의료법 제 3조 3항)으로 2019년 현재 전국에 약 1,430개 병원이 있다. 다만 일반 병원과 달리 의사 및 간호사의 법정 배치기준 완화와 사회복지사나 물리치료사를 추가 배치토록 한 것이 특징이다. 이에 반해 요양시설은 의료서비스보다는 노인수발 제공을 목적으로 한다.

(2) 요양병원 입원대상

노인성질환, 만성질환자 및 외과적 수술 후 또는 상해후의 회복기간에 있는 자로서 주로 요양을 필요로 하는 자. 다만, 정신질환자(노인성치매 제외) 및 전염성 질환자는 입원대상으로 하지 아니한다(의료법시행규칙 제28조의 4).

(3) 급여일반 원칙

① 의료법 제3조 제 2항 제3호에 의한 요양병원이 국민건강보험법령의 규정에 의하여 입원진료에 대한 요양급여를 실시한 경우에 적용한다.
② 국민건강보험법 시행령 및 국민건강보험 요양급여의 기준에 관한 규정에 의거 포괄적인 행위가 적용되는 환자와 포괄적인 행위가 적용되지 않는 환자는 별도기준에 의하여 산정한다(가. 입원 6일 이내에 퇴원환자 나. 낮병동입원환자 다. 한방과 입원환자 라. 치과 입원환자)
③ 장기환자가 입원기간 중 다음에 해당하는 경우 동 기간 동안에는 제3부에 의하여 산 정 할 수 있다(가. 폐렴치료기간 나. 패혈증 치료기간 다. 중환자실 치료기간 라. 외과적 수술 및 동 수술에 따른 관련된 치료기간).
④ 요양급여비용산정과 각종 가감률 금액 산출방법 등은 건강보험요양급여비용 산정지침 제1편 제1부 Ⅰ 일반기준의 1항 및 2항에 의한다.

(4) 평가 목적 및 필요성

요양병원은 일당 정액 형태의 수가 적용에 따라 자원 투입 비용을 줄이려는 동기가 발생하여 서비스의 과소 제공 가능성이 있는 상황에서, 인구의 고령화 등으로 요양병원 기관수 및 의료비가 해마다 증가되고 있다. 보건복지부는 요양병원 의료서비스의 질(Quality) 하락 및 사회적 이슈화에 따른 조치의 일환으로, '요양병원 입원급여 적정성평가' 추구 조사 실시 및 결과공개를 계획하였으며, 이러한 필요성에 따라 그간 5차례에 걸쳐 평가를 실시한 결과 의료서비스수준은 전반적으로 향상되었으나 요양병원 간 질적

(qualitative) 편차는 여전한 것으로 나타났다. 따라서 요양병원의 지속적인 질 향상 노력을 유인하여 기관 간 서비스 편차를 줄이고 서비스의 적정성 유지 및 소비자에게 합리적인 병원 선택 정보를 제공하기 위해 평가를 실시하고 있다.

그림 5-10 현대시설의 요양병원

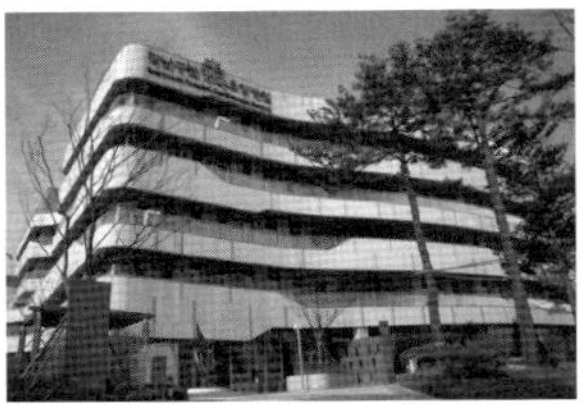

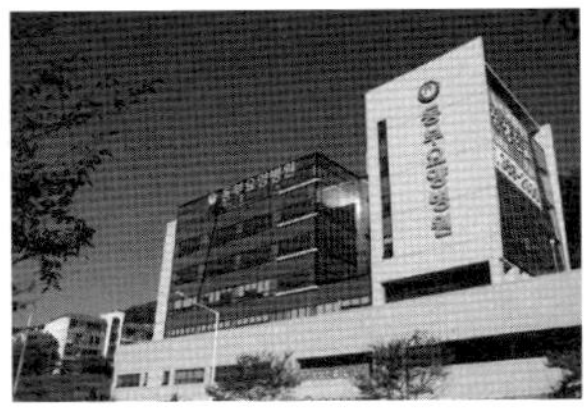

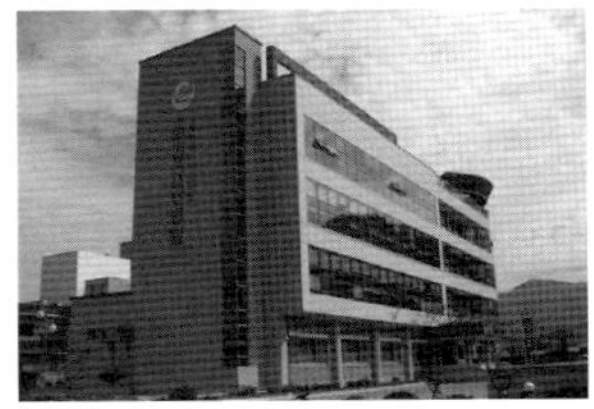

(5) 평가대상 및 기관

요양병원 일당 정액수가를 청구하는 모든 요양병원의 건강보험, 의료급여 및 보훈 입원 진료분으로 한다.

(6) 평가기준

평가기준 및 모니터링 지표는 다음과 같다.

표 5-10 중환자실 적정성 평가지표

부문	영역	지표명	비고
구조 부문 (9)	의료 인력 (3)	ㅇ 의사 1인당 환자수 ㅇ 간호사 1인당 환자수 ㅇ 간호인력(간호사+간호조무사) 1인당 환자수	
	필요 인력 (6)	ㅇ 물리치료사 1인당 환자수 ㅇ 약사 재직일수율 ㅇ 방사선사(방사선촬영장비 포함) 재직일수율 ㅇ 임상병리사(임상검사실 포함) 재직일수율 ㅇ 사회복지사 재직일수율 ㅇ 의무기록사 재직일수율	
진료 부문 (13)	과정 (5)	ㅇ 65세 이상 노인 중 입원시 MMSE검사 실시 환자분율 ㅇ 유치도뇨관이 있는 환자분율(고위험군/저위험군) ㅇ 당뇨환자 중 HbA1c 검사 실시 환자분율 ㅇ 매월 체중측정 환자분율	제외대상 보완
	결과 (8)	ㅇ 일상생활수행능력 감퇴 환자분율(치매환자군/치매환자제외군) ㅇ 방밖으로 나오기 악화 환자분율(치매환자군/치매환자제외군) ㅇ 욕창이 새로 생긴 환자분율(고위험군/저위험군) ㅇ 욕창이 악화된 환자분율_고위험군 ㅇ 욕창 개선 환자분율_고위험군	제외대상 보완

모니터링 (15)	○ 폐렴 발생률 ○ 폐렴 환자 당 평균 치료일수 ○ 일상생활수행능력 개선 호나자분율(전문재활치료군) ○ 장기입원(361일 이상) 환자분율 ○ 7일 미만 입원환자 청구 건수율 ○ 5% 이상 체중감소 환자분율 ○ 중등도 이상의 통증 환자분율 ○ 요실금, 유치도뇨관 삽입환자 중 배뇨조절 프로그램 실시 환자분율 ○ 일상생활수행능력 개선 환자분율(치매환자군/치매환자제외군)	
	○ 방밖으로 나오기 개선환자분율(치매환자군/치매환자제외군)	추가
	○ 전문재활치료 180일 이상 입원 환자분율	추가
	○ 간호인력의 이직률	구조지표→모니터링 결과지표→모니터링
	○ 요실금 환자분율_저위험군	고위험군 보완

평가기준 개선내용 : 분익 1 참조

(7) 평가방법

기관별 지표 값에 따라 절대평가(1 5점으로 표준화)로 종합점수를 기준으로 등급분할 및 기관별 평가등급을 부여(5등급)하여 실시한다.

(상기 요양급여 적정성평가 자료참고 : 보건복지부 및 건강보험심사평가원 자료)

핵심다지기

1 요양급여 적정성평가의 분야별 평가기준 및 대상, 평가영역(항목)에 대하여 알아본다.

(1) 암, 심장질환 등 32개 항목(2017년 기준)이며, 2001년 약제 평가(항생제처방률, 주사제처방률 등)를 시작으로 급성기질환(급성심근경색증, 암 등)에서 만성질환(고혈압, 당뇨병 등)까지 평가영역을 확대하고 있다. ('01) 5개 → ('06) 14개 → ('11) 19개 → ('13) 24개 → ('16) 31개 항목 → ('17) 32개 항목 → ('20) 35개 항목 → ('21) 39개 항목

(2) 평가영역은 고혈압 · 당뇨병 · 대장암 · 유방암 · 혈액투석 · 의료급여정신과 · 요양병원 · 약제급여(6종) · 제왕절개분만 · 급성심근경색증 · 관상동맥우회술 · 급성기뇌졸중 · 수술의 예방적 항생제 사용 · 진료량 지표 · 진료결과 · 유소아중이

염 항생제 등이 있다.

2 병원별 분야별 평가 대상에 대하여 평가계획을 수립하고 준비한다.

3 담당부서 주관으로 관련부서의 평가준비 회의를 실시한다.

4 직원을 대상으로 요양급여 적정성평가 직종별 교육을 실시한다.

5 요양급여 적정성평가에 대한 영역별 자료를 수집하고 활용한다.

6 건강보험심사평가원의 평가결과를 분석 후 개선방안을 수립하여 시행한다.

7 평가결과를 분석 시 유사규모병원의 자료와 비교분석하여 개선방안을 도출한다.

8 요양급여적정성평가에 대한 향 후 병원의 추진계획을 수립하고 정책에 반영한다.

CHAPTER 06

환자안전관리 및 평가

6-1 환자안전의 개념

{ 학습목표 } 1. 환자안전의 관리에 대한 개념을 알 수 있다.
2. 환자안전관리 활동계획을 수립 할 수 있다.

필요 지식

1. 환자안전의 개념

(1) 개념

환자안전에 대한 필요한 사항을 규정하고 체계적이고 총괄적인 관리를 위하여 환자안전법의 시행에 따라 병원 내 환자안전위원회를 설치 · 운영하고, 환자 안전전담인력을 두어 입원환자를 대상으로 병동 내 안전사고를 예방하고 환자에게 안전한 의료서비스를 제공하고 있다. 또한 환자안전관리를 위해 가장 핵심이 되는 감염관리 활동을 강화하고 있으며, 의료수가에 환자안전관리료 수가가 신설되어 적용되고 있다. 따라서 병원이나 부서에서 발생할 수 있는 의료안전과 환자안전에 대한 관심과 대책이 필요하다.

또한「보건의료기본법」제4조에 따르면 국가의 책임으로서 "국가는 식품, 의약품, 의료기기 및 화장품 등 건강 관련 물품이나 건강 관련 물품이나 건강 관련 활동으로부터 발할 수 있는 위해를 방지하고, 각종 국민건강을 위해 요인으로부터 국민의 건강을 보호하기 위한 시책을 강구하도록 노력해야한다" 고 규정이 되어있다.

(2) 환자안전법

환자안전에 대한 체계적이고 총괄적인 관리를 위하여 환자안전에 필요한 사항을 규정함으로써 환자의 보호 및 의료 질 향상에 이바지함을 목적(제1조)으로 2015년 1월 28일 공포되어 2016년 7월 29일 시행되었다. 그리고 2020년 1월 9일 환자안전개정법안(일명 제윤이법)이 국회를 통과하였다.

(3) 용어의 정의

① "환자안전사고"란 「보건의료기본법」 제3조제3호의 보건의료인이 환자에게 보건의료 서비스를 제공하는 과정에서 환자안전에 보건복지부령으로 정하는 위해(危害)가 발생하였거나 발생할 우려가 있는 사고를 말한다.

② "환자안전활동"이란 국가, 지방자치단체, 「보건의료기본법」 제3조제4호의 보건의료기관, 보건의료인, 환자 및 환자의 보호자가 환자안전사고의 예방 및 재발 방지를 위하여 행하는 모든 활동을 말한다.

2. 보건의료인의 책무 및 환자의 권리와 책무

(1) 보건의료기관의 장과 보건의료인의 책무(제4조)

① 보건의료기관의 장과 보건의료인은 환자안전 및 의료 질 향상을 위하여 국가와 지방자치단체의 시책을 따라야 한다.

② 보건의료기관의 장과 보건의료인은 환자안전사고가 발생하지 아니하도록 시설 · 장비 및 인력을 갖추고, 필요한 의무를 다하여야 한다.

③ 보건의료기관의 장과 보건의료인은 환자안전활동에 환자와 환자의 보호자가 참여할 수 있도록 노력하여야 한다.

"환자안전활동"이란 1. 환자안전활동의 보고 2. 환자안전기준의 준수 점검 3. 환자안전지표의 측정 · 점검 4. 그 밖에 환자안전 및 의료 질 향상을 위하여 보건복지부장관이 특히 필요하다고 인정하는 사항을 말한다.

(2) 환자의 권리와 책무(제5조)

모든 환자는 안전한 보건의료를 제공받을 권리를 가지며, 환자와 환자의 보호자는 환자안전활동에 참여하여야 한다.

3. 환자안전종합계획

(1) 환자안전종합계획의 수립(제7조)

① 보건복지부장관은 환자안전 및 의료 질 향상을 위하여 관계 중앙행정기관의 장과

협의하여 환자안전종합계획을 5년마다 수립하고 이를 시행하여야 한다.

② 종합계획에는 다음 각 호의 사항을 포함하여야 한다.

1. 환자안전활동의 기본 목표 및 추진방향
2. 환자안전활동의 추진계획 및 추진방법
3. 환자안전활동의 실태 파악, 제16조에 따른 보고 · 학습시스템의 운영 및 관리
4. 환자안전활동을 위한 기술의 연구 · 개발, 전문인력의 양성 및 지원
5. 제9조에 따른 환자안전에 관한 기준
6. 환자와 환자 보호자의 환자안전활동 참여 방안
7. 그 밖에 보건복지부령으로 정하는 환자안전활동에 필요한 사항

③ 보건복지부장관은 종합계획을 수립하기 위하여 관계 기관 · 법인 · 단체의 장에게 종합계획의 수립에 필요한 자료의 제출을 요청할 수 있다. 이 경우 관계 기관 · 법인 · 단체의 장은 정당한 사유가 없으면 이에 따라야 한다.

④ 보건복지부장관은 종합계획을 확정한 후 지체 없이 국회에 보고하여야 한다.

⑤ 보건복지부장관은 5년마다 환자안전에 관한 백서를 발간하여 공표하여야 한다.

⑥ 종합계획은 「보건의료기본법」 제15조에 따른 보건의료발전계획과 연계하여야 한다.

(2) 환자안전종합계획 내용(시행규칙 제3조)

"보건복지부령으로 정하는 환자안전활동에 필요한 사항"이란 다음 각 호의 사항을 말한다.

1. 환자안전활동에 대한 재원 조성 및 집행에 관한 사항
2. 환자안전활동을 위한 제도적 기반 조성에 관한 사항
3. 환자안전활동에 대한 행정적 · 재정적 지원에 관한 사항
4. 환자안전활동을 위한 국제 협력에 관한 사항
5. 그 밖에 환자안전활동 개선을 위하여 보건복지부장관이 특히 필요하다고 인정하는 사항

4. 환자안전위원회 및 설치운영

(3) 환자안전위원회(제11조)

① 보건복지부령으로 정하는 일정 규모 이상의 병원급 의료기관은 환자안전 및 의료질 향상을 위하여 환자안전위원회를 설치 · 운영하여야 한다.

② 위원회는 다음 각 호의 업무를 심의한다.

1. 환자안전사고의 예방 및 재발 방지를 위한 계획 수립 및 시행
2. 제12조에 따른 환자안전 전담인력의 선임 및 배치
3. 보건의료기관의 의료 질 향상 활동 및 환자안전체계 구축 · 운영
4. 제14조제1항에 따른 보고를 한 보고자 및 보고내용의 보호
5. 환자와 환자 보호자의 환자안전활동 참여를 위한 계획 수립 및 시행
6. 그 밖에 보건복지부령으로 정하는 환자안전활동에 필요한 사항

③ 위원회의 구성 · 운영과 그 밖에 필요한 사항은 보건복지부령으로 정한다.

(4) 환자안전위원회 설치 및 운영

보건복지부령으로 정하는 일정 규모 이상의 병원급 의료기관은 환자안전 및 의료 질 향상을 위하여 환자안전위원회를 설치 · 운영하여야 한다.

① 설치(대상)기관

• 병상 수가 200병상 이상인 병원급 의료기관으로 하며, 다만 종합병원인 경우에는 100병상 이상 의료기관을 대상으로 한다.

② 구성 및 운영

• 위원장 1명을 포함한 5명 이상 30명 이하의 위원으로 구성하되, 성별을 고려하여야 한다.
• 위원회의 위원장은 보건의료기관의 장으로 하고, 위원회의 위원은 해당 보건의료기관의 장이 위촉한다.
• 위원장 및 위원의 임기는 3년이며, 위원회는 연 2회 이상 정기적으로 개최하여야 하고, 위원장이 필요하다고 인정하거나 위원의 과반수가 소집을 요구할 때에는 위원회를 개최하여야 한다.

③ 업무

• 환자안전사고의 예방 및 재발 방지를 위한 계획 수립 및 시행
• 환자안전 전담인력의 선임 및 배치
• 보건의료기관의 의료 질 향상 활동 및 환자안전체계 구축 · 운영
• 보고를 한 보고자 및 보고내용의 보호
• 환자와 환자 보호자의 환자안전활동 참여를 위한 계획 수립 및 시행

- 환자안전기준의 준수에 관한 사항
- 환자안전지표의 운영에 관한 사항
- 환자안전사고의 보고 활성화에 관한 사항
- 환자안전활동의 교육에 관한 사항
- 그 밖에 환자안전활동의 향상을 위하여 특히 필요한 사항으로서 보건복지부장관이 정하는 사항

그림 6-1 환자안전관리 캠페인

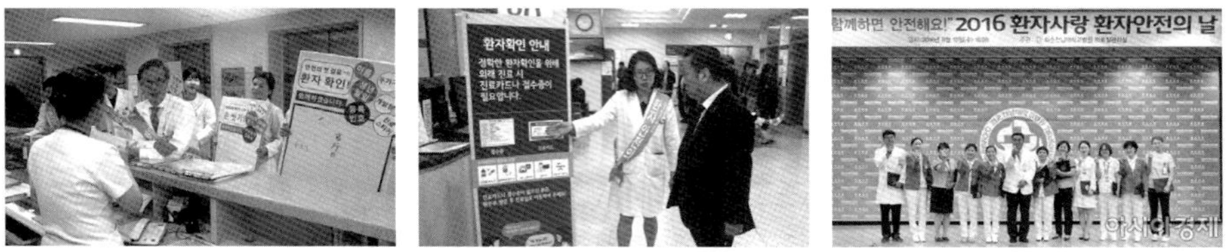

5. 환자안전 전담인력 및 배치

(1) 환자안전 전담인력

보건복지부령으로 정하는 일정 규모 이상의 병원급 의료기관은 환자안전 및 의료 질 향상에 관한 업무를 전담하여 수행하는 환자안전 전담인력을 두어야 한다.

① 수행업무

환자안전 전담인력의 수행업무는 다음과 같다.

1. 환자안전사고 정보의 수집 · 분석 및 관리 · 공유 2. 환자안전사고 예방 및 재발 방지를 위한 보건의료인 교육 3. 환자와 환자 보호자의 환자안전활동을 위한 교육, 환자안전활동 보고, 환자안전기준의 준수 점검 4. 그 밖에 보건복지부령으로 정하는 환자안전활동 등이다.

② 배치

일정 규모 이상의 병원급 의료기관에서는 환자안전 및 의료 질 향상에 관한 업무를 전담하여 수행하는 환자안전 전담인력을 두어야 의료기관의 장은 전담인력을 배치한 경우에는 지체 없이 전담인력 배치현황서(별지 제 1호 서식. 전자문서식 포함)를 보건복지부장관에게 제출하여야 한다.

표 6-1 환자안전 전담인력

구분	전담인력 수
200병상 이상인 병원급 의료기관(종합병원은 제외)	1명 이상
100병상 이상 500병상 미만의 종합병원	1명 이상
500병상 이상의 종합병원	2명 이상

③ 자격기준

의사 · 치과의사 · 한의사 면허 취득 후 5년 이상 보건의료기관에 근무한 사람, 전문의 자격이 있는 사람, 간호사 면허 취득 후 5년 이상 보건의료기관에서 근무한 사람이어야 한다.

④ 전담인력의 교육

전담인력은 환자안전활동에 관한 교육을 정기적으로 받아야 하며(제13조 제1항), 보건복지부장관은 이러한 정기 교육 외에 환자안전을 위하여 필요한 경우에는 전담인력이나 보건의료인에게 환자안전활동에 관한 교육을 받을 것을 명할 수 있다.

⑤ 환자안전전담인력 신고 및 방법

보건의료기관의 장은 전담인력을 선임 및 해임, 그리고 변경할 때마다 전담인력 현황을 신고해야 하며, 환자안전 보고학습시스템 포털(www.kops.or.kr)에 접속하여 온라인으로 신고하시면 된다. 제출서류는 1. 환자안전전담인력 배치현황서 2. 개인정보 제공 및 자격요건검증 동의서 3. 보건의료인 면허증명서 4. 건강보험득실확인서 또는 국민연금가입증명서 4. 교육이수증(전담인력으로 배치되기 전 신규교육이나 보수교육을 받은 경우에만 제출)

* 제출서류 중 보건의료인면허증명서는 보건복지부 홈페이지 면허(자격) 민원 메뉴에서 발급받으실 수 있다.

■ 환자안전법 시행규칙 [별지 제1호서식] **전담인력 배치현황서**

보고자 (의료기관의 장)	성명	생년월일
	의료기관명(요양기관 기호)	연락처
	주소	

<table>
<tr><td rowspan="5">환자안전 전담인력 현황</td><td colspan="10">전담인력 : 총   명   전담인력 배치 세부 현황</td></tr>
<tr><td rowspan="2">성명</td><td rowspan="2">생년월일</td><td colspan="2">배치 상황</td><td colspan="3">면허(자격) 내용</td><td colspan="2">경 력</td><td rowspan="2">비고</td></tr>
<tr><td>배치일</td><td>배치 해제일</td><td>면허종류</td><td>면허번호</td><td>취득 연월일</td><td>근무기관</td><td>근무기간</td></tr>
<tr><td></td><td></td><td></td><td></td><td></td><td></td><td></td><td></td><td></td><td></td></tr>
</table>

「환자안전법」 제12조제1항 및 같은 법 시행규칙 제9조제5항에 따라 환자안전 전담인력 현황을 위와 같이 제출합니다.

년   월   일

보고자	(서명 또는 인)
보건복지부장관	귀하

210㎜×297㎜[백상지 80g/㎡(재활용품)]

6. 환자안전사고 원인

한국소비자원의 자료에 의하면 병원 내 환자안전사고의 원인은 보건의료인의 부주의, '환자관리 미흡', '처치실수' 기타 관리 미흡 '시설관리 소홀' 장비오류, 치료재료 결함 등이 었다고 밝혔으며, 환자안전관리 강화가 요구된다고 하였다.

아울러 병원 내 안전사고로 인한 피해를 예방하기 위해 의료소비자들에게 Δ 거동이 불편한 경우 이동 시 보건의료인과 동행하거나 도움을 요청할 것 Δ 보건의료인이 안내하는 주의사항을 잘 지킬 것 Δ 안전사고가 발생한 경우 지체 없이 사고 사실을 보건의료인에게 알리고 필요한 경우 적절한 치료를 받을 것 등 당부하였다.

환자안전관리 행사 사례

K대학교병원은 안전한 의료환경 조성과 환자안전 문화정착을 위해 2019년 5월 28일 '제8회 환자안전의 날' 행사를 개최했다.

의료질향상실에서 주관한 이번 행사는 ▲주요보직자와 함께하는 환자안전 라운딩, ▲환자안전 UCC경진대회, ▲직원 및 내원환자 대상 교육 및 홍보캠페인 등 다채로운 행사가 진행됐다.

이날 병원장을 비롯한 병원의 주보직자들은 입원실과 검사실, 치료실 등을 돌며 환자와 보호자에게 환자확인, 낙상예방 수칙 등에 대해 설명하고 안전한 병원생활을 위한 환자참여의 중요성을 안내했다. 본관 1층 로비에서는 내원객을 대상으로 환자안전 교육과 홍보 및 참여 캠페인을 진행했다. 홍보물품과 리플릿을 배부하며 환자안전에 대한 교육을 진행했으며, 안전한 병원생활을 위해 손가락 도장을 찍어 약속나무를 완성해 환자안전에 함께 동참해줄 것을 주문했다. 또한 환자안전을 주제로 펼쳐진 UCC경진대회도 펼쳐졌다. 참가팀들은 번뜩이는 아이디어와 재치넘치는 영상을 출품해 참석자들에게 큰 웃음을 선사했으며 이를 통해 환자안전의 중요성을 각인시켰다.

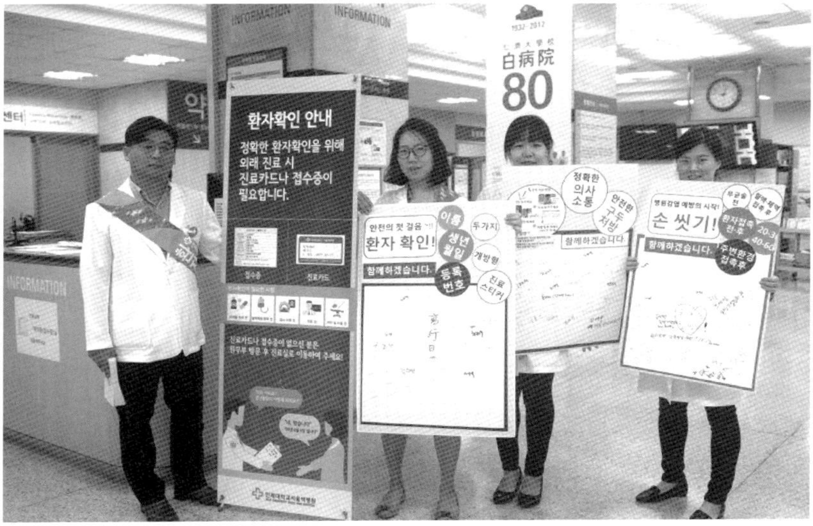

7. 병원의 환자안전관리 실무

(1) 조직 및 수행업무

환자안전센터 또는 환자안전팀(QPS)을 조직하여 환자안전관리 업무를 담당하고 있으며 환자안전관리의 수행업무는 1. 환자안전사고 정보의 수집 · 분석 및 관리 · 공유 2. 환자안전사고 예방 및 재발 방지를 위한 보건의료인 교육 3. 환자와 환자 보호자의 환자안전활동을 위한 교육, 환자안전활동 보고, 환자안전기준의 준수 점검 4. 그 밖에 보건복지부령으로 정하는 환자안전활동 등이다. 조직은 주로 병원장 직속으로 조직되고 QPS 전담간호사로 구성되어 운영되고 있다. 또한 환자 및 직원의 안전관리를 위하여 환자안전관리위원회를 조직(설치)하여 운영하고 있다.

(2) QPS센터 및 QPS팀(실)

QPS(Quality Improvement & Patient Safety)는 양질의 의료서비스 제공을 위해 병원 전체 구성원들이 계획적이고 체계적인 방법으로 측정 · 평가 · 활동 수행으로 얻은 의료서비스의 질 관리 성과에 대한 개선활동의 유지 및 관리 지원을 통해 병원에서 지속적이고 효율적인 질 향상 활동을 유지할 수 있도록 조직된 환자안전관리센터(팀)이다. 이를 통해 환자안전에 부정적인 영향을 미치는 사건 및 사고에 대한 관리체계를 구축하여 환자안전 위험요인을 감소시키고 개선 및 예방 전략의 수립 · 실행을 통해 환자가 안전하게 진료 및 치료를 받을 수 있도록 관리하고 있다.

(3) 운영

환자안전에 대한 필요한 사항을 규정하고 체계적이고 총괄적인 관리를 위하여 환자안전법의 시행에 따라 병원 내 환자안전위원회를 설치 · 운영하고, 환자 안전전담인력을 두어 입원환자를 대상으로 병동 내 안전사고를 예방하고 환자에게 안전한 의료서비스를 제공하고 있다. 또한 연 1회 이상 부서별 환자안전관리활동을 중심으로 QPS경진대회를 실시하고 있으며, 병원의 환자안전관리의 주요활동내용은 다음과 같다.

환자안전관리 주요활동사항
• 환자안전사고 정보의 수집 · 분석 및 관리 · 공유 • 환자안전사고 예방 및 재발 방지를 위한 보건의료인 교육 • 환자와 환자 보호자의 환자안전활동을 위한 교육, 환자안전활동 보고, 환자안전기준의 준수 점검 • 그 밖에 보건복지부령으로 정하는 환자안전활동 • 위험관리활동 및 임상질지표관리, QPS 홍보활동 • 낙상 발생 및 예방활동 모니터링 및 안전사고 보고(관리) • 의료기관인증 심사용 지표(감염관리) 관리 • 직원 대상 환자안전관리 내, 외부교육 • 부서별 안전점검 및 문제점 개선과 보완 • 사업계획에 의한 계획대비 실적 분석과 개선 활동 등

자료출처:김회창(K의료원 및 S의료원 경영진단보고서 2020.8)

(4) 환자안전사건 보고체계

환자안전사고 발생시 자율보고와 환자안전관리 역량 등을 점검하기 위한 환자안전지표 선정 및 관리를 하고 있다. 또한 환자안전기준에 따른 안전관리 세부 점검과 분석결과에 따른 환자안전 개선활동을 수행하고 있으며, 환자중심 안전문화의 개선활동을 하고 있다. 실례로 S병원의 환자안전사건 보고체계는 다음과 같다.

그림 6-2 S병원의 환자안전사건 보고체계

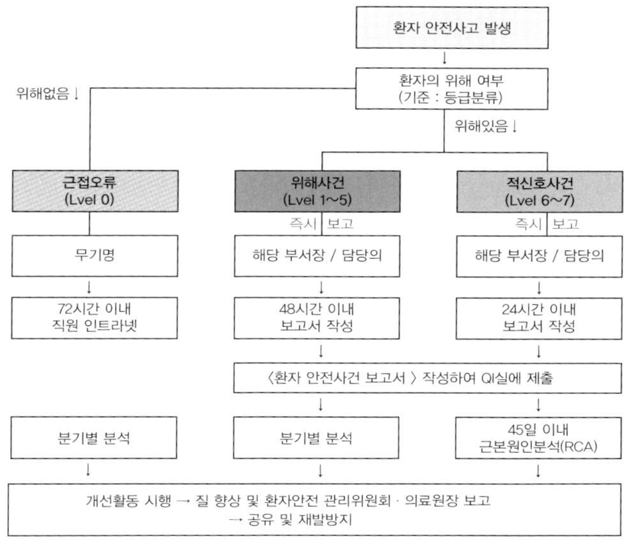

(5) 환자안전관리경진(QPS)대회

환자안전관리의 중요성을 인식하여 병원에 따라 QPS 경진대회를 실시 후 부서별로 시상하고 있다.

그림 6-3 환자안전관리경진대회

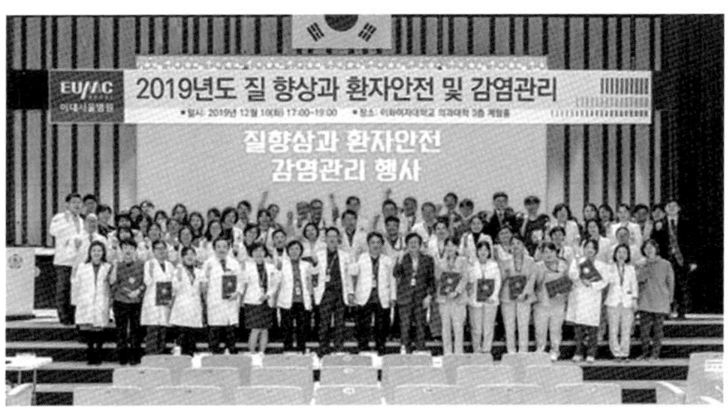

핵심다지기

1 환자안전법의 주요 내용 및 병원의 환자안전관리사례에 대하여 알아본다.

환자안전법의 주요내용으로는 1. 환자안전사고 자율보고 2. 환자안전기준 3. 환자안전지표 4. 환자안전교육 5. 국가환자안전위원회 설치 및 운영 6. 환자안전종합계획 수립·시행 7. 환자안전전담인력배치 등이 있다.

환자안전관리 행사 사례
00의료원은 지난 9일 '제7회 환자 안전의 날'을 맞아 환자 안전 표어 전시회, 직원 대상 안전홍보활동 등 기념행사를 진행했다고 10일 밝혔다. 병원의 경영진들은 이날 각 부서를 순회하며 병동 간호사 및 전공의들과 함께 환자 안전의 날 슬로건 '내가 시작한 환자 안전, 이화의료원의 환자 안전 문화가 됩니다'를 외치며 환자 안전의식을 되새겼다. 또한 2016년 7월부터 시행되는 환자 안전법 소개와 '환자 안전 문화 측정' 특강, 환자 안전 표어 공모전 시상식 및 환자 안전 OX퀴즈도 진행하였다. 병원장은 "환자 안전은 병원 경영에 있어 가장 최우선해야 하는 기본 철칙이자 모든 직원이 지켜야 할 과제"라며 "이번 행사를 통해 환자 안전에 대한 중요성을 다시 한번 인식하고 환자 안전 관리에 대한 서로의 노하우를 공유하는 자리가 되길 바란다"고 말했다.

2 환자안전 전담인력 신고에 대하여 알아보고 관련업무를 수행한다.

「환자안전법」시행('16.7.29)에 맞추어 법 제12조제1항 및 「환자안전법 시행규칙」제9조에 근거하여 해당 의료기관은 환자안전 전담인력을 배치 후 '전담인력 배치현황서'를 환자안전 보고학습시스템 운영기관(의료기관평가인증원)에 제출하셔야 한다. 다만, 관련 문서작성과 서류준비에 시간이 소요될 것으로 예상되므로 빠른 시일 내에 준비가 되시는 대로 관련 서류를 제출해 주시면 된다.

3 환자안전사고의 비밀유지와 벌칙에 대하여 알아본다.

(1) 보고자와 보건의료기관 장의 의사에 반하여 보고자 및 보건의료기관의 정보를 공개할 수 없다.

(2) 환자안전사고는 검증일로부터 최대 14일간 내용을 살펴본 후 개인과 의료기관을 식별할 수 있는 정보를 복구가 불가능한 상태로 완전하게 삭제한다.

(3) 환자안전사고의 정보 수집·분석 및 주의 경보 발령 등의 업무에 종사하거나 종사하였던 사람은 직무상 알게 된 비밀을 다른 사람에게 누설하거나 직무 외의 목적으로 사용하는 경우에는 3년 이하의 징역 또는 3천만원 이하의 벌금에 처하도록 되어있다.

(4) 보건의료기관의 장이 해당 보건의료기관에 속한 보고자에게 그 보고를 이유로 해고, 전보나 그 밖에 신분이나 처우와 관련하여 불리한 조치를 한 경우에는 2년 이하의 징역 또는 2천만원 이하의 벌금에 처하도록 되어있다.

4 환자안전위원회 설치 및 운영에 대하여 알아보고 수행한다.

(1) 대상기관

병상 수가 200병상 이상인 병원급 의료기관으로, 종합병원인 경우에는 100병상 이상 의료기관을 대상으로 한다.

(2) 구성 및 운영

- 위원장 1명을 포함한 5명 이상 30명 이하의 위원으로 구성하되, 성별을 고려하여야 한다.
- 위원회의 위원장은 보건의료기관의 장으로 하고, 위원회의 위원은 해당 보건의료기관의 장이 위촉하며, 위원장 및 위원의 임기는 3년이다.

(3) 업무

- 환자안전사고의 예방 및 재발 방지를 위한 계획 수립 및 시행
- 환자안전 전담인력의 선임 및 배치
- 보건의료기관의 의료 질 향상 활동 및 환자안전체계 구축 · 운영
- 보고를 한 보고자 및 보고내용의 보호
- 환자와 환자 보호자의 환자안전활동 참여를 위한 계획 수립 및 시행
- 환자안전기준의 준수에 관한 사항
- 환자안전지표의 운영에 관한 사항
- 환자안전사고의 보고 활성화에 관한 사항
- 환자안전활동의 교육에 관한 사항
- 그 밖에 환자안전활동의 향상을 위하여 특히 필요한 사항으로서 보건복지부장관이 정하는 사항

5 환자안전병원의 QPS팀(실)의 조직과 활동사항 및 수행업무에 대하여 알아본다.

6 환자안전사고가 발생할 경우는 “환자안전사고 보고서”를 작성하여 보고한다.

6-2 환자안전기준 및 평가

{ 학습목표 } 1. 환자의 안전관리 기준 및 조사항목에 대하여 알 수 있다.
2. 환자의 안전관리 조사기준을 이행하고 평가업무를 수행할 수 있다.
3. 환자안전보고 학습시스템에 의한 의료기관인증평가원에 보고를 할 수 있다.

필요 지식

1. 환자안전의 기준

(1) 환자안전기준(제6조)

① 법 제9조제1항에 따른 환자안전에 관한 기준(환자안전기준)에 포함되어야 할 사항은 다음 각 호의 구분에 따른다.

1. 「보건의료기본법」 제3조제4호에 따른 보건의료기관(이하 "보건의료기관"이라 한다)의 시설 및 장비에 관한 다음 각 목의 사항
   가. 입원실, 중환자실, 수술실 및 응급실 등 환자안전과 밀접한 연관이 있는 시설의 운영 및 관리에 관한 사항
   나. 환자의 검사, 진단, 치료 및 처치 등에 자주 사용되는 의료기기 등의 관리 및 폐기에 관한 사항
2. 보건의료기관의 관리체계에 관한 다음 각 목의 사
   가. 환자안전활동을 담당하는 인력 및 기구에 관한 사항
   나. 환자안전활동의 체계적인 수행을 위한 매뉴얼의 작성 및 운영에 관한 사항
   다. 환자안전사고의 발생 시 대응 체계에 관한 사항
3. 「보건의료기본법」 제3조제3호에 따른 보건의료인이 하는 보건의료활동에 관한 준수 사항으로는 가. 진단 및 검사 나. 시술, 수술 및 마취 다. 의약품의 처방, 조제, 투약 및 관리 라. 감염병의 예방 및 관리 등이 있다.

4 그 밖에 제1호부터 제3호까지의 규정에 준하는 사항으로서 보건복지부장관이 환자

안전사고의 예방 및 관리를 위하여 특히 필요하다고 인정하는 사항

② 보건복지부장관은 환자안전기준을 정하는 경우에는 관계 기관 · 단체 및 전문가 등에게 의견 및 자료의 제출을 요청할 수 있다.

③ 보건복지부장관은 위원회의 심의를 거쳐 환자안전기준을 확정하고, 확정된 환자안전기준을 보건복지부의 인터넷 홈페이지에 게재하여야 한다.

④ 환자안전기준의 변경 절차에 관하여는 제2항 및 제3항을 준용한다. 다만, 해당 변경 내용이 단순하거나 경미하여 위원회의 심의를 거칠 필요가 없다고 보건복지부장관이 인정하는 경우에는 그 심의를 생략할 수 있다.

⑤ 제1항부터 제4항까지에서 규정한 사항 외에 환자안전기준의 수립 · 변경 및 운영 등에 관한 세부 사항은 보건복지부장관이 정한다.

(2) 환자안전관리료

환자안전법에 따라 병원 내 환자안전위원회를 설치 · 운영하고, 환자안전전담인력을 두어 입원환자를 대상으로 병동 내 안전사고를 예방하도록 하는 등 전반적인 환자안전 활동을 강화할 경우 '환자안전관리료' 수가(수가항목 가-29.입원환자 1일당)가 적용된다. 또한 요양병원 안전관리 강화를 위해 200병상 이상 6인 이하 병실 환자에게 1일당 1회로 안전관리료를 산정할 수 있다.

(3) 환자안전지표

보건복지부장관은 환자안전 및 의료 질 향상과 관련한 수행 정도를 측정 · 점검할 수 있는 평가기준 등을 제시하는 환자안전지표를 개발하여 보급하여야 한다.

(4) 환자안전사고의 자율보고 및 비밀보장

① 자율보고

"환자안전사고"란 보건의료인이 환자에게 보건의료서비스를 제공하는 과정에서 환자안전에 보건복지부령으로 정하는 위해(危害)가 발생하였거나 발생할 우려가 있는 사고를 말한다. 따라서 환자안전사고를 발생시켰거나 발생한 사실을 알게 된 보건의료인이나 환자 등 보건복지부령으로 정하는 사람은 보건복지부장관에게 그 사실을 보고할 수 있는데(제14조 제1항), 이러한 자율보고를 할 수 있는 사람은 ① 보건의료인 ② 보건의료기

관의 장 ③ 전담인력 ④ 환자 ⑤ 보건의료인 중 어느 하나에 해당하는 사람을 말한다.

이와 같이 환자안전사고를 보고하려는 사람은 다음 환자안전사고 보고서를 보고학습시스템을 통하여 보건복지부장관에게 제출하여야 한다(제14조 제3항, 규칙 제12조 제2항). 재단법인 의료기관평가인증원 사이트에 이러한 보고에 관한 안내 메뉴가 있다. 이러한 자율보고를 환자안전사고를 발생시킨 사람이 한 경우에는 의료법 등 보건의료 관계 법령에 따른 행정처분을 감경하거나 면제할 수 있다(제14조 제2항).

② 자율보고의 비밀 보장

보건복지부장관은 자율보고를 한 보고자의 의사에 반하여 그 보고자의 정보를 공개할 수 없으며, 자율보고를 한 환자안전사고가 발생한 보건의료기관의 경우에는 그 보건의료기관의 장의 의사에 반하여 해당 보건의료기관의 정보를 공개할 수 없도록 되어있다. 또한 보건의료기관의 장은 해당 보건의료기관에 속한 자율보고를 한 보고자에게 그 보고를 이유로 해고, 전보나 그 밖에 신분이나 처우와 관련하여 불리한 조치를 할 수 없도록 되어 있으며. 이를 위반하여 자율보고를 한 보고자에게 불리한 조치를 한 사람은 처벌을 받는다(제18조 제2항).

그리고 환자안전사고의 정보 수집 · 분석 및 주의경보 발령 등의 업무에 종사하거나 종사하였던 사람은 직무상 알게 된 비밀을 다른 사람에게 누설하거나 직무 외의 목적으로 사용하여서는 아니되며, 이를 위반하여 비밀을 누설하거나 직무 외의 목적으로 사용한 사람은 처벌을 받는다(제18조 제1항).

2. 환자안전 보고학습시스템

(1) 의료기관인증평가원의 환자안전 보고학습시스템

환자안전법은 환자를 보호하고 의료의 질 향상을 위해 환자안전에 필요한 사항을 규정하고 있다. 이는 이미 발생한 사건에 대한 비난이 아니라, 환자 및 보호자가 함께 참여하여 사고의 원인과 개선점을 찾고 같은 사고의 재발을 방지하는데 중점을 두고 있다. 의료기관평가인증원은 보건복지부 장관으로부터 환자안전 보고학습시스템 운영 업무를 위탁받아 환자안전사고 접수 및 검증, 환자안전 전담인력 관리 등의 업무를 수행하고 있다. 의료기관평가인증원은 보건복지부 장관으로부터 환자안전 보고학습시스템 운영 업무를 위탁받아 환자안전사고 접수 및 검증, 환자안전 전담인력 관리 등의 업무를 수행하고 있다.

환자안전보고학습시스템(보건복지부고시 제2016–141호)
자율보고 자료 및 환자안전지표 개발을 위한 자료의 접수, 수집, 검증, 분석, 주의경보 발령, 전담인력 변동사항 관리와 관련된 실무 업무 등을 포함한『환자안전법』제16조제1항에 따른 환자안전을 위하여 자율보고가 된 환자안전사고에 관한 정보 및『환자안전법』제15조에 따라 수집한 자료의 조사 · 연구와 그 공유에 필요한 업무를 위탁

(2) 보고방법 및 보고서식

① 환자안전사고 보고방법

보고자는 환자안전사고를 발생시켰거나 발생한 사실을 알게 된 보건의료인, 보건의료기관의 장, 전담인력, 환자, 환자보호자 등이다.

② (온라인) 환자안전 보고학습시스템

환자안전 보고학습시스템(www.kops.or.kr)접속 → 메인 화면 가운데 사용자 메뉴얼 클릭 → 환자안전사고 보고 매뉴얼(매뉴얼 확인 후 절차에 따라 진행)

③ (오프라인) 서면, 우편 또는 팩스

환자안전보고서 서식을 다운로드 받아 보고학습시스템 운영기관(의료기관평가인증원)에 이메일, 팩스, 우편 등의 방법으로 접수하시면 된다.

④ 보고서식

환자안전 보고학습시스템(www.kops.or.kr)접속 → 메인화면 상단 '보고하기'클릭 → 화면 하단에 양식 다운로드 → 보고자 유형별 선택을 한다.

■ 환자안전법 시행규칙 [별지 제2호서식]

환자안전사고 보고서

(보건의료인 · 보건의료기관장 · 전담인력 제출용)

※ ㅁ, ㅇ 에는 해당되는 곳에 ∨표시를 합니다.

※ 보고서 작성 시 작성란이 부족한 경우에는 별지를 이용하여 주십시오.

※ 보고서에 포함된 정보는 엄격하게 보호됩니다(「환자안전법」 제18조제1항에 따라 비밀을 누설하거나 직무 외의 목적으로 사용한 사람은 3년 이하의 징역 또는 3천만원 이하의 벌금에 처해집니다).

※ 보고서 내용에 대해서는 보건복지부장관의 검증 후 개인을 식별할 수 있는 정보는 모두 삭제되며, 해당 보고서 내용은 「환자안전법」에 명시된 목적으로만 사용됩니다.

사고정보	사고 발생일시	년 월 일 / 시 사고 발견일시 년 월 일 / 시
	의료기관 소재지	ㅁ 서울 ㅁ 부산 ㅁ 대구 ㅁ 인천 ㅁ 광주 ㅁ 대전 ㅁ 울산 ㅁ 세종 ㅁ 경기
		ㅁ 강원 ㅁ 충북 ㅁ 충남 ㅁ 전북 ㅁ 전남 ㅁ 경북 ㅁ 경남 ㅁ 제주
	의료기관 구분	ㅁ 상급종합병원 ㅁ 종합병원
		ㅁ 병원 ㅁ 치과병원 ㅁ 한방병원 ㅁ 요양병원 ㅁ 정신병원
		ㅁ 의원 ㅁ 치과의원 ㅁ 한의원 ㅁ 조산원 ㅁ 약국
		ㅁ 보건소 ㅁ 보건지소 ㅁ 기타 : ( )
	병상 수	ㅁ 200병상 미만 ㅁ 200병상 이상 500병상 미만 ㅁ 500병상 이상
	사고 발생장소	ㅁ 외래진료실 ㅁ 입원실 ㅁ 중환자실 ㅁ 응급실
		ㅁ 검사실 ㅁ 주사실 ㅁ 처치실 ㅁ 수술실
		ㅁ 회복실 ㅁ 기타 ( )
	관련 직원 (중복선택 가능합니다)	ㅁ 의사 (ㅁ 인턴 ㅁ 일반의 ㅁ 전공의 ㅁ 전문의)
		ㅁ 치과의사 (ㅁ 인턴 ㅁ 일반의 ㅁ 전공의 ㅁ 전문의)
		ㅁ 한의사 (ㅁ 인턴 ㅁ 일반의 ㅁ 전공의 ㅁ 전문의)
		ㅁ 간호사 ㅁ 간호조무사 ㅁ 약사 ㅁ 한약사
		ㅁ 의료기사 (ㅁ 임상병리사 ㅁ 방사선사 ㅁ 물리치료사
		ㅁ 의료기사 ㅁ 작업치료사 ㅁ 치과기공사 ㅁ 치과위생사)
		ㅁ보건의료정관리사 ㅁ 기타 ( )
	위해 정도	ㅁ 치료 후 후유증 없이 회복 ㅁ 일시적인 손상이나 부작용
		ㅁ 장기적인 손상이나 부작용 ㅁ 영구적인 손상이나 부작용 ㅁ 사망
	사고의 종류 (중복선택	ㅁ 수술 ㅁ 분만 ㅁ 처치/시술
		ㅁ 마취 ㅁ 검사 ㅁ 수혈
		ㅁ 투약 ㅁ 감염 ㅁ 전산장애
		ㅁ 의료장비/기구 ㅁ 식사 ㅁ 낙상
		ㅁ 진료재료 오염/불량 ㅁ 환자의 자살/자해 ㅁ 기타

<table>
<tr><td rowspan="10"></td><td rowspan="9">환자에 대한
사고 발생 후
조치사항
(중복선택
가능합니다)</td><td colspan="2">□ 조치</td></tr>
<tr><td colspan="2">○ 기관 내 전과나 전동, 전원, 외래환자의 경우 응급실 방문/입원 등</td></tr>
<tr><td>○ 모니터링(관찰, 영상판독 등)</td><td>○ 검사 추가</td></tr>
<tr><td>○ 투약 치료</td><td>○ 수술, 시술</td></tr>
<tr><td>○ 산소투여, 인공호흡기 치료 등</td><td>○ 수혈</td></tr>
<tr><td>○ 심리치료</td><td>○ 기타</td></tr>
<tr><td colspan="2">※ 사고발생부터 조치까지 기간 :</td></tr>
<tr><td colspan="2">□ 미조치</td></tr>
<tr><td colspan="2"></td></tr>
<tr><td>내부보고 여부</td><td colspan="2">□ 보고 수행　　□ 보고 미수행</td></tr>
</table>

<table>
<tr><td rowspan="6">환자정보</td><td>환자나이 및
성별</td><td colspan="4">나이 (　　)세　성별　□ 남자　□ 여자</td></tr>
<tr><td>환자 진료과목</td><td colspan="4"></td></tr>
<tr><td>사고발생
진료과목
(중복선택
가능합니다)</td><td colspan="4"></td></tr>
<tr><td>내원 시 진단명
[한국표준질병사인
분류(KCD) 또는
수기 진단명을
적습니다]</td><td colspan="4"></td></tr>
<tr><td>환자의 상태
(기저질환)</td><td colspan="4"></td></tr>
<tr><td colspan="5"></td></tr>
<tr><td rowspan="2">보고자
정보</td><td>보고자</td><td>□ 보건의료인</td><td colspan="2">□ 보건의료기관의 장</td><td>□ 전담인력</td></tr>
<tr><td>연락처</td><td></td><td>전자우편</td><td colspan="2"></td></tr>
</table>

<table>
<tr><td colspan="2">※ 사고발생 당시의 상황, 내용 및 조치사항 등을 육하원칙에 따라 구체적으로 적어주십시오.</td></tr>
<tr><td colspan="2">※ 사고원인을 구체적으로 적어주십시오.</td></tr>
<tr><td colspan="2">※ 사고예방 및 재발방지를 위한 개선방안</td></tr>
<tr><td>국가 수준</td><td></td></tr>
<tr><td>의료기관 수준</td><td></td></tr>
<tr><td colspan="2">「환자안전법」제14조제1항 및 같은 법 시행규칙 제12조제2항제1호에 따라 위와 같이 환자안전사고를 보고합니다.</td></tr>
<tr><td colspan="2">년　　월　　일</td></tr>
<tr><td colspan="2">보건복지부장관　귀하</td></tr>
<tr><td colspan="2">210mm×297mm[일반용지 70g/㎡(재활용품)]</td></tr>
</table>

■ 환자안전법 시행규칙 [별지 제3호서식]

환자안전사고 보고서 (환자 · 환자보호자 제출용)

※ ㅁ, ㅇ에는 해당하는 곳에 ∨표시를 합니다.

※ 보고서 작성 시 작성란이 부족한 경우에는 별지를 이용하여 주십시오.

※ 보고서에 포함된 정보는 엄격하게 보호됩니다(「환자안전법」 제18조제1항에 따라 비밀을 누설하거나 직무 외의 목적으로 사용한 사람은 3년 이하의 징역 또는 3천만원 이하의 벌금에 처해집니다).

※ 보고서 내용은 환자안전사고의 예방 및 재발 방지를 위한 기초 자료로 활용되며, 처리결과 회신 등 민원 처리 목적으로 사용되지 않습니다.

※ 보고서 내용에 대해서는 보건복지부장관의 검증 후 개인을 식별할 수 있는 정보는 모두 삭제되며, 해당 보고서 내용은 「환자안전법」에 명시된 목적으로만 사용됩니다.

구분	항목	내용
사고정보	사고 발생일시	년 월 일/ 시
	사고 발견일시	년 월 일/ 시
	의료기관 소재지	ㅁ 서울 ㅁ 부산 ㅁ 대구 ㅁ 인천 ㅁ 광주 ㅁ 대전 ㅁ 울산 ㅁ 세종 ㅁ 경기
		ㅁ 강원 ㅁ 충북 ㅁ 충남 ㅁ 전북 ㅁ 전남 ㅁ 경북 ㅁ 경남 ㅁ 제주
	의료기관 구분	ㅁ 상급종합병원 ㅁ 종합병원
		ㅁ 병원 ㅁ 치과병원 ㅁ 한방병원 ㅁ 요양병원 ㅁ 정신병원
		ㅁ 의원 ㅁ 치과의원 ㅁ 한의원 ㅁ 조산원 ㅁ 약국
		ㅁ 보건소 ㅁ 보건지소 ㅁ 기타 : ( )
	사고 발생 장소	ㅁ 외래진료실 ㅁ 입원실 ㅁ 중환자실 ㅁ 응급실
		ㅁ 검사실 ㅁ 주사실 ㅁ 처치실 ㅁ 수술실
		ㅁ 회복실 ㅁ 기타 ( )
	위해 정도	ㅁ 치료 후 후유증 없이 회복 ㅁ 일시적인 손상 또는 부작용
		ㅁ 장기적인 손상 또는 부작용 ㅁ 영구적인 손상 또는 부작용 ㅁ 사망
	사고의 종류 (중복 선택 가능합니다)	ㅁ 수술 ㅁ 분만 ㅁ 처치/시술
		ㅁ 마취 ㅁ 검사 ㅁ 수혈
		ㅁ 투약(주사) ㅁ 감염 ㅁ 전산장애
		ㅁ 의료장비/기구 ㅁ 식사 ㅁ 낙상
		ㅁ 진료재료 오염/불량 ㅁ 환자의 자살/자해 ㅁ 기타
환자정보	환자 나이	______ 년도 출생 또는 만 ______ 세
	연령대 (정확한 연령 정보가 없는 경우에 적습니다)	ㅁ 0세 ㅁ 1~9세 ㅁ 10~19세 ㅁ 20~29세 ㅁ 30~39세 ㅁ 40~49세 ㅁ 50~59세 ㅁ 60~69세 ㅁ 70~79세 ㅁ 80세 이상
	성별	ㅁ 남자 ㅁ 여자
	환자 진료과목	
	사고발생 진료과목	
	진단명	
보고자 정보	보고자	ㅁ 환자 ㅁ 환자 보호자
	연락처	전자우편

※ 사고발생 당시의 상황, 사고발생 경위 및 내용 등을 육하원칙에 따라 구체적으로 적어 주십시오.

※ 재발방지를 위한 개선방안을 구체적으로 적어 주십시오.

「환자안전법」제14조제1항 및 같은 법 시행규칙 제12조제2항제2호에 따라 위와 같이 환자안전사고를 보고합니다.

년 월 일

보건복지부장관 귀하

210mm×297mm[일반용지 70g/㎡(재활용품)]

3. 환자안전관리에 대한 의료수가 적용

(1) 입원환자 안전관리료는 아래와 같은 조건을 모두 갖춘 요양기관에서 환자안전 활동을 실시하는 경우에 요양급여를 인정하며, 입원환자 입원 1일당 1회 산정함(보건복지부고시 2017-170호)

가. 대상기관「환자안전법」 제11조 · 제12조 및 동법 시행규칙 제5조 · 제9조제1항에 해당하는 의료기관으로 전담인력을 배치하고, 환자안전위원회를 설치 · 운영하는 기관

나. 위 '가'항에 해당하는 기관은 다음 각 호의 활동을 시행하여야 함.

1) 환자안전위원회는「환자안전법」제11조제2항 및 동법 시행규칙 제8조에 명시된 업무를 시행하여야 하며, 위원회 구성은 동법 시행규칙 제6조를 따름

2) 전담인력은「환자안전법」제12조제2항 및 동법 시행규칙 제9조제4항에 따른 업무를 시행하여야 하며, 환자안전활동에 대한 연간 계획을 수립하고 관리하여야 함

3)「환자안전법」제9조 및 동법 시행령 제6조에 따른 환자안전기준 준수를 위해 아래의 (가), (나)를 포함한 체계적인 활동을 시행하여야 함

(가) 입원환자 병문안 관리 규정을 자체적으로 수립하고 이를 시행하여야 함

(나) 입원기간 동안 낙상, 욕창 예방 및 관리 등을 시행하여야 함

(2) 요양병원 입원환자 안전관리료는 다음의 요건을 모두 충족하는 경우 요양급여하며, 입원환자 입원 1일당 1회 산정함(보건복지부고시 2019-183호)

가. 대상기관 「환자안전법」제11조 · 제12조를 준수하고「의료법」제58조 ? 제58조의3에 따라 '인증' 또는 '조건부인증' 등급을 받은 200병상 이상 요양병원

나. 산정기준

1) 환자안전위원회는 「환자안전법」 제11조제2항 및 같은 법 시행규칙 제8조에 명시된 업무를 시행하여야 하며, 위원회 구성은 같은 법 시행규칙 제6조를 따름.

2) 전담인력은 「환자안전법」 제12조제2항 및 같은 법 시행규칙 제9조제4항에 따른 업무를 시행하여야 하며, 환자안전 활동에 대한 연간 계획을 수립하고 관리하여야 함.

(3) 입원환자 안전관리료 산정을 위한 전담인력 기준은 아래와 같이함(보건복지부고시 제2017-170호).

가. 전담인력은「환자안전법」시행규칙 제9조제2항에 따라 다음 각 호중 하나에 해당하는 자격을 갖추어야 함.

1) 의사 · 치과의사 또는 한의사 면허를 취득한 후 5년 이상 보건의료기관에서 근무한 사람

2)「의료법」제77조에 따른 전문의 자격이 있는 사람

3) 간호사 면허를 취득한 후 5년 이상 보건의료기관에서 근무한 사람

나. 전담인력은「환자안전법」제13조 및 동법 시행규칙 제10조에 따라 환자안전 활동에 관한 교육을 매년12시간 이상 정기적으로 받아야 함. 다만, 새로 배치된 경우에는 6개월 이내에 24시간 이상 이수하여야 함.

다. 대상기관은「환자안전법」시행규칙 제9조제3항에 따라 위의 '가' 및 '나'항을 모두 만족한 전담인력을 해당기관에 배치하여야 함.

1) 500병상 이상 종합병원급: 2명 이상

2) 100병상 이상~ 500병상 미만 종합병원급: 1명 이상

3) 200병상 이상 병원급: 1명 이상

라. 현황신고

1)「환자안전법」제11조 및 12조에 따른 환자안전위원회 구성 · 운영 및 전담인력 배치현황은 의료기관평가인증원에 신고하여야 한다.

4. 환자안전관리 평가 및 문항

▣ 환자안전전담인력 구성 여부

(1) 적용기준

○「환자안전법」제12조 및「환자안전법 시행규칙」제9조에 따른 환자안전전담인력 배치기준을 충족 시 인정 ○ 환자안전전담인력 배치기준 – 100병상 이상 500병상 미만의 종합병원: 1명 이상 – 500병상 이상의 종합병원: 2명 이상 ○ 병상 수 –「의료법 시행규칙」[별지 제17호서식] 의료기관 개설허가증에 기재된 허가병상 ※ 의료기관평가인증원의 신고 자료 및「국민건강보험법 시행규칙」제12조에 따른 요양기관 현황 신고 자료 활용

☞ 환자안전전담인력 신고 현황이 사실과 다른 경우 의료기관평가인증원에 수정 신고함

(2) 기준시점

○ 환자안전전담인력 수: 평가계획 공고일 전년도 12월 말 기준 ○ 병상 수: 평가계획 공고일 전년도 12월 말 기준

▣ 환자안전학습보고체계 운영 여부

(1) 적용기준

「의료법」 제58조의3제1항에 따른 의료기관 인증기준 중 조사기준 [2.3] 2주기 조사결과 '하'가 없는 경우 인정한다.

(2) 조사목적 및 평가항목

■ 2주기 의료기관평가 인증기준

[환자안전 보고체계 운영]

기준 2.3
환자안전 보고체계 운영을 위한 계획을 수립하고 관리한다.

조사목적
의료기관은 잘못된 부위 시술 및 수술, 투약오류, 자살, 낙상, 수혈부작용 등의 환자안전 관련 사건을 예방하기 위하여 적절한 보고체계를 수립하고, 원인분석 및 개선활동을 효율적으로 수행할 수 있도록 관리한다.

조사항목

	조사항목	구분	조사결과
1	의료기관 차원의 환자안전 보고체계 운영계획이 있다.	S	ㅁ상 ㅁ중 ㅁ하
2	직원은 환자안전 보고절차에 따라 보고한다.	P	ㅁ상 ㅁ중 ㅁ하
3	적신호사건을 관리한다.	O	ㅁ상 ㅁ중 ㅁ하
4	근접오류를 관리한다.	O	ㅁ상 ㅁ중 ㅁ하
5	위해사건을 관리한다.	O	ㅁ상 ㅁ중 ㅁ하
6	보고된 환자안전사건에 대한 결과를 경영진에게 보고한다.	P	ㅁ상 ㅁ중 ㅁ하
7	보고된 환자안전사건에 대한 결과를 관련 직원과 공유한다.	P	ㅁ상 ㅁ중 ㅁ하

기준의 이해

등급분류	필수

1) 환자안전 보고체계 운영을 위해 다음의 내용을 포함하여 계획을 수립한다.
  - 보고대상 정의
  - 대상에 따른 보고절차 : 보고자, 시기, 방법
  - 보고대상에 따른 분석 및 보고 : 적신호사건, 근접오류 및 위해사건
  - 보고결과의 공유
2) 환자안전을 위협하는 사건이 발생할 경우 절차에 따라 보고한다.
3) 의료기관은 적신호사건 발생 시 절차에 따라 관리한다.
  - 발생 시 정해진 기간 내 보고

- 정해진 기간 내 근본원인분석
- 분석결과에 따른 개선활동 수행

4) 의료기관은 근접오류 발생 시 절차에 따라 관리한다.
- 발생 시 보고
- 오류 유형분석
- 고장유형영향분석(Failure Mode Effect Analysis, FMEA) 결과에 따른 개선활동 수행

5) 의료기관은 위해사건 발생 시 절차에 따라 관리한다.
- 발생 시 보고
- 유형분석
- 분석결과에 따른 개선활동 수행

6-7) 보고된 환자안전 사건에 대한 결과를 경영진에게 보고하고, 관련 직원과 공유한다.

(3) 환자안전지표(관련기준13.1)

ME	지표명	설명	
1	환자 확인율	정의	– 환자 확인시행 시점의 환자 확인을 관찰한 건수중에서 두 가지 이상의 환자 정보를 이용하여 환자 확인을 시행한 건수의 비율
		분자	– 두 가지 이상의 환자 정보를 이용하여 환자 확인을시행한 건수
		분모	– 환자 확인 시행 시점의 환자 확인 총 관찰 건 수
		조사 방법	– 분기별 평일 1일 이상, 5개 장소*에서 표본 조사 * 응급실, 병동, 외래, 중환자실, 검사실별 각각 10건 이상 – 표본수: 전년도 일평균 재원환자의 10% 이상이면서 최소 50건
2	구두 처방 후 24시간 이내의 사처방 완수율	정의	– 구두처방이 허용되는 상황*에서 24시간이내 의사 처방완수 건수**의비율 * 구두처방이허용되는상황 : '응급상황 및 수술 시술중 등'과 같이 처방이 제한된 상황 ** 처방완수 건수: 의사가 처방을 작성하거나 전산에 입력한 건 수
		분자	– 구두처방후24시간이내에의사처방완수건수
		분모	– 구두처방이허용되는상황에서총구두처방건수 * 구두처방근거자료(예: 구두처방기록지등)가없는경우분모에서제외
		조사 방법	– 분기별평일중1일선택, 구두처방건전수조사
3	수술전 Time out 시행률	정의	– 수술실에서수술절개직전(또는마취유도전)에Time out을시행한건수의비율 * Time out 이란 수술 절개직전(또는마취유도전)에 수술팀원(수술의사, 마취의사 또는 마취간호사, 수술실 간호사)이 함께 환자, 수술부위, 수술명 등에 대해 구두로 확인하는 것을 의미함
		분자	– 수술절개직전(또는마취유도전) Time out 시행건수
		분모	– 수술절개직전(또는마취유도전)에Time out을 시행해야하는 총 수술 건수 * 국소마취는 분모에서 제외
		조사 방법	– 모니터링 방법 : 직접관찰 – 표본수: 전년도 일평균 수술 건수의 50% 이상(단, 최소30건)

4	낙상발생 보고율 [1,000재원일당]	정의	- 1,000 재원일당 낙상 발생 보고 건수의 비율 * 낙상이란 갑작스럽고 비의도적인 자세 변화로몸의 위치가본래의 위치보다 낮아지거나 바닥에 떨어지는 사고를 의미함
		분자	- 낙상 발생보고 건수 * 동일한 환자에게서 여러번 발생한 경우에도 각각 분자에 포함
		분모	- 총재원일수(분기별일일재원환자수를모두합한수)
		조사 방법	- 분기별낙상발생보고 전체건수

핵심다지기

1 환자의 안전기준에 대하여 알아보고 관련 업무를 수행한다.

2 의료기관인증평가원의 환자안전 보고학습시스템에 대하여 알아본다.

3 환자안전사고가 발생할 경우는 "환자안전사고 보고서"를 작성하여 보고한다.

4 환자안전관리에 대한 의료기관의 의료수가(병원, 요양병원) 적용에 대하여 알아본다.

5 입원환자 안전관리료 산정을 위한 전담인력기준에 대하여 알아보고 업무를 수행한다.

6 의료기관인증원에서 실시하고 있는 환자안전평가문항에 조사해본다.

CHAPTER 07

병원경영실적 관리 및 분석

7-1. 환자수 및 의료수익

7-2. 진료실적 분석

7-3. 진료권분석 및 환경분석

7-4. 병원경영분석 및 경영지표 분석

■ 핵심다지기

7-1 환자수 및 의료수익

{ 학습목표 } 진료환자수와 진료건수 및 의료수익를 파악할 수 있다.

필요 지식

1. 환자의 구분 및 유형

1) 환자의 구분 및 산정기준

환자구분은 진료형태에 따라 외래환자, 입원환자로, 내원경험에 따라 신환자, 구환자로, 질병양상에 따라 진료과별 초진환자, 재진환자로, 진료희망에 따라 일반진료환자와 선택진료환자로, 진료비 지급방법에 따라 환자유형은 건강보험환자, 의료급여환자, 산재보험환자, 자동차보험환자, 일반환자로 구분할 수 있다. 그리고 환자수, 병상수, 의료수익 산정의 일반원칙은 아래와 같다.

(1) 내원 구분

특정병원에 있어서 병원의 이용한 경험여부에 따라 다음과 같이 분류한다.

① 신환(처음 오신 분)

특정병원에 과거 이용경험이 없이 처음 병원을 이용하는 경우이다. 과거에 이용한 경험이 전혀 없으므로 새로운 등록번호(진찰권번호)를 부여하고 의무기록지도 처음으로 작성한다. 보험진료비 청구 구분에는 초진에 해당된다.

② 초진

특정상병으로 특정 진료과에서 처음진료를 받는 경우에 산정된다. 한 개의 상병으로 완치된 후 동일상병으로 재발되어 내원하는 경우나 2개과 이상을 동시에 진료하거나 분과가 되어 있는 종합병원의 경우에는 각각 초진으로 산정할 수 있다.

③ 재진

특정 진료과나 타 진료과에서 상병이 완치 되지 않고 2회 이상 지속적으로 진료를 받는 경우에 산정된다.

(2) 환자종류(유형)별 구분

환자유형은 건강보험환자, 의료급여환자, 산재보험환자, 자동차보험환자, 일반환자, 외국인환자 등으로 구분한다.

① 건강보험환자

건강보험환자는 국민건강보험법에 의하여 건강보험 수가 를 적용받는 환자를 말한다.

② 의료급여환자

의료급여환자는 의료급여법에 의하여 의료급여 적용대상(1종, 2종)이 되는 환자를 말한다.

③ 산재보험환자

산재보험환자는 산업재해보상보험법에 의하여 산재보험이 적용되는 환자를 말한다.

④ 자동차보험환자

자동차보험환자는 자동차손해배상보장법에 의하여 자동차보험이 적용되는 환자를 말한다.

⑤ 일반환자

상기 환자외 일반수가의 적용을 받는 환자를 말한다. 또한 특정수가를 기준으로 계약한 기관의 환자라도 건강보험, 의료급여, 산재보험, 자동차보험 이외의 환자는 일반환자로 적용한다(예 : 미용성형목적 환자, 해외 입국 환자).

(3) 환자수 구분

① 외래환자수

진료과를 중심으로 산정하되 한 환자가 하루에 2개과에서 진료를 받았다면 2명으로 계산하며, 응급환자수는 별도로 구분한다. 그리고 신체검사 수진자(건강검진 및 종합검진, 일반신체검사)는 외래환자에 포함하지 않고 별도로 관리하며, 또한 임상진료과에서 진료지원과에 검사를 의뢰하여 실시한 경우 진료지원과(임상병리검사, 방사선촬영 등)의 환자수는 산정하지 않는다.

② 입원환자수

하루 동안 병상을 차지하고 있었던 환자수를 산정하며, 입원 중에 전과한 환자는 전출된 과와 전입된 과에 각각 분리하여 산정한다. 그리고 신생아의 경우는 별도 입원수속을 한 경우에만 입원환자로 산정한다.

- 입원실인원 : 입원 수속이 종료되고 입원이 허락된 환자 수. 매일 0시 기준으로 그 이전 24시간 내에 입원수속을 행한 환자를 말한다.
- 입원환자 연인원 : 일정기간에 병상을 차지하고 있는 환자의 총합계를 뜻하며, 재원환자 연인원수와 같은 개념이다. 또한 연입원 환자수라 하며 입원환자의 총재원일수를 말한다(예 : 입원환자 1명이 10일간 입원하면 실입원 환자수는 1명, 입원연인원은 10명으로 집계한다).
- 퇴원환자 실인원 : 입원한 환자가 입원치료를 종결하고 의료기관을 떠나는 환자 수를 의미하며, 매일 0시에서 24시간 이내 퇴원수속을 마치고 병원을 떠난 환자 수를 말한다.
- 재원환자수 : 재원환자수는 일정시점을 기준으로 병원에서 입원진료 중에 있는 환자의 통계이다.

(4) 진료과별 환자수

① 진료과별 외래환자수

진료과별 외래환자수는 일정기간에 진료과별로 진료를 받은 환자수를 의미하며, 초진 및 재진환자로 구분하여 집계한다.

② 진료과별 입원환자수

진료과별 입원환자수는 일정기간에 입원진료를 받은 환자수를 의미하며, 진료과별로 집계한다.

(5) 외래(또는 입원)진료일수 및 가동병상수

① 외래진료일수는 일정기간동안 외래환자의 진료일수를 말하며, 진료를 하지 않는

날짜(공휴일 등)는 진료일수에 포함하지 않는다.

② 입원진료일수는 일정기간동안 입원환자의 진료일수를 말한다.

③ 가동병상수는 허가병상과는 달리 입원환자의 진료를 위하여 병실에 실제 투입된 병원이 보유하고 있는 병상수를 말한다. 따라서 입원환자가 실제 이용 가능한 보유 병상수를 말하며, 응급실, 분만실, 회복실, 주사실, 인공신장투석실, 물리치료실, 신생아용 베지넷 등은 가동병상수에서 제외함을 원칙으로 한다.

2. 의료수익

1) 의료수익

의료수익(입)은 입원수익, 외래수익, 기타의료수익(종합검진, 신체검사, 수탁검사수익), 의료부대수익(제증명료수입, 기타 급식수입 등) 등으로 구성된다.

진료비는 수입과 수익, 비용으로 나누어지며, 수입(Income)은 지출의 반대개념이다. 수익(Profit)이라고 함은 비용에 대응되는 개념으로 일정기간 고객에게 제공된 재화나 용역의 판매가격이라고 한다. 또는 수익은 현금 + (외상매출금) + 미수금이다. 비용이라 함은 수익을 위해 소요된 재화나 용역의 원가를 말하며 구체적으로는 다음과 같다.

(1) 수익

수익이란 특정회계기간 동안 자산의 증가나 부채의 감소로 인한 경제적 효익의 증가에 따른 자본 증가액을 의미하며 재화의 생산판매나 용역의 제공 등 기업실체의 주요영업활동을 그 발생원천으로 한다. 따라서 수익은 기업실체의 주요 영업활동의 결과로서 발생하였거나 발생할 현금유입액으로 수익 창출을 가져오는 자산의 증가는 현금, 현금청구권, 기타 재화나 용역 또는 생산에 의한 제품가치의 증가 등 여러 형태를 취할 수 있다. 수익은 영업활동의 종류와 당해 수익이 인식되는 방법에 따라 매출액 수입수수료, 이자수익, 배당수익 및 임대료 등 다양하게 구분할 수 있다.

- 수익 : 환자에게 제공한 의료서비스의 대가로 받을 권리가 발생된 진료비전체를 의미한다. 따라서 수익은 현금의 수입이나 미수와는 상관없이 고객에게 제공된 재화나 용역으로 인하여 발생한 현금, 외상매출금 및 미수금의 합계액을 나타낸다.

• 수입 : 발생된 수익에서 현금으로 입금된 것을 말한다.

(2) 비용

비용은 병원실체의 주요 영업활동의 결과로서 발생하였거나 발생할 현금유출액으로 그 영위하는 주요 영업활동의 종류와 비용이 인식되는 방법에 따라 매출원가, 지급수수료, 이자비용 및 지급임대료 등 다양한 형태를 취한다. 기업회계기준에서는 매출원가, 판매비와 관리비, 특별손실로 구분하고 있다.

2) 의료수익의 계산방법

의료수익을 계산하는 방법은 발생주의와 현금주의, 절충주의 등이 활용되고 있다. 발생주의는 의료서비스를 제공한 시점에서 의료수익이 발생하였다고 보는 방법이며, 현금주의는 의료수익의 발생과 관계없이 실제로 현금이 입금된 날을 기준으로 의료수익을 계산하는 방법이다. 절충주의는 발생주의와 현금주의로 혼용하여 사용하고 있는 경우이다. 따라서 대부분의 병원은 의료수익의 발생이 현실적인 서비스 제공과 일치하기 때문에 기업회계기준, 의료기관회계기준, 법인세법 등 모든 기준에서는 발생주의를 채택하고 있다.

(1) 현금주의

현금주의는 입금된 현금만을 수입으로 계산하는 방법으로 주로 의원급에서 많이 사용하고 있는 방법이다. 현금주의는 업무처리가 매우 단순하고 편리하다는 장점이 있으나 당일의 의료수익이 얼마나 발생하였는지를 정확히 알 수 가 없다. 또한 미수금 입금시에도 조정된 금액이나 할인된 금액을 나타내지 아니하므로 진료비 수입관리는 물론 진료미수금이나 현금 관리면에서도 착오나 부정의 소지가 발생할 가능성이 높고, 진료비 계산상 착오가 발생할 수 있다.

(2) 발생주의

발생주의는 진료행위가 일어나는 순간부터 발생된 진료수입을 그대로 인식하는 방법이다. 즉 입원환자의 경우 하루 동안 진행되는 진료행위를 모두 진료수입이 발생한 것으로 보며, 입원환자가 퇴원시점에 진료비를 계산하기 때문에 퇴원 전까지는 발생되어 있는 진료비를 전액 미수금으로 인식한다. 발생주의의 장점으로는 진료미수금과 현금납입액을 포함한 총 진료수입을 관리하므로 착오나 부정의 소지가 발생할 수 가능성을 최소화한다는 점이다. 진료수입은 진료미수금과 현금의 합계이므로 이 두 가지를 종합적으로 관리하면 기간손익을 정확히 계산할 수 있다.

(3) 절충주의(절충식)

절충주의는 외래수입은 발생주의로 처리하고 입원진료수익은 퇴원기준으로 처리하는 방법이다. 이는 현금주의와 마찬가지로 업무처리가 단순한 장점은 있으나 재원미수금이 계산되지 않으므로 퇴원이 이루어지기 전까지 진료수입과 진료미수금이 얼마나 발생하였는지를 알 수 없다. 또한 실제 발생하는 입원진료비 중 재원미수금으로 계산된 미수금과 진료비청구를 기준으로 파악된 퇴원미수금 간에 차이가 발생한다는 단점이 있다.

3) 의료수익관리

진료비관리는 서비스 또는 물자의 제공에서 현금의 회수 시까지 계속적으로 연계되어 이루어져야 하며, 수가기준의 인식, 계산, 산정, 청구 및 수납과 미수금관리의 단계로 구분할 수 있다.

(1) 수가기준 인식

병원이 환자에게 특정행위 또는 물자를 제공할 경우 특정제도의 적용여부 및 적용시 얼마의 진료비가 되는가? 에 대한 원칙 내지는 근거이다. 현 의료보장제도하에서는 요양급여기준과 진료수가기준이 주 내용이며, 단순한 수가가 아니라 많은 인식기준과 범위가 매우 광범위하다. 수가인식의 대상자는 의료행위자(의사, 간호사, 약사, 의료기사 등)와 사무요원(수가계산, 청구서작성, 수납자 등)이다.

(2) 수가산정 체계

입원환자의 진료비는 현행 행위별수가체계하에서 진료기준수가에 의해 행위별로 산정하고 있다. 비급여 등 병원자체수가를 적용하는 환자를 제외하면 보건복지부가 고시한 진료수가 기준액표상의 항목에 상대가치점수와 환산지수를 곱하여 요양기관의 가산율을 적용하여 운영되고 있다.

(3) 수가기준

진료수가란 크게 진료행위료와 재료대로 구분되어 있으며, 진료행위료는 검사료, 영상의학진단 및 방사선치료료, 처치 및 수술료, 마취료, 이학요법료 등과 같이 일정한 자격과 기술을 갖춘 의료진이 진료한 대가로 요양기관 종별 가산율을 산정할 수 있는 항목이다. 재료대는 진료행위에 대한 가산율을 적용할 수 없는 항목으로 약제 및 치료재료가 포함되며, 의료기관의 실구입또는 상한가에 따라 산정하고 청구하도록 되어 있다. 다만 진찰료, 입원료, 수혈료는 병원에 따라 수익을 인식하는 기준에 다소 차이가 있다.

표 7-1 의료보장별 진료비 산정기준 및 근거

구분	건강보험	의료급여	산재보험	자동차보험
산정근거	보건복지부고시	보건복지부고시	고용노동부고시	국토교통부고시
행위료종별가산율(기술료)	상급종합병원 : 30% 종합병원 : 25% 병원 : 20% 의원 : 15%	3차의료급여기관 : 22% 종합병원 : 18% 병원 : 15% 의원 : 11%	상급종합병원 : 45% 종합병원 : 37% 병원 : 21% 의원 : 15%	산재와 동일
약품(약가) 및 치료재료	실구입가 또는 상한가	좌동	좌동	좌동

4) 진료수익통계

진료수익통계는 크게 외래진료수익과 입원진료수익으로 구분하고 다시 환자종류별, 진료과별, 수가항목별(진료행위별)로 나누어 집계할 수 있다. 진료수익통계는 일별, 월별, 연간통계로 집계하고 있다.

기타수익통계에는 검진수익통계, 부대사업수익 통계(장례식장, 편의점, 커피숍, 식당수익 등) 등이 있다

핵심다지기

1 병원의 환자수 통계에 대하여 알아본다.

(1) 환자의 내원구분에는 신환, 초진, 재진이 있다.

(2) 환자유형은 건강보험환자, 의료급여환자, 산재보험환자, 자동차보험환자, 일반환자, 외국인환자 등으로 구분한다.

(3) 환자수는 외래환자수와 입원환자수로 구분하고 입원환자수는 ① 입원실인원 ② 입원환자 연인원 ③ 퇴원환자 실인원 ④ 재원환자수 등이 있다.

(4) 진료과별 환자수에는 ① 진료과별 외래환자수 ② 진료과별 입원환자수가 있다.

2 의료수익의 종류에 대하여 알아본다.

(1) 의료수익(입)은 입원수익, 외래수익, 기타의료수익(종합검진, 신체검사, 수탁검사 수익), 의료부대수익진료수익통계는 크게 외래진료수익과 입원진료수익으로 구분하고 다시 환자종류별, 진료과별, 수가항목별(진료행위별)로 나누어 집계할 수 있다.

(2) 진료수익통계는 일별, 월별, 연간통계로 집계하고 있으며, 기타수익통계에는 검진수익통계, 부대사업수익 통계(장례식장, 편의점, 커피숍, 식당수익 등) 등이 있다(제증명료수입, 기타 급식수입 등으로 구성된다).

3 의료수익의 계산방법에 대하여 알아본다.

의료수익을 계산하는 방법은 발생주의와 현금주의, 절충주의 등이 활용되고 있으나 병원급 이상인 경우는 발생주의를 채택하고 있다.

4 병원의 의료수가적용 가산율에 대하여 이해하고 유형별로 수가를 산정할 수 있다.

진료행위료에 대해서는 보험유형별 가산율을 적용하고 약품 및 재료대는 실구입가 또는 상한가를 적용한다.

7-2 진료실적 분석

{ 학습목표 } 입원 · 외래, 환자종류, 수가종별, 진료과별 진료실적의 증감, 구성비, 추세 등을 분석할 수 있다.

▶ 필요 지식

1. 병원경영통계

1) 병원통계의 개념

병원통계는 환자수, 진료비, 질병, 수술, 사망률 등의 자료를 작성하여 병원의 운영, 의학연구, 의료기관 현황보고, 병원신임평가, 의료기관인증 등을 위한 자료를 얻기 위함이다. 환자통계는 환자와 관련된 여러 현상들에 관한 자료들을 일정한 기준에 따라 작성한 계수적 통계를 의미하며, 대상 분야에 따라 일반적으로 원무통계, 진료통계, 병원경영분석통계 등으로 구분된다.

① 원무통계란 의료기관이 제공한 진료서비스를 받은 환자수와 같은 진료량에 관한 사항, 진료서비스를 제공함으로써 발생한 진료비에 관한 사항, 병상이용도에 관한 사항, 진료권에 관한 사항 및 기타 원무관리와 관련된 통계를 의미한다. 진료실적 분석지표에는 진료량지표, 진료비지표, 병상이용도 지표, 진료권 지표로 구분한다.
② 진료통계란 진료뿐만 아니라 의학연구, 수술, 사망, 부검, 감염 등에 관한 통계이다.
③ 병원경영통계란 병원의 경영활동을 계량적으로 분석하거나 종합에 관한 사항, 즉 생산성, 활동성, 수익성 유동성 등에 관련된 통계를 말한다.

2) 통계의 요건

통계는 다음과 같은 요건을 갖추어야 한다.

(1) 적시성

통계의 작성 또는 보고의 시기가 그 활용시점과 맞아야 한다는 것으로 자료의 활용목적과 통계가 비교 가능하여야 한다.

(2) 명료성

통계의 작성목적이나 작성시의 기준 및 자료의 출처 등이 명확하여야 한다.

(3) 간결성

통계의 내용과 서식 등이 간결해야 함을 의미한다.

(4) 정확성

통계가 수록할 수 있는 정보의 내용과 그 계수가 정확해야 통계의 가치가 있는 것이다.

3) 원무통계의 구분 및 목적

원무통계는 주로 환자진료통계와 진료수익통계로 나눌 수 있으며, 환자진료실적은 일반적으로 외래와 입원으로 구분하여 집계한다. 원무통계의 목적은 경영적인 측면과 의학 및 정보관리의 측면에서의 목적이 있으며, 점차 경영분석의 자료 및 수요예측의 측면에서의 그 목적성이 확대되어가고 있으며, 크게 세가지로 분류한다.

(1) 경영실적자료

병원의 운영에 따른 실적을 파악하기 위하여 일정기간의 환자 및 진료수익 등을 분석하는 것으로 기본적으로는 환자수(외래, 입원, 응급), 진료 및 검사건수, 병상이용률, 진료수익 등에 관한 통계이다. 세부적으로 분류하면 방문형태별, 외래 및 입원별, 의료보장 유형별, 거주 지역별, 연령별, 진료담당의사별, 검사종류별 등으로 구분하여 집계할 수 있다. 또한 이용 단순한 경영실적자료로 활용되기도 하나 진료과나 진료수가항목별(행위별) 및 담당 의사별 원가분석을 위한 기초자료나 내부통제목적으로 이용하는 경우도 있다.

(2) 의학연구자료

학술연구에 필요한 기초자료로 활용할 목적으로 상병별, 수술, 검사, 사망, 부검, 성별 및 연령별 통계 등을 이용하여 보건통계나 연구자료로 활용하기도 한다.

(3) 보고자료

경영실적에 대한 결과를 외부기관에 보고하거나 제출할 목적으로 이용되는 자료이다. 세금관계나 관련 기관의 진료실적 자료 제출, 의료기관현황, 병원신임평가, 의료기관 인증, 응급의료기관 평가자료에 활용되기도 한다.

4) 외래환자 및 입원환자 통계

(1) 외래환자통계

외래환자통계는 외래에서 진료한 방문환자를 의미하며, 한 환자가 하루에 2개과 이상의 진료과에서 진료를 받았으면 2명으로 집계한다. 신체검사나 건강검진의 경우에는 외래환자수에 포함하지 않으며 직접진료를 담당하는 진료과별로 집계한다. 그리고 진단검사의학과, 병리과, 영상의학과 등의 경우에는 직접적인 접수와 진료가 이루어 졌을 경우에만 별도로 외래환자수로 산정하고, 임상진료과의 처방에 따라 검사를 위해 방문하는 보조진료부문의 환자는 외래환자수에 포함하지 않는다. 외래환자의 집계에 있어서 진료일수는 실제 진료일수를 기록하며 토요일 진료의 경우는 병원에 따라 1일 또는 0.5일로 계산하기도 한다.

(2) 입원환자통계

입원환자통계는 병원에 입원하여 진료를 받는 환자를 집계한 것으로 병상가동 여부 및 입원수익통계와 관련하여 환자수 분석은 매우 중요한 의미와 가치를 갖는다. 따라서 외래와는 달리 실입원환자수 및 퇴원환자수를 연인원으로 구분하여 집계하며, 연인원은 입원실료가 부과된 입원환자를 기준으로 일정시점이나 일정기간을 합산하여 작성한다. 또한 입원진료 중에 진료과가 변경되는 경우 변경되는 날은 변경된 진료과로 집계하고, 신생아가 질환이나 미숙아로 입원수속을 한 경우에는 입원환자로 집계하되 정상신생아의 경우에는 산모(분만)환자에 포함되는 관계로 입원환자로 집계하지 않는다. 입원환자의 통계유형에는 실입원환자수, 퇴원환자수, 연인원(연입원환자수), 재원환자수, 재원환자연인원 등이 있다.

입원 중에 전과한 환자는 입원료를 계상하는 과의 환자로 계산하되 전출된 과의 전입된 과에 이중으로 계산하지 않는다.

산모가 분만 후 2박 3일 입원해 있는 동안 신생아는 입원환자로 보지 않으며, 그러나 차후 신생아가 이상이 발생하여 입원수속 후 입원료가 부과하는 경우에는 입원환자로 계산한다.

5) 진료수익통계 및 기타수익 통계

의료수익을 계산하는 방법은 발생주의와 현금주의, 절충주의 등이 활용되고 있다. 발생주의는 의료서비스를 제공한 시점에서 의료수익이 발생하였다고 보는 방법이며, 현금주의는 의료수익의 발생과 관계없이 실제로 현금이 입금된 날을 기준으로 의료수익을 계산하는 방법이다. 절충주의는 발생주의와 현금주의로 혼용하여 사용하고 있는 경우이다. 따라서 대부분의 병원은 의료수익의 발생이 현실적인 서비스 제공과 일치하기 때문에 기업회계기준, 의료기관회계기준, 법인세법 등 모든 기준에서는 발생주의를 채택하고 있다.

진료수익통계는 크게 외래진료수익과 입원진료수익으로 구분하고 다시 환자종류별, 진료과별, 수가항목별(진료행위별)로 나누어 집계할 수 있다. 진료수익통계는 일별, 월별, 연간통계로 집계하고 있다.

기타수익통계에는 검진수익통계, 부대사업수익 통계(장례식장, 편의점, 커피숍, 식당수익 등) 등이 있다.

6) 진료비 조정통계

보험자단체에서 진료비를 청구하여 심사조정후의 조정된 내용을 항목별로 집계한 통계자료를 진료비 조정(삭감)통계라 한다. 이미 발생된 보험자단체 부담진료비에 대한 통계로서 월별, 분기별, 혹은 연도별로 분석하여 경영실적관리와 의료의 질 관리활동에 이용되고 있다.

2. 진료실적 분석

1) 진료실적

진료실적이란 병원이 제공한 의료서비스를 받은 환자의 수와 진료건수를 기초로 하여 산출되는 진료량과 진료수익, 병상이용률 등을 말하는데, 전술한 바와 같이 외래 · 입원, 진료과별, 환자종류(유형)별로 집계되어 있는 환자수와 수가종목별, 환자종류별로 집계하는 진료건수를 연결시키면 여러 가지의 분석이 가능해진다. 진료실적 분석지표에는 진료량 분석지표, 진료비 분석지표, 병상이용도 분석지표, 진료권 분석지표 등이 있다.

그림 7-1 진료실적

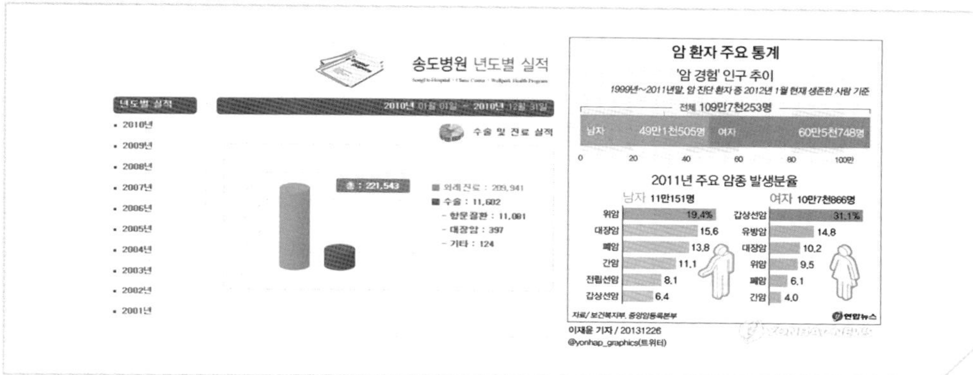

(1) 진료량 분석지표

진료량 분석지표에는 외래환자 초진율, 외래환자 입원율, 응급환자율, 평균재원일수, 입원대 외래환자 비율, 일평균 외래환자수, 100병상당 일일평균 외래(재원)환자수, 외래(입원)환자 유형(종류)별 구성비 등이 있다. 진료량은 병원이 제공한 의료를 받은 환자의 수와 진료건수를 의미한다.

① 일평균 외래환자수(명)

연외래환자수를 외래진료일수로 나눈 값으로 일 평균 몇 명의 환자가 병원에 내원하였는가를 측정하는 것이다. 외래환자와 연인원수는 초진환자와 재진환자를 합한수를 말하며, 외래진료일수는 공휴일을 제외하며 토요일 진료시는 0.5일로 계산한다.

$$\text{일평균 외래환자수} = \frac{\text{외래환자연인원수}}{\text{외래진료일수}}$$

② 외래환자 초진율(%)

외래환자 초진율(New Outpatient ratio)은 일정기간 동안의 연 외래환자 중 초진 환자가 차지하는 비율이다 이는 병원의 환자유인력을 나타낸다. 또한 이 비율이 높아지면 병원 진료권 인구가 증가하고 병원의 신뢰도가 높아지고 있다는 것을 의미한다.

$$\text{외래환자 초진율} = \frac{\text{초진환자수}}{\text{연외래환자수}} \times 100$$

③ 외래환자 입원율(%)

외래환자 입원율(Admissions of Outpatients)은 일정기간 동안의 연 외래환자 중 그 병원에 입원하는 환자의 비율을 의미하며, 병원에 내원하는 환자의 질병의 중증도를 나타낸다.

$$\text{(1) 외래환자 입원율} = \frac{\text{실입원환자수}}{\text{연외래환자수}} \times 100$$

$$\text{(2) 진료과별 외래환자 입원율} = \frac{\text{진료과별 실입원환자수}}{\text{진료과별 연외래환자수}} \times 100$$

④ 응급환자율(%)

응급환자율(Emergency cases to Outpatient ratio)은 연외래환자 중에서 응급환자가 차지하는 비율을 의미한다. 응급환자율이 높으면 입원잠재력이 높아짐을 의미하고, 지역사회주민의 병원에 대한 신뢰도를 나타낸다. 또한 응급환자비율이 높으면 입원하는 환자수도 많을 수 있다.

$$\text{응급환자율} = \frac{\text{응급환자 연인원수}}{\text{외래환자 연인원수}} \times 100$$

⑤ 응급환자 입원율(%)

응급환자 입원율(Admissions of Emergency ratio)은 응급실에 내원하여 진료한 환자 중 몇 명이 입원하였는가를 비율로 산출하는 지표이다. 응급실에 내원한 환자의 상당수가 다른 병원으로 후송된다면 병원은 지역사회로부터 신뢰를 잃게 될 뿐만 아니라, 의료수익도 감소할 수 밖에 없으므로 이 비율은 입원환자관리라는 측면에서 볼 때 응급실의 효율적 관리운영을 위해 분석이 필요하다.

$$\text{응급환자 입원율} = \frac{\text{응급환자중 입원한 환자수}}{\text{총응급환자수}} \times 100$$

⑥ 평균재원일수(일)

재원일수(Average length of Stay)는 입원에서 퇴원까지의 일수를 말하며, 입원환자의 총 재원일수를 퇴원 실인원수로 나눈 값으로서, 입원환자가 평균 며칠동안 재원하였는가를 파악하고 특성별 재원상황을 설명해준다.

$$\text{평균재원일수} = \frac{\text{퇴원환자 재원일수누계}}{\text{퇴원실인원수}} \text{ 또는 } \frac{\text{총재원일수}}{(\text{입원실인원} + \text{퇴원실인원})} \div 2$$

평균재원일수가 길어지면 병상이용률은 높아지나 병상회전율이 낮아지고 진료건당 진료비는 증가되는 반면, 입원환자 1인당 1일 평균부담 진료비는 감소한다. 반대로 진료의 집중도가 클수록 평균재원일수는 짧아지나 환자 1인당 일평균 진료비는 증대된다.

⑦ 입원대 외래환자 비율(%)

입원대 외래환자 비율(Outpatient Visits to Inpatient Days)은 연외래환자수를 총 재원일수로 나눈 값으로서 입원환자수에 대한 외래환자수의 비중을 설명하고 의료수익의 외래 의존도를 나타내 준다. 이 비율이 높으면 병상이용률보다 병원이용률이 상대적으로 더 높아지며 입원환자도 증가할 가능성이 있음을 시사한다. 일반적으로 병상규모가 작은 병원은 입원환자가 상대적으로 적음으로 이 비율이 높게 나타나며, 병상규모가 큰 병원은 입원환자 중심의 진료를 하기 때문에 이 비율이 낮아지게 된다.

$$\text{입원대 외래환자비율} = \frac{\text{연외래환자수}}{\text{총재원일수}}$$

일반적으로 입원 대 외래환자비가 1 : 2 수준이며, 예를 들면 1,000병상 규모의 병원에서 일평균 외래환자수는 약 2,000명 이상 정도가 되어야 한다는 의미이다.

⑧ 100병상당 1일 평균 외래(재원)환자수(명)

규모가 서로 다른 병원간의 일일평균 외래(입원)환자의 진료실적을 비교해 보기위한 지표로서, 연 외래환자수(총재원일수)를 외래(입원)진료일수로 나누어 일평균 외래(재원)환자수를 산출하고 이를 다시 100병상당 외래(재원)환자수로 환산한 값이다. 가동병상수란 입원환자의 진료를 위하여 병실에 실제 투입된 병원이 보유하고 있는 병상수를 의미한다. 따라서 응급실, 분만실, 회복실, 주사실, 인공신장투석실, 신생아용 베지넷 등은 가동병상에서 제외된다.

$$\text{100병상당 일일평균외래(재원)환자수} = \frac{\text{연외래환자수(총재원일수)} \div \text{외래(입원)진료일수}}{\text{평균가동병상수 / 100병상}}$$

⑨ 외래(입원)환자 진료과별 구성비(%)

외래(입원)환자를 진료과별 이용형태에 따라 환자의 점유율 구성비를 측정하는 지표이다.

$$\text{외래(입원)환자 진료과별 구성비} = \frac{\text{(진료과별)외래환자연인원수}}{\text{외래환자 연인원수}} \times 100$$

⑩ 외래(입원)환자 유형(종류)별 구성비(%)

외래(입원)환자를 진료비 지불형태로 구분해 볼 때 전체 외래(입원)환자에 대한 각각의 점유율을 나타낸다. 환자의 유형에는 건강보험환자, 의료급여환자, 산업재해보험환자, 자동차보험환자, 일반환자 등이 있다.

$$\text{외래(입원)환자 유형별 구성비} = \frac{\text{환자유형별 외래환자 연인원수(환자유형별 재원환자연인원수)}}{\text{연외래환자수(재원환자연인원수)}} \times 100$$

⑪ 외래환자 1인당 방문횟수

외래환자가 평균 몇회나 본원에 와서 외래진료를 받았는가를 알기위한 지표로서 의사의 진료방침에 따라 차이가 발생할 수 있다. 이 지표는 외래진료비의 청구누락 여부 검증에 중요한 역할을 담당한다고 볼 수 있다.

$$\text{외래환자 1인당 방문횟수} = \frac{\text{진료과별 연외래환자수}}{\text{진료과별 실외래환자수}}$$

예) A의사는 1주일 이후에 진료 받으러 오라고 하고, B의사는 3일 후에 오라고 한다면 → 외래환자수가 동일할 경우라도 B의사가 담당한 외래환자의 평균방문횟수는 2배가 넘게 된다.

⑫ 외래(입원)환자 연령대별 구성비(%)

외래(입원)환자 연령대별구성비는 병원을 이용한 외래(입원)환자의 연령대별 점유 구성비를 알기위한 지표로써 0~9세, 10세 이상~19세, 20세 이상~29세, 30세 이상~39세, 40세 이상~49세, 50세 이상~59세, 60세 이상~69세, 70세 이상~79세, 80세 이상으로 구분하여 산출한다. 이 지표는 산출하여 진료과의 활성화정책 및 특수클리닉개설에 참고하기도 한다.

$$\text{외래(입원)환자 연령대별 구성비} = \frac{\text{연령대별 외래(실입원)환자수}}{\text{연외래(실입원)환자수}} \times 100$$

⑬ 예약접수율 및 예약진료율

병원의 진료예약(내원, 전화, 인터넷 등)에 대한 통계로서, 특히 예약환자는 예약된 진료일에 내원하여 진료를 받을 수 있도록 모바일안내 등을 이용하여야하며, 부도율 관리가 무엇보다도 중요하다. 예약접수율은 연외래환자 중 예약한 환자수의 비율이며, 예약진료율은 연외래환자수 중 예약 후 실제로 진료를 받은 환자수의 비율을 말한다.

$$(1)\ 예약접수율 = \frac{예약접수환자수}{연외래환자수} \times 100$$

$$(2)\ 예약진료율 = \frac{예약진료환자수}{연외래환자수} \times 100$$

(2) 진료비 관련 분석지표

진료비 관련 분석지표는 진료과별, 환자유형별, 수가종류별로 구분하여 산출할 수 있으며 진료비 분석은 단위당 금액이나 항목별 구성비를 산출하여 이용한다. 진료비 관련 지표에는 외래 및 입원평균진료비, 100병상당 외래(입원)수익, 진료과별 외래(입원)수익 구성비, 외래(입원)진료행위별 구성비 수익 등이 있다.

① 외래환자 1인 1일당 평균진료비(원)

일정기간의 외래 진료수익을 연외래환자수로 나누어 산출한다. 외래환자 1인 1일당 평균진료비가 높다는 것은 외래수익이 많음을 의미하나 외래환자의 감소를 초래할 우려가 있다. 외래수익을 증대하기 위해서는 외래환자수를 증가시키거나 외래환자의 1인 1일당 평균진료비를 증대하여야 한다.

$$외래환자\ 1인\ 1일\ 평균진료비 = \frac{외래수익}{연외래환자수}$$

외래환자 1인 1일당 평균진료비는 수가종목별 진료량과 수가수준에 의해서 결정되므로 진료과별 환자종류별 외래환자 1인 1일당 평균진료비가 전년 또는 유사규모의 병원에 비해 현저히 높거나 낮게 나타났을 경우에 제공되는 환자 1인당 진료량 및 수가 수준에 대한 분석도 아울러 실시함으로써 서비스량의 적정여부 및 수가수준의 적정성여부를 검토하여야 한다.

② 입원환자 1인 1일당 평균진료비(원)

입원환자 1인 1일당 평균진료비는 일정기간의 입원진료수익을 총재원일수로 나누어 산출한다. 이는 입원환자에게 제공되는 진료량, 진료건당, 진료비수준, 재원일수에 영향을 받는다. 따라서 이 지표가 낮은 병원은 평균재원일수를 단축시키기 위하여 노력하여야 한다. 입원환자 1인 1일당 평균진료비가 높으면 병원수익에도 긍정적인 영향을 미치게 되나 입원환자수가 감소할 우려가 있다.

$$\text{입원환자 1인 1일 평균진료비} = \frac{\text{입원수익}}{\text{총재원일수}}$$

한국보건산업진흥원 및 대한병원협회에서 발행되는 병원경영분석자료를 참고해서 전국 평균지표와 해당병원의 입원 및 외래환자 평균수익과 비교하고 분석하는데 도움이 된다.

③ 100병상당 일평균 외래(입원)수익(원)

100병상당 일평균 외래(입원)수익은 일정기간 진료과별, 환자종류별 외래(입원)수익을 외래(입원)진료일수로 나누어 일평균 수익을 산출하고, 이를 다시 100병상으로 환산하여 산출할 수 있다. 분석목적은 병원 전체의 외래(입원)수익이 타 병원과 비교하면 어떠한가를 알기 위함이다.

$$\text{100병상당 일평균 외래(입원)수익} = \frac{\text{외래(입원)수익} \div \text{외래(입원)진료일수}}{\text{평균가동병상수} \div \text{100병상}}$$

이 지표는 자체의 의미도 있지만 유사규모병원과 다른 병원의 자료와 비교해 보는 것이 중요하다.

④ 진료과별 외래(입원)수익 구성비(%)

진료과별 외래(입원)수익 구성비는 진료과별 외래(입원)수익을 총 외래(입원)수익으로 나누어 백분율로 산출한다. 이는 진료과별 외래(입원)수익에 대한 상대적 기여도를 나타낸다. 환자종류별 외래(입원)수익의 구성비를 산출 할 수도 있다.

$$\text{진료과별 외래(입원)수익 구성비} = \frac{\text{진료과별 외래(입원)수익}}{\text{총외래(입원)수익}} \times 100$$

⑤ 환자종류별 외래(입원)수익 구성비(%)

환자종류별 외래(입원)수익 구성비는 일정기간의 외래(입원)수익을 환자종류별로 구분하여 이의 총 외래(입원)수익에 대한 구성비를 백분율로 나타낸 것이다. 또한 이 지표는 총외래(입원)수익에 대한 환자종류별 외래(입원)수익의 상대적인 기여도를 나타내는데 활용되고 있다. 보다 상세한 분석을 위해서는 진료과별 환자종류별 외래(입원)수익의 구성비를 파악하여야 한다.

$$\text{환자종류별 외래(입원)수익 구성비} = \frac{\text{환자종류별 외래(입원)수익}}{\text{총외래(입원)수익}} \times 100$$

⑥ 진료행위별 외래(입원)수익 구성비(%)

진료행위별 외래(입원)수익 구성비는 일정기간 중 외래(입원)수익을 진료행위(항목)별로 구분하여 이의 총 외래(입원)수익에 대한 구성비를 백분율로 나타낸 것이다. 진료행위별 구성항목은 건강보험의 수가산정지침 분류항목(진찰료, 입원료, 검사료, 방사선료, 투약료, 주사료, 이학요법료, 정신요법료, 마취료, 처치 및 수술료, 치과, 혈액, 식대 등)에 의거 산출한다.

$$\text{진료행위별 외래(입원)수익 구성비} = \frac{\text{진료행위(항목)별 외래(입원)수익}}{\text{총외래(입원)수익}} \times 100$$

진료행위별 구성비를 산출할 때는 전체 진료비대비 또는 진료과별대비 구성비를 산출하기도 한다. 따라서 수가종목별 구성비 중에서

- 투약료, 주사료가 차지하는 비율이 너무 높으면 → 과잉투약, 고가약품을 많이 사용하는 것으로 사료되며,

- 입원실료와 식대의 구성비가 지나치게 높으면 → 장기요양환자(만성기 질환)가 많고 수술료 및 다른 행위료 비중이 상대적 낮다는 것으로 의미한다.
- 처치 및 수술료비중이 높다면 외과계 환자의 비중이 높고, 중증도가 높은 환자가 많음을 의미한다.

⑦ 100병상당 월평균 의료수익(원)

100병상당 월평균 의료수익을 외래수익과 입원수익의 합계액을 기간 중 월수로 나누어 월 평균의료수익을 산출하고 이를 100병상으로 환산한 지표이다. 진료과별 환자종류별 월평균 진료수익을 산출할 수 있다.

$$\text{100병상당 월평균 의료수익} = \frac{\text{외래수익} + \text{입원수익}}{\text{평균가동병상수} \div \text{100병상}}$$

⑧ 의료미수금 회전기간(일)

진료비 중 본인부담금을 제외한 보험자(공단)부담 미수금과 본인부담미수금의 회수기간으로서 미수금 회전기간은 짧을수록 효율성이 높다.

$$\text{의료미수금 회전기간(일)} = \frac{\text{의료미수금잔액}}{\text{의료수익}} \times 365$$

⑨ 보험심사조정률(%)

진료비 중 보험자 부담분의 청구액을 기준으로 한 심사조정액의 비율로 나타낸 지표이다. 병원에 따라 심사조정(삭감)률은 총진료비 대비 조정율, 청구액 대비 조정률 분석하여 경영지표로 활용하고 있다. 보험심사조정률은 보험청구유형별(건강보험, 의료급여, 산재, 자보)로 산출하여 분석한다.

$$\text{보험심사조정률} = \frac{\text{심사조정액}}{\text{총진료비(또는 청구진료비)}} \times 100$$

(3) 병상이용도 분석지표

병상이용도 분석지표에는 병원이용률, 병상이용률, 병상점유율, 병상회전율, 병상회전간격, 병상회전기간 등이 있다.

① 병원이용률(%)

병원이용률(Hospital utility ratio)은 일정기간 중 연 입원환자수(총 재원일수)에 연 외래환자수를 환자 1인당 부담진료비를 기준으로 입원환자수를 환산 합계하여 연 가동병상수로 나눈 지표이다. 병상이용률이 입원환자 만을 대상으로 한 지표라면, 병원이용률은 입원과 외래를 동시에 평가하는 지표라고 할 수 있으며, 병원 인력시설의 활용도를 종합적으로 나타내는 지표이다.

$$\text{병원이용률} = \frac{\text{조정환자수}}{\text{연가동병상수}} \times 100$$

조정환자수란 일정기간 중 연입원환자수에 환자 1인당 부담진료비를 기준으로 하여 연외래환자수를 입원환자수로 환산하여 더한 것을 말한다. 따라서 병원이용률은 조정환자수를 연간 가동병상수로 나눈 백분율을 말한다. 참고로 조정환자수는 다음과 같은 공식에 의하여 계산된다.

$$\text{조정환자수} = \text{총재원일수(연입원환자수)} + \text{연외래환자수} \times \frac{\text{외래환자당 일평균진료비}}{\text{입원환자당 일평균진료비}}$$

② 병상이용률(%)

병상이용률(Bed occupancy ratio)은 일정기간 중 환자를 수용할 수 있는 상태로 가동한 병상(연 가동병상)이 실제 환자에 의해 점유될 비율이다. 병상이용률이 80%라 한다면 100병상에 대하여 80병상이 이용되고 있다는 것을 의미한다. 병상이용률은 병원의 인력 및 시설의 활용도를 간접적으로 나타내지만 이는 단편적으로 점유병상의 상황을 나타내는 정태적인 분석에 지나지 않는다. 병상이 효율적으로 운영되어 입원환자가 이용한다면 그 만큼 시설이용도가 높아지고 수익성이 좋아지며, 국가적으로 지원을 효율적으로 활용하는 결과라고 할 수 있다. 가동 연병상수는 일정기간 동안의 매일 매일 가동병상수를 더한 병상수를 말한다.

$$\text{병상이용률} = \frac{\text{총재원일수}}{\text{연가동병상수}} \times 100$$

일반적 경영분석에서 양방병원의 병상가동율이 85% 이상이면 양호한 것으로 평가되며, 절대로 100%를 초과할 수는 없으며, 병상규모가 클수록 이 지표의 값이 높아지는 경향이 있다. 한편 연가동병상수 계산방식은 다음과 같다.

$$\text{연가동병상수} = (\text{평균가동병상수} \times \text{입원진료일수})$$

③ 병상회전율(%)

병상회전율(Bed turn ratio)은 일정기간에 1병상이 평균 몇 명의 입원환자를 수용하였는가를 나타내는 지표이다. 즉 일정기간 중 실제 입원 또는 퇴원한 환자수를 평균가동병상수로 나눈 지표를 말한다. 병상이용률이 높은 경우에는 평균재원일수가 짧을수록 병상회전율이 높게 나타난다. 따라서 병상회전율은 병상이용률과 병행하여 분석하는 것이 좋다.

$$\text{병상회전율} = \frac{\text{퇴원(입원)실인원수}}{\text{평균가동병상수}}$$

④ 병상회전간격(일)

병상회전간격(Duration of Idle Bed)은 퇴원하고 나서 다음 환자가 입원할 때까지 병상이 평균적으로 며칠간 유휴상태(유휴일수)에 있는가를 나타내는 지표이다. 병상회전간격이 짧을수록 병상이용률이 높다는 것을 의미한다. 따라서 평균재원일수가 길어지면 병상이용률은 높아지나 병상회전율은 낮아지고 진료건당 진료비는 증가되는 반면, 입원환자 1인당 1일 평균부담 진료비는 감소된다.

$$\text{병상회전간격} = \frac{\text{연 가동병상수 − 퇴원환자 총재원일수}}{\text{퇴원실인원수}}$$

⑤ 병상회전기간(일)

병상회전기간은 병상회전율 공식을 역수로 하여 산출된다. 이 지표는 연간 1병상당 다음환자를 수용하는데 평균적으로 걸리는 기간을 의미한다. 따라서 병상회전율이 36.5회라면 병상회전기간은 365 ÷ 36.5 = 10일이 된다. 그리고 병상회전기간은 평균재원일수에 병상회전간격을 더한 것이 된다. 또한 병상이용률과의 관계는 병상이용률 평균재원일수/평균재원일수 + 병상회전간격 ×100이다.

$$\text{병상회전기간} = \frac{\text{평균가동병상수}}{\text{입원(퇴원)환자 실인원수}} \times 365$$

(4) 진료권 관련 분석지표

진료권 관련 분석지표는 특정병원을 이용하는 환자들의 공간적 범위를 그 병원의 진료권이라 한다. 병원 진료권은 지역사회 안에서 병원의 역할과 지역사회 주민의 점유상태를 파악하고 향후 의료수요와 의료서비스량의 변화를 추정하기 위해 분석할 필요가 있다.

진료권 관련지표에는 지역별 환자분포율, 지역별 친화도, 거리별 환자분포율, 소요시간별 환자분포율 등이 있다.

① 지역별 환자분포율(%)

지역별 환자분포율은 특정지역으로부터 오는 환자가 몇 %나 되는가를 분석함으로써 특정병원의 진료권과 환자의 분포상황을 알 수 있다. 이 지표는 진료과별, 환자유형별 등과 같이 세분하여 분석할 수 도 있다. 또한 이 지표는 세부지역으로 나누어 분석하고 내원환자가 없는 지역은 그 원인을 심층 분석할 필요가 있다.

$$\text{지역별 외래(입원)환자분포율(\%)} = \frac{\text{특정지역의 외래실인원수(특정지역의 입원실인원수)}}{\text{총외래 실인원수(총입원 실인원수)}} \times 100$$

② 친화도(%)

친화도(Relevance index : RI)란 특정병원이 지역사회 안에서 지역사회 주민들의 점유상태를 나타내는 지표이다. 즉 일정기간 단위지역에서 퇴원한 환자수 중 특정병원에서 퇴원한 환자수의 정도를 나타낸다. 병원을 설립하거나 증축하고자 할 경우에는 병원의 설립지역에 대한 의료수요조사를 하여야 한다. 의료수요에 대한 조사가 이루어지면 이를 바탕으로 친화도나 지역별 환자분포비율 같은 분석이 이루어 질 수 있다.

$$\text{지역별 친화도} = \frac{\text{일정기간 단위지역내의 특정병원에서 퇴원한 환자수}}{\text{일정기간 단위지역에서 퇴원한 환자수}} \times 100$$

따라서 친화도는 특정지역의 퇴원환자수 중 특정병원에서 퇴원한 환자가 몇 명인가를 알아내기 위하여 계산되며, 이 비율이 높으면 높을수록 그 지역의 주민들은 특정병원을 많이 이용하고 있다는 것을 의미한다.

③ 거리별 환자분포율(%)

거리별 환자분포율은 병원으로부터 거리별로 분류하여 거리별 환자분포를 파악하는 지표이다. 예를 들어 1km 내에서 오는 환자의 비율, 1km에서 2km 사이에서 오는 환자의 비율을 파악할 수 있다.

$$\text{거리별 환자분포율} = \frac{\text{일정한 거리내의 외래(입원)실인원수}}{\text{총외래(입원)실인원수}} \times 100$$

④ 소요시간별 환자분포율(%)

소요시간별 환자분포율은 환자들이 병원에 오는데 걸리는 시간별로 환자분포 상태를 파악하는 지표이다. 예를 들어 병원에 오는데 5분 이내 걸리는 환자비율, 5분에서 10분

이내 걸리는 환자비율을 파악할 수 있다. 그러나 환자의 교통수단에 따라 소요시간 차이가 크기 때문에 거리별 환자분포율보다는 불확실한 정보를 제공한다고 볼 수 있다.

$$\text{소요시간별 환자분포율} = \frac{\text{일정기간 소요시간대에 속하는 외래(입원)실인원수}}{\text{총외래(입원)실인원수}} \times 100$$

진료권은 특정의료기간을 이용하는 환자의 공간적 분포인데 일반적으로 의료기관과 이용자의 거리가 가까울수록 특정병원의 이용환자수가 많고, 멀어질수록 감소한다. 그러나 특수한 진료를 담당하는 특수병원이나 전문병원, 상급종합병원의 경우에는 다르다고 할 수 있다.

⑤ 기타지표

환자들의 병원시설이용도 만족지수를 산출하기 위한 기초자료로는 진료 및 검사대기시간, 건강검진 예약 소요시간, 병원체류시간, 진료예약 소요시간, Refer환자 회신기간, 입퇴원수속 대기시간, 각종 접수창구 대기시간, 주차시설 이용 대기시간 등이 있다.

⑥ 환자원조사

환자원조사란 조사지역 내의 각 병원에서 일정기간동안에 퇴원한 환자의 주소를 1년 단위로 계절변동을 고려하여 표본을 추출하고 이를 근거로 어떤 지역의 환자가 어느 병원을 이용하는가를 조사하는 것을 말한다.

핵심다지기

1 병원통계의 개념에 대하여 이해하고, 통계의 종류에 대하여 용어를 정의한다.

병원통계는 환자수, 진료비, 질병, 수술, 사망률 등의 자료를 작성하여 병원의 운영, 의학연구, 의료기관 현황보고, 병원수련환경평가, 의료기관인증 등을 위한 자료를 얻는데 그 목적이 있다. 또한 병원의 각종 경영통계를 토대로 경영성과를 비교 분석하여 문제점 및 원인을 규명하고 개선방안을 마련하여 경영자를 비롯한 여러 관계자들에게 보다 정밀한 경영정보를 제공하는 것을 의미한다. 병원통계에는 ① 원무통계 ② 진료통계 ③ 병원경영통계 등이 있으며, 통계의 요건에는 ① 적시성 ② 명료성 ③ 간결성 ④ 정확성이 있다.

2 진료실적 분석지표의 종류와 내용을 이해하고 분류한다.

진료실적 분석지표에는 진료량지표, 진료비지표, 병상이용도 지표, 진료권 지표 등으로 구분한다.

① 진료량 분석지표에는 외래환자 초진율, 외래환자 입원율, 응급환자율, 평균재원일수, 입원대 외래환자 비율, 일평균 외래환자수, 100병상당 일일평균 외래(재원)환자수, 외래(입원)환자 유형(종류)별 구성비 등이 있다.

② 진료비 관련 분석지표는 진료과별, 환자유형별, 수가 종류별로 구분하여 산출할 수 있으며 진료비 분석은 단위당 금액이나 항목별 구성비를 산출하여 이용하며, 진료비 관련지표에는 외래 및 입원평균진료비, 100병상당 외래(입원)수익, 진료과별 외래(입원)수익 구성비, 외래(입원)진료행위별 구성비 수익 등이 있다.

③ 병상이용도 분석지표에는 병원이용률, 병상이용률, 병상점유율, 병상회전율, 병상회전간격, 병상회전기간 등이 있다.

④ 진료권 관련지표에는 지역별 환자분포율, 지역별 친화도, 거리별 환자분포율, 소요시간별 환자분포율 등이 있다.

3 환자의 구분 및 산정기준에 대하여 이해하고 산출 방법을 실습한다.

환자의 유형, 초진 및 재진, 외래환자수, 입원실인원, 퇴원실인원, 입원연인원, 평균재원일수, 병상이용률, 가동병상 등

예) 800병상인 B병원은 연간 실퇴원환자수가 26,280명이고, 연간 총재원일수가 262,800일이라면 평균재원일수는 10일로 계산된다(262,800일 ÷ 26,280명).

4 A병원의 최근 3년간 외래환자 진료실적지표 분석, 응급실이용환자 지표분석, 건강진단수진자 이용지표분석 및 입원환자 진료실적을 비교 분석해보고 환자증가방안을 수립한다.

① 외래환자 진료실적 지표 분석

표 7-2 외래환자 진료실적 지표 분석

(단위 : 명, 원, %)

구 분	2019년	2020년	2021년	증감	전국평균
100병상당 월평균 외래환자수					
일평균 외래환자수					

외래환자당 일평균 진료비					
초진환자율					
응급환자율					
입원환자 대비 외래환자비율					

(주) 1. 100병상당 월평균 외래환자수 = (연외래환자수 ÷ 12월) ÷ (병상수/100병상)

2. 일평균 외래환자수 = 연외래환자수(검진 제외) ÷ 총진료일수(순수진료일수)

3. 외래환자당 일평균 진료비 = 연외래수익 ÷ 연외래환자수

4. 초진환자율 = 초진환자수 ÷ 연외래환자수]

5. 입원환자 대비 외래환자비율 = 연외래환자수 ÷ 연입원환자수

응급환자율(%) = 응급환자수 ÷ 연외래환자수

6. 비교병원 평균은 유사규모병원임

⇨ 100병상당 월평균 외래환자수는 본원의 외래환자수가 적정한 수준인가의 여부를 타 병원이나 전국평균 등과 비교하기 위한 지표이다.

② 응급환자 진료실적

표 7-3 응급환자 진료실적

(단위 : 명, %)

구분		2019년	2020년	2021년	증감
총환자수	주간				
	야간 및 공휴일				
	계				
월평균 환자수					
일평균 환자수					
입원환자수(입원율)					
후송/전원환자(후송률)					
일평균 환자지수					

③ 건강진단 수진자 실적

표 7-4 건강진단 수진자 실적

(단위 : 명)

연도별 구분		2019년	2020년	2021년	증감
①국가검진	건강검진				
	암검진				
	학생검진				
	소계				
② 일반검진(채용신검 등)					
③ 종합검진					

합계(①+②+③)				
월평균 검진자수				
일평균 검진자수				

④ 입원환자 진료실적지표 분석

표 7-5 입원환자 진료실적지표 분석

(단위 : %, 일, 원)

구 분	2019년	2020년	2021년	증감	전국평균
가동병상수					
병상이용(가동)률					
실입원환자수					
실퇴원환자수					
총재원일수(연인원)					
평균재원일수					
환자당 일평균 진료비					
외래환자 입원율					
의료급여 환자비율					

(주) 1. 병상이용률 = 연입원환자수 ÷ (병상수 × 365일)

2. 평균재원일수 = 연입원환자수 ÷ 실입원환자수

3. 환자당 일평균 진료비 = 연입원수익 ÷ 연입원환자수

4. 외래환자 입원율 = 실입원환자수 ÷ 연외래환자수

5. 의료급여환자비율 = 연입원환수 ÷ 의료급여 연입원환자수

6. 비교병원 평균은 유사규모병원임

5 A병원의 월별 환자진료실적을 작성하고 분석한다.

① 월별 외래환자수 및 수익 분석

표 7-6 월별 외래환자수 및 수익 분석

(단위: 명, 일, 천원, %)

구분		월별						
		1월	2월	3월	4월	5월	6~12월	합계
진료일수								
환자수	초진							
	재진							
	계							
월평균 환자수								
일평균 환자수								

수익							
평균진료비							

(주) 각 진료과별로도 작성한다.

② 월별 입원환자수 및 수익 분석

표 7-7 월별 입원환자수 및 수익 분석

(단위: 명, 일, 천원, %)

구분		월별						
		1월	2월	3월	4월	5월	6~12월	합계(평균)
환자수	실입원							
	실퇴원							
	연인원							
일평균 재원환자수								
평균재원일수								
병상이용률								
수익								
평균진료비								

(주) 진료과별로도 작성한 후 합계를 산출한다.

③ 월별 건강검진 수진자수 및 수익 분석

표 7-8 건강검진 수익실적

(단위 : 명, 천원, 원)

구분	1월			2~12월			합계		
	인원	수익	1인당 건진료	인원	수익	1인당 건진료	인원	수익	1인당 건진료
국가검진									
일반검진									
종합검진									
계									

(주) 1. 국가검진은 국민건강보험공단 등에서 실시하는 건강검진(일반건강검진, 생애전환기, 암검진, 영유아검진, 학생검진)이며,

2. 일반검진은 비급여 대상인 신체검사, 비자신검, 채용신검 등이다.

3. 종합검진은 비급여 대상인 종합검진, 정밀검진, 장기별검진 등이다.

4. 특수검진을 실시하는 기관은 별도 여백을 이용하여 작성한다.

④ 장례식장의 운영실적

표 7-9 장례식장의 운영실적

(단위 : 개, 건, 천원)

구분		1월	2월	3월	4월	5~12월	합계
빈소수							
안치건수(상가수)	원내						
	원외						
	계						
	월평균						
	일평균						
수익	연간						
	월평균						
상가당 평균수익							

(주) 기타 부대사업(편의점, 식당, 제과점, 커피점 등)실적은 별도 작성한다.

6 월별 환자의 유형별 · 지역별 · 연령대별 이용 점유율을 작성하고 분석한다.

① 환자 유형별 점유율 분석

표 7-10 환자 유형별 점유율 분석

(단위 : %)

구분 / 유형	외래			입원		
	1월	2~12월	합계	1월	2~12월	합계
건강보험						
의료급여						
자동차보험						
산재보험						
일반						
계	100	100	100	100	100	100

② 지역별 환자 점유율 분석

표 7-11 지역별 환자 점유율 분석

(단위: %)

구분 / 지역별		외래			입원		
		1월	2~12월	합계	1월	2~12월	합계
① 주진료지역							

② 부진료지역						
계(1)+(2)	100	100	100	100	100	100

③ 연령대별 수진인원 비율

표 7-12 연령대별 수진인원 비율

(단위: %)

구분 / 연령대별	외래			입원		
	1월	2~12월	합계	1월	2~12월	합계
20대 미만						
20~29						
30~39						
40~49						
50~59						
60~69						
70대 이상						
계	100	100	100	100	100	100

7 특수검사 및 수술실적을 작성하고 월별 비교 분석한다.

① 영상의학과 검사실적

표 7-13 영상의학과 특수 검사실적

(단위 : 건)

구분	1월				2~12월				합계
	외래	입원	검진	계	외래	입원	검진	계	
CT									
MRI									
초음파									
기타 검사									
계									
일평균									

② 내시경(위/대장) 검사실적

표 7-14 내시경(위/대장) 검사실적

(단위 : 건)

구분	1월				2~12월				합계
	외래	입원	검진	계	외래	입원	검진	계	
위									
대장									
기타 검사									
계									
일평균									

③ 진료과별 수술실적

표 7-15 진료과별 수술실적

(단위 : 건)

과별	월별						합계
	1월	2월	3월	4월	5월	6~12월	
00과							
계							
월평균							
일평균							

(주) 병원의 규모에 따라 마취종류별, 빈도 높은 수술별로도 작성한다.

8 진료행위별 수익실적에 대한 행위별 구성비율을 유사규모의 병원과 비교 분석한다.

표 7-16 A외래진료 행위별 수익실적비율

(단위:%)

① 진찰료	② 검사료	③ 영상진단	④ 투약 및 조제	⑤ 주사료	⑥ 마취료	⑦ 이학요법	⑧ 처치수술	⑨ 캐스트	⑩ 응급관리료	⑪ 기타	계
24.1	11.6	27.0	1.6	7.5	0.1	4.1	14.1	1.5	8.3	0.1	100

표 7-17 입원진료 행위별 수익실적비율

(단위:%)

① 진찰료	② 입원료	③ 식대	④ 검사료	⑤ 영상 진단	⑥ 투약 조제	⑦ 주사료	⑧ 마취료	⑨ 이학 요법	⑩ 처치 수술료	⑪ 캐스트	⑫ 상급 병실료	⑬ 기타	계
1.1	19.5	8.8	10.9	13.2	5.0	13.6	2.0	2.4	15.6	0.9	6.1	0.9	100

(주) 표의 구성비율은 지방소재 응급의료센터가 지정된 A병원(250병상 규모)의 구성비율임

9 월별 보험청구 심사 조정률을 작성하고 비교 분석한다.

표 7-18 건강보험 월별 진료비 청구 심사조정률 분석

(단위: 건, 천원, %)

구분		월별						합계
		청구내용 및 조정액				조정(삭감)률		
		청구건수	총진료비	청구액	조정액	총진료비대비	청구액대비	
건강보험	외래							
	입원							
	계							
분석								

(주) 상기 양식에 의거 보험유형별(건강보험, 의료급여, 산재보험, 자동차보험)로 작성하여 분석한다.

10 보유병상수란 무엇이며 실례를 들어 산출해본다.

(1) 보유병상수는 병원이 입원환자의 진료를 위하여 병실에 실제 투입한 보유하고 있는 병상(즉 환자가 입원하더라도 입원을 할 수 있도록 대기상태에 있는 병상)을 말하며 일반병상, 중환자병상, 보육기(Incubator) 등이 있다. 따라서 연 보유병상수는 매일 매일의 보유병상수를 누계한 것을 말한다(보유병상수 × 365일)

(2) 보유병상수의 산출방법은 매일의 보유병상수를 누계하여 기간 중 일수로 나누어 계산한다.

예) 1일부터 10일까지는 100병상, 11일부터 30일까지는 200병상 보유한 병원의 월평균 보유병상수 =(10일 × 100병상 + 20일 × 200병상)/30일 = 167병상)

11 A병원의 조정환자수를 실례를 들어 산출해본다.

예) 총재원일수 : 500일, 연외래환자수 : 1,000명, 입원환자 1인당 평균진료비 : 20,000원, 외래환자 1인당 일평균 진료비 : 10,000원인 경우 조정환자수는?

산출공식은

$$조정환자수 = 총재원일수(연입원환자수) + 연외래환자수 \times \frac{외래환자당\ 일평균진료비}{입원환자당\ 일평균진료비}$$

따라서 $500 + 1,000 \times \frac{10,000}{20,000} = 1,000$명이다.

⑫ 상기사항을 토대로 월별 환자진료실적 자료를 작성하고 종합 분석하여 경영진에게 보고한다.

7-3 병원의 진료권 분석 및 환경분석

{ 학습목표 } 1 진료권분석을 통해 잠재고객을 파악할 수 있다.
2 병원의 내, 외부 경영환경 및 SWOT 분석과 대응전략을 수립할 수 있다.

필요 지식

1. 진료권 분석

1) 진료권

진료권이란 어떤 의료기관이 있을 경우 그 기관을 이용할 주민들의 공간적 분포 범위로서 병원이 위치한 곳에서 환자가 주로 내원하는 지역을 의미하며, 주 진료권과 부 진료권으로 구분된다. 따라서 진료권 분석은 병원의 시장분석과 경영진단에 유용하게 활용되고 있다.

① 진료권은 병원과 진료과에 따라 많은 차이가 있으며, 특수전문병원의 진료권은 일반병원보다 넓으며, 안과나 피부과 등은 일반과에 비해 진료권지역이 넓다고 볼 수 있다.

② 일반적으로 주 진료권은 내원 환자의 70% 이상을 점하는 지역, 부 진료권은 0~40%의 내원 환자가 찾아오는 지역을 의미한다.

- 기존 연구에 따르면 종합병원 이용환자의 70% 정도는 반경 10Km 내 주민이다.
- 그러나 전문분야는 이용자의 의료서비스 이용방법에 따라 일반병원과 차이가 있으며, 주로 반경 10km 이내 주민이 주로 이용하는 것으로 판단된다.

표 7-19 진료권의 구분

의료기관 종별	주 진료권	부 진료권
일반병 · 의원	반경 600m 이내 도보로 10분 이내	반경 1000m 이내 교통수단이용 20분 이내
전문병원	반경 10km 이내 교통수단이용 30분 이내	위치하는 행정구역 전체
종합병원	반경 10km 이내 교통수단이용 30분 이내	위치하는 대도시 및 주변 소도시

2) 내부 및 외부, 잠재고객

고객(顧客)은 경제에서 창출된 재화와 용역을 구매하는 개인이나 가구를 일컫는다. 따라서 병원의 내부고객은 의사, 간호사, 의료기사, 원무행정직원, 주차지원요원, 관리부서 지원요원 등 병원의 직원으로 경영활동에 영향을 미치는 모든 사람, 조직이 포함되며 나 이외의 사람을 고객으로 명명할 수 있다. 병원의 외부고객은 환자, 환자의 보호자인 가족, 병원을 선택하는 데 조언한 이웃, 친지, 지역사회, 협력업체나 기관 등이 있다.

잠재고객은 서비스의 필요성을 느끼고 충족시키고자 하는 마음을 가지고 있지만 지금의 형태로 제공되는 서비스로서는 만족할 수 없는 사람들을 지칭한다. 따라서 잠재고객을 신규고객, 고정고객으로 확보하는 방안을 강구하여야 한다.

3) RI, CI 분석

(1) 지역별 입원 의료 이용 행태

① RI(Relevance Index, 지역친화도) : 지역 주민의 총 의료 이용량 중 해당 지역 소재 의료기관을 이용한 비율로 해당 지역 환자들의 타 진료권에 대한 유출 정도를 반영하는 것을 말한다.

② CI(Commitment Index, 지역 환자 구성비) : 의료기관의 총 의료 이용량 중 해당 지역 주민의 구성 비율로 해당지역 의료기관의 진료범위를 반영하는 것을 말한다.

표 7-20 00시 RI, CI 분석

구분	전체내원일수	관내		관내 요양기관	
		내원일수	RI	내원일수	CI
00시	645,433	427,604	76.4	7,411	76.6

(2) 지역별 관내, 관외 요양기관종별 이용 구성비

관내 RI, CI 지수는 높으며, 관외 RI, CI 지수는 00시인 경우 종합병원에서는 낮고, 병원급에서는 높음.

표 7-21 00시 요양기관 종별 이용 사례

구분	전체			관내			관내		
	상급종합	종합	병원	상급종합	종합	병원	상급종합	종합	병원
00시	52,243	174,186	157,784	–	147,178	58,345	52,243	27,008	99,439
	13.6	45.3	41.1		71.6	28.4	29.2	15.1	55.7

(3) 주민 설문조사

설문조사에는 병(의)원 방문여부, 병(의)원 선택 시 정보이용매체, 질병 중증도에 따른 병(의)원 선택기준(지역소재병원, 대도시병원), 본원의 선택이유 및 이용하지 않는 이유, 이용교통수단, 이용만족도 등이 있다.

2. 환경분석 및 SWOT 분석

1) 환경분석

환경분석은 병원시장을 둘러싸고 발생하는 다양한 요인들에게 초점을 두고 있으며, 특히 전략개발에 직 · 간접적으로 영향을 미칠 수 있는 환경요인의 변화 추이를 분석하는 것으로써, 환경요인에는 인구 통계적 환경, 경제적 환경, 사회. 문화적 환경, 기술적 환경, 법적. 정치적 환경, 자연적 환경 등이 있다. 또한 환경분석은 의료환경의 변화에 따라 조직 내부의 적합성을 제공하기 위해 조직의 미션과 전략에 영향을 미치는 내, 외적 환경요인을 체계적으로 분석함으로써 조직의 현 위치를 파악하고 향후 나아갈 전략 방향을 설정하는 것을 의미한다.

2) 의료환경의 변화

병원의 내부 환경변화로는 병원규모의 변화와 병상수 증가에 따른 이용률 하락, 전문병원의 출현과 약진 등이 있으며, 외부환경의 변화는 병원 간 의료서비스 경쟁이 날이 갈수록 심화되고 있다.

① 소비자 요인 : 국민소득수준의 증가, 국민의료비 증가, 의료전문지식의 향상, 소비자 권리의식의 변화, 질병구조의 변화

② 기술적 요인 : 의료기술의 발전과 고가장비 도입 설치, 의료정보시스템의 발달 등.

③ 제도적 요인 : 의료제도의 개혁, 의료수가제도의 변화, 의료서비스 기준강화, 의료서비스시장의 개방압력 등에 직면해 있다.

3) 병원의 SWOT 분석

병원 내부의 강점과 약점을 파악하고, 병원외부의 기회와 위협요인을 규명하는 환경분석이다. 병원경영은 내 · 외부 환경으로부터 끊임없이 영향을 받기 때문에 병원과의 경쟁, 타병원의 경영상태, 진료인원, 경영전략 등을 객관적인 입장에서 평가하고 전략을 수립하는 활동이 필요하다. 병원조직에는 내부능력의 강점과 약점이 존재하며, 병원의 외부환경은 병원의 기회와 동시에 위협요인이 될 수 있다. 따라서 병원의 강점은 최대한 활용하고 약점은 최소화하여 위협요인을 극복하여야 한다. 병원의 SWOT 분석과 중점전략과제를 도출하는 데는 ① 경쟁자분석 ② 본원(자사)분석 ③ 고객 분석 등이 활용되고 있다.

(1) 병원의 SWOT 분석

병원의 SWOT 분석내용은 〈표 7-22〉와 같다.

표 7–22 SWOT 분석 내용

강점(Strengths)	약점(Weakness)
병원이 경쟁병원에 비교하여 우위를 점하는 조직의 특별한 속성	병원이 경쟁병원에 비교하여 활동 능력이 우위에 있지 않은 속성
기회(Opportunities)	**위협(Threats)**
병원을 둘러싸는 환경 요인 중 병원에 큰 편익을 가져올 가능성이 큰 환경 요인	병원을 둘러싸는 환경요인 중 병원이 큰 손실을 줄 가능성이 큰 환경 요인

(2) 내부환경 및 외부환경 분석 도출(사례)

(가) 내부환경

① 병원의 내부환경 분석 결과, 진료의 특성화 및 전문화, 대학병원 파견 우수 의료진

진료 등의 핵심이슈를 도출한다.

그림 7-2 내부환경 분석

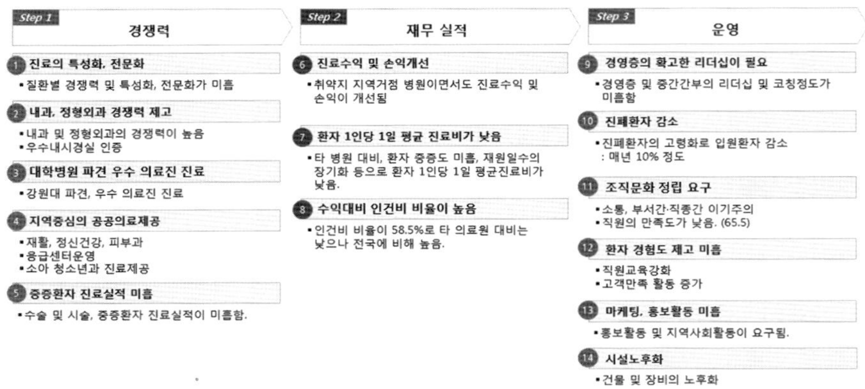

자료출처: 2020년 지역거점 공공병원 00의료원 경영진단 보고서(임배만, 김회창)

② 내부역량 분석 결과, 핵심이슈를 토대로 전략적으로 유의미한 강점과 약점을 도출한다.

그림 7-3 내부역량 분석 : 강점 및 약점

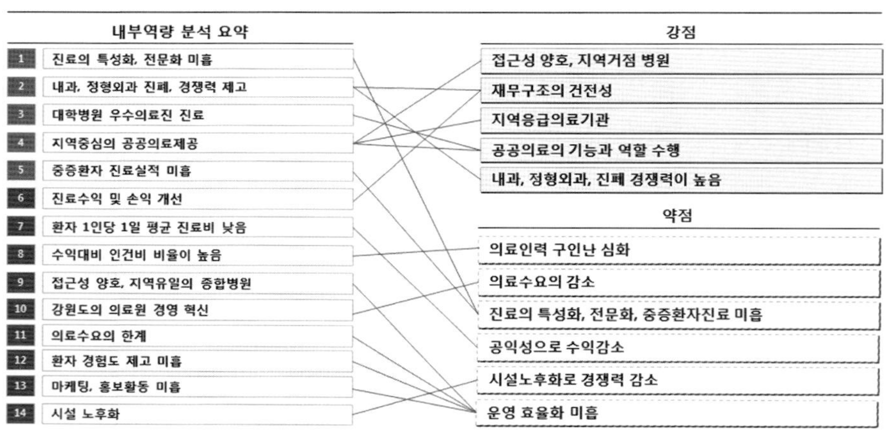
내부역량 분석 요약
1 진료의 특성화, 전문화 미흡
2 내과, 정형외과 진폐, 경쟁력 제고
3 대학병원 우수의료진 진료
4 지역중심의 공공의료제공
5 중증환자 진료실적 미흡
6 진료수익 및 손익 개선
7 환자 1인당 1일 평균 진료비 낮음
8 수익대비 인건비 비율이 높음
9 접근성 양호, 지역유일의 종합병원
10 강원도의 의료원 경영 혁신
11 의료수요의 한계
12 환자 경험도 제고 미흡
13 마케팅, 홍보활동 미흡
14 시설 노후화
강점
접근성 양호, 지역거점 병원
재무구조의 건전성
지역응급의료기관
공공의료의 기능과 역할 수행
내과, 정형외과, 진폐 경쟁력이 높음
약점
의료인력 구인난 심화
의료수요의 감소
진료의 특성화, 전문화, 중증환자진료 미흡
공익성으로 수익감소
시설노후화로 경쟁력 감소
운영 효율화 미흡

자료출처: 2020년 지역거점 공공병원 00의료원 경영진단 보고서(임배만, 김회창)

(나) 외부환경

① 병원의 외부 운영 환경분석 결과, 인구고령화, 만성질환 증가, 의료인구인난 등 핵심이슈를 도출한다.

그림 7-4 외부환경 분석

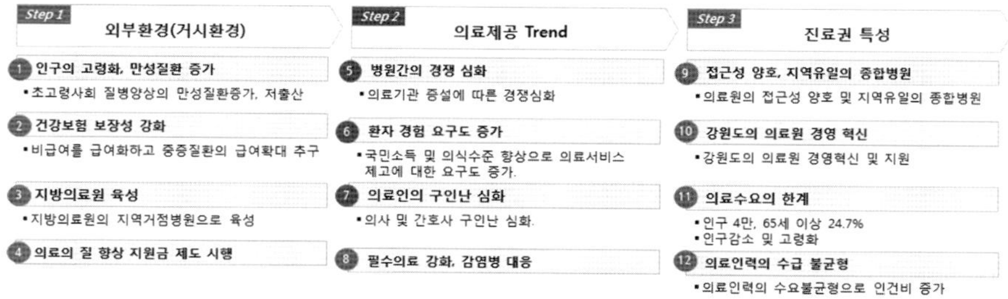

자료출처: 2020년 지역거점 공공병원 00의료원 경영진단 보고서(임배만, 김회창)

② 외부환경 분석 결과의 핵심이슈를 토대로 전략적으로 유의미한 기회, 위협요인을 도출한다.

그림 7-5 외부환경 분석 : 기회 및 위협요인

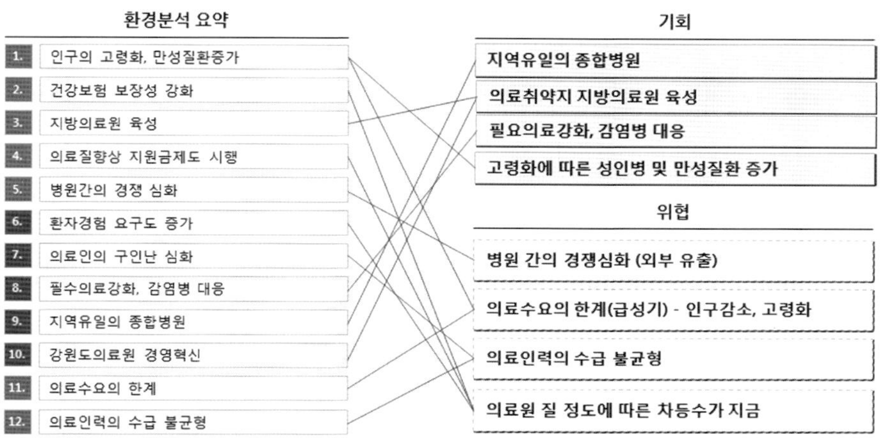

자료출처: 2020년 지역거점 공공병원 00의료원 경영진단 보고서(임배만, 김회창)

(3) SWOT 분석 대응전략

SWOT 분석의 대응전략 내용은 〈표 7-23〉와 같다.

표 7-23 SWOT 분석 대응전략 내용

내부요인 / 외부요인	내부강점(S) (Strengths)	내부약점(W) (Weakness)
외부기회(O) (Opportunities)	SO전략(공격적 전략)	WO전략(방향전환 전략)
외부위협(T) (Threats)	ST전략(다각화 전략)	WT전략(방어적 전략)

① SO전략은 병원 내부의 강점과 외부환경의 기회를 활용하여 극대화하는 전략으로 병원의 입장에서는 가장 바람직하다고 볼 수 있다.

② ST전략은 병원이 내부적으로 다른 기관과 비교한 결과 장점이 있으나 외부적으로 위협이 되는 상황에 부닥친 경우이다. 이때에는 외부의 위협을 최소화하거나 없애고자 조직 내부의 강점, 예를 들어 마케팅능력, 조직 관리능력 등을 최대한 활용하는 전략이 필요하다.

③ WO전략은 병원이 외부적으로 기회는 있으나 내부적으로 부족한 면이 있는 상황에 부닥친 경우로서 내부의 약점을 보완하기 위하여 조직 외부로부터 필요로 하는 기술이나 인력 등을 확보하여 활용하는 전략이다.

④ WT전략은 병원이 외부적으로나 내부적으로 좋지 않은 상황에 부닥친 경우로서 이때에는 약점과 위협을 최소화하는 전략 수립이 필요하다.

(3) 내부 및 외부 환경분석 시 참고사항

① 내부환경분석

- 조직의 자원, 수행능력, 역량에 대해 이해
  - Resources(자원) : 가시적 vs 비가시적
  - Competencies(수행능력) : 경쟁우위의 원동력
  - Capabilities(역량) : 자원과 수행능력의 결합
- 내부 환경 분석 과정
  - 강점과 약점을 파악
  - 각각의 강점과 약점을 형태별로 구분하고 순위를 부여
  - 각각의 강 · 약점에 대한 경쟁상대도 평가
  - 경쟁우위와 경쟁열위 파악
  - 전략 형성에 있어 경쟁우위, 열위에 집중된 전략구상

② 외부환경분석

- 외부환경 중심으로 효과성과 효율성
- 조직외부에서 일어나는 현상에 대한 이해와 이러한 현상이 조직에 제공하는 메시지 파악(일반환경, 의료시장 환경, 경쟁구도와 경쟁사 전략)

- 의료시장 환경(정부기관, 제3자, 협회, 이익집단, 이해집단 등)
- 외부 환경 분석과정은 조사, 감시, 추적, 예측, 평가의 순으로 진행된다.

③ 경쟁자분석

- 경쟁자 파악(직접경쟁상대 vs 잠재적 경쟁 상대)
- 경쟁자의 강점과 약점 파악
- 경쟁자의 전략적 움직임 및 전략 예측
- 경쟁자분석(시장점유율, 성장전략)을 파악함으로써 조직의 새로운 비즈니스 기회 모색 및 효과적인 대응전략 수립에 기여

핵심다지기

1 병원의 진료권 분석사례를 조사하고 우리병원에 대해 진료권 분석을 해본다.

진료권 분석이란 어떤 의료기관이 있을 경우 그 기관을 이용할 주민들의 공간적 분포범위로서 병원이 위치한 곳에서 환자가 주로 내원하는 지역을 의미하며, 주 진료권과 부진료권으로 구분되며, 병원의 시장분석과 경영진단에 유용하게 활용되고 있다.

- C의료원의 주 진료권은 지역환경(교통) 및 생활여건의 특성상 00시 전지역(동)으로 하며, 부 진료권은 인접지역인 00군 및 00군 지역으로 설정함.

표 7-24 충청남도 소재 C의료원의 진료권 분석(사례)

구분	범 위	대상지역	인구수
주 진료권 (제1진료권)	• 병원지역에서 근거리에 있는 지역 • 반경 10km 이내, 교통수단 30분 이내	00시내 전지역	212,133명
부 진료권 (제2진료권)	• 현 병원 지역에서 원거리에 있는 지역 • 반경 20km 이내, 교통수단 1시간 이내	00군 및 00군	142,109명

2 병원의 SWOT분석 및 SWOT분석에 대한 개념을 이해한 다음, 타 병원의 SWOT분석 및 대응전략 사례를 조사하고 연구한다.

표 7-25 A병원의 SWOT분석(사례)

강점(StrengthS)	약점(Weakness)
• 오랜 역사와 전통을 가진 병원 • 지역의 유일한 종합병원 • 쾌적한 시설환경 및 첨단장비 • 진료권의 인구 및 교통의 접근성	• 진료의 특성화 및 전문화 기능 • 조직문화 및 의사소통, CS기능 • 고객중심 업무프로세스 기능 • 홍보 및 마케팅 경영전략 미흡
기회(Opportunities)	**위협(Threats)**
• 새로운 조직문화 및 MBO 도입 • 내과 및 정형외과의 진료특성화 • 응급실 운영 및 검진센터 활성화 • 고객중심의 업무프로세스 개선	• 인접 병원의 홍보마케팅 활동 강화 • 대형 및 전문병원 선호로 환자이탈 • 시내 개원의 신 의료기술도입 진료 • 최신 의료정보시스템 구축, 이용편리

표 7-26 경북 소재 S병원의 SWOT 분석결과를 바탕으로 한 대응전략(경영진단 사례)

구분	추진전략
SO전략 (강점활용-기회요인 강화)	• 내과질환 특성화 진료 및 건강진단 프로그램변경 • 유관기관과 MOU체결확대 및 대외협력, 홍보확대
ST전략 (강점활용-위협요인극복)	• 응급실진료체계 및 운영시스템 구축 • 지역사회와 함께하는 전략 추진(격주 토요일) • 목표관리제(MBO) 및 의료진 성과급 도입 시행
WO전략 (약점보완-기회요인강화)	• 외과계 진료기능 강화(의료진, 특수클리닉, 수술) • 고객위주 업무프로세스 전환 및 정기적 CS교육
WT전략 (약점보완-위협요인극복)	• 병원의 새로운 조직문화도입(조직문화, 의사소통) • 쾌적한 진료환경 조성 및 진료지원기능 강화 • 진료과장 및 부서장 Work Shop/직원직무교육확대

자료출처 : S병원 경영진단보고서(김회창)

3 병원에 대한 SWOT 분석을 실시하고. SWOT 분석에 의한 대응전략을 수립한다.

(1) SWOT 분석은 조직내부의 강점과 약점을 외부환경의 위협과 기회를 조화시켜 장래의 발전방향을 모색하는 환경 분석방법이다.

(2) SWOT 분석 시 참고사항 : 강점(Strong Point), 약점(Weak Point), 기회요인(0pportunity), 위협 요인(Threat)을 Balanced Scorecard(BSC) 모형 및 경영전략, 정보화기반과 함께 분석하면 효과적이다.

그림 7-6 BSC 프로세스 전략도

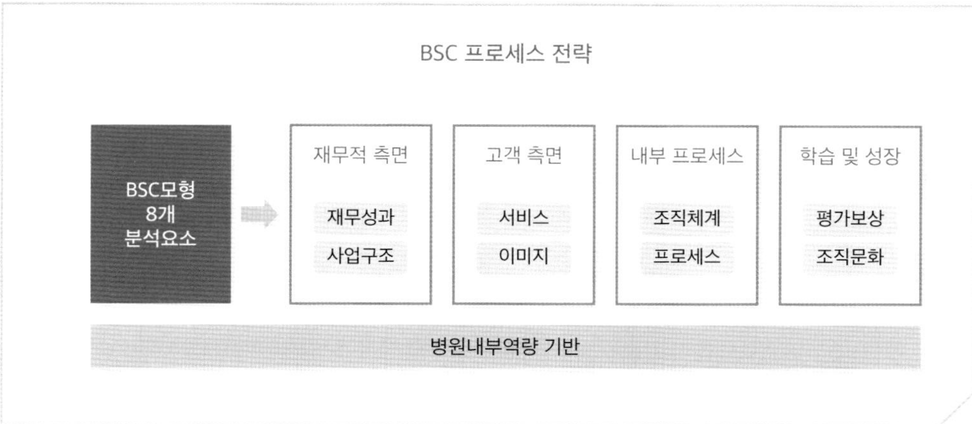

■ **BSC 모형**

조직이 발전하기 위한 재무, 고객, 프로세스, 학습의 4가지 측면 간의 균형을 강조하고, 이를 지속적으로 관리 발전시키기 위해 Robert Kaplan과 David Norton가 제안한 평가모형이다.

- 재무측면 : 기업활동의 결과는 수익성이며, 그 일부는 발전의 원동력이 되는 학습과 성장에 전략적인 재투자가 필요하다.
- 고객측면 : 고객은 수익과 기업존재의 원천이며, 상품/서비스에 대한 고객의 평가와 시장점유율 등이 성과기준에 포함되어야 한다.
- 내부 프로세스측면 : 양질의 상품/서비스를 고객에게 제공하기 위해서는 내부 프로세스의 효율적 효과적 운영이 필요하다.
- 학습 및 성장(또는 혁신)측면 : 내부 프로세스의 혁신을 위해서는 숙련되고 동기가 부여된 인적 자원과 축적된 지적 자원, 각종 정보 자원 등의 분배가 적절히 이루어져야 한다.

4 병원의 진료권 분석 및 SWOT분석과 대응전략을 수립하여 성공한 병원의 사례를 조사하고 연구한다.

7-4 병원의 경영분석 및 경영지표분석

{ 학습목표 }
1 병원경영분석자료를 유형별로 분류하여 취합 및 비교분석할 수 있다.
2 비교분석결과 확인된 문제점의 원인을 검토 후 해결방안을 도출할 수 있다.
3 경쟁병원에 경영정보를 요청 및 관리할 수 있다.
4 병원경영지표의 의미를 이해하고 지표를 분석할 수 있다.
5. 병원경영분석에 의한 중장기발전방안을 수립할 수 있다.

필요 지식

1. 경영분석 및 경영진단

1) 경영분석

(1) 경영분석의 의의

일반적으로 경영진단이라고 하는 것은 경영내용을 분석하여 그 실정을 정확하게 이해하는 것을 목적으로 한 진단을 의미한다. 경영학 측면에서 흔히 경영분석이라 하면 재무적자료 분석하여 기업의 재무상태와 경영성과를 평가하는 것을 의미한다. 따라서 경영분석(Business analysis)이란 경영진단(Business diagnosis)과 유사한 개념으로 기업의 재무제표나 각종 경영통계를 분석하여 경영성과와 재무상태의 적절성 여부를 판단하고, 그 원인을 규명하기 위한 종합적인 기술 또는 방법이다.

경영분석은 주로 기업재무의 유동성, 재무구조의 안전성, 그리고 기업의 수익성을 파악할 목적으로 수행되는 경우가 많다.

병원경영진단은 협의적으로는 재무제표를 이용하여 경영상의 각종 비율을 계산하여 병원경영내용의 취약점을 도출하고 경쟁병원을 포함한 병원의 진료권 분석을 통해서 해당병원의 강점과 약점을 분석한 후 경쟁병원과 지표를 비교함으로써 향후 경영성과를 향상시키는 데 목적이 있다. 또한 광의적으로 병원경영진단은 진료실적, 재무구조, 생산성, 의료수익, 적정직원수 산출 등에 대한 분석도 포함하는 개념으로 이해할 수 있다.

이러한 일련의 과정속에서 해당병원의 문제점을 도출하고 문제의 해결방안을 모색하여 새로운 시장의 변화나 기술혁신 등에 대처하기 위한 계획을 수립하는 데 기초자료를 제공하는 역할을 수행하는 것이 중요하다.

(2) 경영분석의 목적

기업의 경영분석 목적은 기업의 이해 관계자들이 합리적인 의사결정을 하는데 도움을 주기위하여 재무적, 비재무적 정보를 활용, 기업의 경영상태를 종합적으로 평가하는데 목적이 있다. 따라서 경영분석은 기업의 재무제표나 각종 경영통계를 분석하여 경영의 성과와 재무상태의 좋고 나쁨을 판단하고 나아가서 그 원인을 규명하기 위한 종합적인 기술 또는 방법이다. 병원의 경우 과거와 현재 뿐만 아니라 향후 계획까지도 포함하는 광범위한 재무자료 및 환자진료실적 등 경영통계를 토대로 경영성과 및 경영상태를 분석하고, 정밀한 경영정보를 총칭하는 것을 의미한다.

(3) 병원의 경영진단 및 경영분석 비교

① 병원경영진단

병원경영분석 정보에 의해 경영체계로서 병원의 건실성을 평가하고 문제점을 도출하여 문제해결 전략을 도출하는 과정을 의미하며 경영진단 및 분석내용은 다음과 같다.

② 병원경영분석

병원의 경영상태를 경영요소별로 측정 판단하는 과정을 말한다.

- 경영환경 분석 : 의료(보장)제도, 의료시장(진료권과 환자원), 경쟁 의료기관과 경쟁우위 수준 등
- 경영성과 분석 : 환자진료실적, 의료수익실적, 의료의 질 수준 등
- 경영과정 분석 : 효율성, 효과성과 재무지표 생산성(수익성, 안전성, 유동성, 활동성, 성장성) 등
- 경영체구조의 분석 : 규모, 투자자본, 투입자원, 조직, 인력, 경영방침 규정, 조직문화 및 분위기 등

그림 7-7 병원경영진단 및 분석

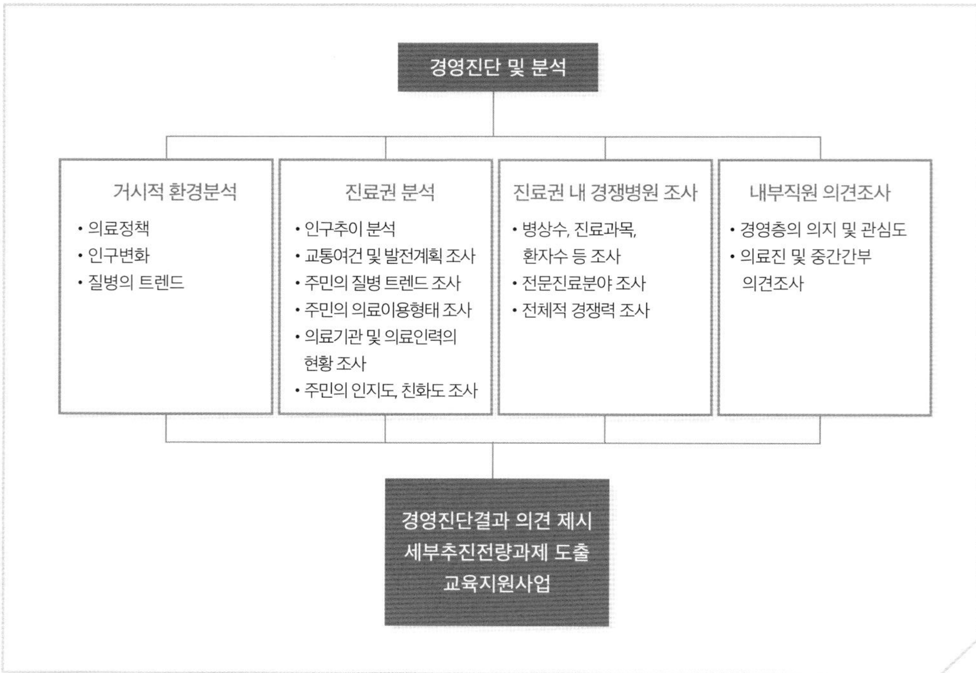

(4) 경영분석 방법

일반적으로 사용되는 경영분석방법은 실수분석법과 비율분석법으로 구별되는데 먼저 실수분석법은 자산, 부채 또는 기본재산이나 이익 절대액의 증감을 분석하여 안정성 · 수익성 · 활동성지표 등을 판단하는 매우 단순한 방법이지만 경영규모에 변화가 없다면 유용한 방법이 될 수 있다. 또한 비율분석법은 상호관계가 있는 두 가지 이상의 항목을 상대적 수치로 나타내는 것으로서 재무제표의 각 구성항목을 총액에 대비 그 구성관계를 백분율로 표시하는 구성비율법, 추세관찰방법으로 수평적 내지 기간적 분석을 사용하는 추세비율법, 재무제표상 특정항목과 상호밀접하게 관계되는 다른 항목과의 상관관계를 백분율 또는 회전속도로 표시하는 관계비율법 등으로 구성된다.

① 실수분석법

실수분석이란 비율분석법에 대응되는 분석방법으로 이 방법은 분석과정에서 비율을 사용하지 않고 대차대조표나 손익계산서의 수치를 그대로 사용한다. 일반적으로 재무상태나 경영성적을 분석하는 근대적인 방법은 비율분석법이고, 실수분석법은 원시적인방법으로 생각되나 대차대조표나 손익계산서의 숫자를 그대로 활용하기 때문에 그 나름의 장점이 있다. 비율의 증감은 반드시 실수의 증감을 반영하지 못하고, 실수를 도외시한 비율이란 뜻이 없다. 이 방법에 속하는 분석법으로는 절하법, 공제법, 균형법, 증감법이 있다.

② 비율분석법

비율이란 두 가지 수치의 상대적 관계를 표시하는 수치이다. 비율산정의 목적은 기업활동의 결과인 회계수치를 기초로 파악되는 기업현상의 내부구성을 판단하는데 있으며 경영분석자료의 각 항목은 원래 상호관계에 있다. 따라서 경영분석시는 이들 각 항목을 상호 연관시키거나 또는 조합하여 측정 · 관찰하게 된다.

비율분석법이란 상호관계되는 두 개 항목을 비율로 산정하여 측정하고 상호관계를 결정하는 방법으로서 비율분석법에는 구성비율법, 추세비율법, 관계비율법 등이 있다. 이와 같은 비율분석법의 판단기준으로서는 일반적으로 표준비율을 사용하며, 표준비율(Standard ratio)이란 재무비율을 이용하여 기업의 재무상태와 경영성과를 평가할 때 비교.평가의 기준이 되는 재무비율을 의미한다.

③ 관계비율법

관계비율법이란 재무제표상의 특정항목과 상호 밀접하게 관계되는 다른 항목과의 상관관계를 백분율 또는 회전속도로 표시하여 경영상태와 성과를 측정 · 판단하는데 사용되는 방법으로 정태비율(안전성측정비비율)과 동태비율(수익성측정비율)로 대별된다.

(5) 병원에서 사용되는 경영분석방법

아래 내용은 주로 병원에서 사용되는 경영분석방법으로 재무분석과 환자진료실적 분석, 생산성분석, 환경분석 및 진료권분석, 조직 및 인력진단 등으로 분류한다.

① 재무분석

병원의 재무상태와 경영성과를 나타내는 성적표인 재무상제표 및 손익계산서를 중심으로 경영진단을 하는 것을 말한다. 따라서 조직의 경영활동이 지극히 양호하다면 결산서에 나타난 숫자 역시 좋을 것이지만 불건전한 상태로 움직이면 부실한 결과를 나타내므로 경영 진단시 유용한 자료로 활용되고 있다. 하지만 병원의 재무상태표와 손익계산서가 허위로 작성되거나 필요에 의해 분식 결산을 행한다면 위장된 병원 내부의 상황을 파악할 도리가 없게 되므로 경영진단에는 사실에 근거한 결산서가 활용되어야 한다.

■ 재무비율의 분류

재무비율이란 재무제표의 두 항목 이상을 선택하여 상호간의 관계를 나타내는 것으로 가장 많이 사용되는 분류방법이다.

• 구성비율과 항목비율

구 분	내 용	예 시
구성비율	대차대조표에서는 총자산, 손익계산서에서는 매출액을 기준으로 하여 각 항목의 비중을 백분율로 표시하는 것	매출액경상이익률 = 경상이익/매출액
항목비율	재무제표상의 개개의 항목간의 비율을 비교 표시하는 것	유동비율 = 유동자산/유동부채

• 비율의 의미에 따른 분류

구 분	내 용	비 고
1. 유동성비율	기업의 지급능력 측정	재무구조
2. 안전성비율	경기변동 등 경제정세의 변화에의 적응력	
3. 활동성비율	투하된 기업자산의 효율적 활용	효율성
4. 생산성비율	기업활동의 능률을 측정 및 평가	
5. 성장성비율	기업경영 규모 및 부가가치, 순이익 등의 증가속도	성장속도
6. 수익성비율	기업활동의 종합적인 결과로 나타난 일정기간 동안의 경영성과를 표시	종합적경영성과

② 환자진료실적 분석

병원에서만 독특하게 사용되는 분석방법으로 진료환자수를 병상규모와 인력 및 기간 등의 단위에 의하여 분류 집계하고 이를 실적대비 투입형태로 비교분석하는 것이다. 즉 병원이 사회에 제공한 서비스의 양과 수익을 파악하여 진단하는 방법이며, 크게 3가지로 구분하면 진료량분석, 의료수익분석, 병상이용도분석 등으로 분류할 수 있다.

③ 생산성 분석

병원운영에 투입된 각 요소(인력, 물자, 자금)가 창출한 서비스의 양 및 부가가치를 각 요소 단위별 또는 종합적으로 분석하여 병원의 물량적과 가치적 생산성을 파악하고 진단하는 것이다. 여기에 이용되는 지표로는 노동생산성 분석, 부가가치생산성 분석, 직원수 관련지표의 분석, 보험청구 관련지표의 분석, 그리고 주요 시설과 의료장비 이용률(일반장비 및 특수장비)의 분석 등이 있다.

④ 병원의 환경(SWOT) 분석

병원내부의 강점과 약점을 파악하고, 병원외부의 기회와 위협요인을 규명하여 대응전략을 수립하는 분석이다. 병원의 조직은 내부능력의 강점과 약점이 존재하며, 병원의 외부환경은 병원의 기회와 동시에 위협요인이 될 수 있다. 따라서 병원의 강점은 최대한 활용하고 약점은 최소화하여 위협요인을 극복하여야 한다. 병원의 SWOT분석과 중점 전략과제를 도출하는 데는 ① 경쟁자분석 ② 본원(자사)분석 ③ 고객분석 등이 활용되고 있다.

⑤ 진료권 분석

병원이 위치한 지역적 · 인구학적 · 의료적 특성을 분석하고 지역 내 경쟁병원이나 보완관계의 병원경영환경을 파악하는 것이 진료권분석의 핵심이다. 이러한 분석을 통하여 현재의 문제점을 발견하고 향후 병원경영의 정책 방향설정에 필요한 정보를 찾아내는 노력이 가능하다. 또한 SWOT분석을 통하여 해당병원의 강점(Strength), 약점(Weakness), 기회(Opportunity), 위협(Threats)요인을 분석하고 전략을 수립하는 것이 병원경영분석에 매우 중요한 부분을 차지한다.

⑥ 조직진단

병원의 조직은 목적달성에 필요한 직무와 직무수행의 권한과 책임을 조직구성원들이 체계적으로 분담하도록 하고 협조체계를 유지하도록 해야 한다. 그럼에도 불구하고 일부 병원의 경우에는 임의적, 비조직적으로 작성된 조직구조에 의한 병원운영으로 본질적이고 근원적인 문제를 안고 있다. 따라서 병원경영진단 시 해당병원의 조직구조를 진단하여 구조적인 문제를 도출하고 대책을 강구할 수 있도록 구조변경 또는 재설계가 필요하다.

⑦ 인력진단

병원의 의료비용 인건비는 일반기업과 달리 전체비용 중 평균 45~50%를 차지하고 있으며, 50%를 훨씬 상회하는 병원도 많다. 이처럼 전체비용 중에서 인건비가 차지하는 비중이 크므로 많은 병원들은 직원수를 늘리지 않기 위하여 최선의 노력을 기울이고 있다. 한편 많은 병원의 경영자들은 자기병원의 직원수가 많다고 느끼고 있으며, "적정직원수"가 몇 명인가에 대하여 의문을 갖는 경향이 있다. 따라서 직무분석을 통하여 직원수의 적정 여부를 평가하는 것이다. 인력진단에는 병원의 환자수(외래, 입원)와 수익, 병상규모, 검사건수, 의료장비가동률, 서비스제공수준, 유사규모병원과 인력비교 자료 등을 참고하여 분석하고 있다.

⑧ 경쟁병원 현황 분석

경쟁병원의 현황분석에는 일반현황분석과 고가의료장비분석, 진료과목과 전문의 수, 특화 및 전문화 분석 등이 있다.

- 일반현황 분석에는 병상수, 직원수, 외래환자수, 입원환자수, 재원환자수, 간호등급, 병상이용률, 입원률, 초진율, 외래평균진료비, 입원평균진료비 등이 있다.
- 진료과목 및 전문의수에는 개설된 진료과, 진료과별 전문의 수 등이 있다.
- 고가 의료장비 현황에는 특수장비명과 장비보유수 등이 있다.
- 특화 · 전문화 정도에는 센터, 특수클리닉설치 현황 등이 있다.

⑨ 병원경영지표 분석

병원의 경영지표분석에는 재무분석지표(성장성, 안전성, 활동성 등)와 진료실적 지표 및 인력분석지표 등이 있다. 각 지표는 해당병원의 경영규모 및 병원운용의 결과가 타 유사병원과 비교해 병원의 경쟁력이나 이익 창출능력을 간접적으로 알 수 있도록 비교분석할 수 있다.

(6) 경영분석의 한계점

경영분석도 다음과 같은 제약점들로 인하여 분석 및 분석결과의 해석에 한계가 있다.

① 재무제표의 기본적인 한계

업무 담당자가 개인적 판단에 의거 재무제표를 작성하는 예가 많이 있어 신뢰도를 저하시킬 수 있다. 또한 자산의 정확한 현재가치를 나타내기 어려우며, 특히 물가가 많이 변동되는 경우에는 재무제표상에 계산된 유형고정자산이 현재의 실제 가치를 나타내지 못하는 경향이 있다.

② 각종 통계수치의 한계

표준화된 지표를 사용하는 대신 업무 담당자가 개인적 판단에 의거 통계수치를 작성하는 예가 많이 있어 신뢰도를 저하시킬 수 있다.

③ 비계량적 요소를 반영하기 곤란

경영분석은 근본적으로 계량화할 수 있는 수치나 자료를 바탕으로 이루어진다. 따라서 다음과 같은 비계량적인 요소는 반영하기 힘들다. 특히 ① 의료진의 의술수준 ② 경영자 및 직원의 자질과 능력 ③ 노동조합의 강성여부나 협조여부 ④ 직원의 사기와 협동심 ⑤ 병원의 입지 ⑥ 설비의 노후상태 ⑦ 조직 및 관리체계의 합리성여부 등이다.

④ 절대평가의 곤란

절대적인 평가기준이 있는 경우는 드물고 대부분 비슷한 규모의 다른 병원들과 비교하여 어떠한가를 평가하는 상대적인 방법을 사용할 수밖에 없다. 병원은 여러 특성을 가지고 있으며 이와 같은 특성이 경영분석에도 많은 영향을 미치므로 경영분석결과를 해석 할 때에는 특히 유의하여야 한다.

2) 병원 경영진단

(1) 병원경영진단

경영진단의 목적은 병원의 경영현황 분석과 운영체계 진단을 통하여 병원 운영의 전반적인 문제점을 제시하고 그에 대한 개선방안을 제시하는데 있다. 또한 경영진단과 현황분석을 통한 문제점개선과 운영전략을 수립하여 발전의 계기를 마련한다. 그리고 의료환경의 변화에 적극적으로 대응하고, 내·외부 환경에 대처할 수 있는 기능과 역할을 수행하고 방향성을 제시하며, 이를 추진하기 위한 세부목표는 다음과 같다.

첫째, 병원의 경영성과, 운영효율성, 재무건전성, 병원경영시스템 등에 대한 다각적인 진단을 통한 주요 문제점을 도출하고, 경영효율화 방안을 마련하는데 있다.

둘째, 병원의 설립목적과 연계한 업무 분석, 관련자 의견조사, 계층별 의견 수렴, 의료수요와 요구분석 등을 통하여 기능과 역할을 재정립하고 의료서비스기능 강화를 위한 전략을 제시한다.

셋째, 종합평가를 통한 병원의 기능 전환, 변화 혁신, 개선 등을 위한 방향 제시한다.

넷째, 현재의 운영에 대한 문제점을 개선하고 전문화, 특성화 방안을 수립하여 경영개선과 수익증대에 기여할 수 있도록 한다.

다섯째, 의료의 질 향상과 서비스 개선을 통한 내원고객에게 양질의 진료제공과 고객만족도를 향상할 수 있도록 한다.

(2) 경영진단 방법

먼저 병원의 지역 및 의료자원 현황 등 진료권 분석하고 다음 병원의 경영체계, 조직 및 의사결정체계 등 경영체계 진단과 인사, 회계분야 진단을 통한 병원의 운영시스템 분석한다. 또한 진료실적, 경영성과, 운영효율성, 재무건전성 등 병원의 내부역량을 분석하며 병원의 외부환경에서 기인하는 「기회」「위협」요인, 내부 역량에서 나타나는 「강점」「약점」을 바탕으로 병원의 기능 역할 강화를 위한 비전 전략 실행방안 등 체계에 대한 시사점 도출해야 한다.

3) 중장기 발전방안

(1) 병원의 경영전략

전략은 병원의 목표를 달성하기 위한 종합적인 행동계획으로서, 경쟁관계 속에서 교환을 창출함에 있어 유일하고도 가치 있는 지위를 창조하는 것을 의미한다. 즉 전략은 조직의 목표와 비전 달성을 위한이다. 병원은 끊임없이 변화하는 의료환경 변화 속에서 미션과 비전 및 목표를 달성하고 지속적으로 성장하기 위해서는 기존사업 및 신규사업을 결정하고 효율적인 자원배분을 통한 활동을 관리하는 것이 중요하다. 따라서 병원의 전반적인 사업 범위와 부서단위 자원배분에 대한 결정을 다루는 전략의 핵심이다. 병원 수준에서 다루어야 할 전략으로는 병원의 진료 영역, 신사업 진출, 사업의 다각화, 성장 전략, 특성화 및 전문화 전략 등이 있다. 그리고 병원 내에서 자사 사업 단위의 경쟁 방법을 강구하는 부서단위 수준의 전략을 의미하며, 환자진료, 간호, 행정, 진료지원 등으로 경쟁시장 내에서 경쟁우위를 확보하고 유지하는 방법을 찾는 것이 핵심이다. 즉, 병원에서 어떠한 진료를 제공하는 것이 표적세분시장의 고객 욕구에 가장 적합할 것인가를 주로 다루게 된다. 따라서 최고경영층은 기업수준에서 핵심역량을 개발하고 유지하기 위해 우수한 인적자원과 효율적인조직 및 프로세스의 설계, 진료와 행정부서 간의 시너지 효과에 대한 핵심역량의 투입이 필요하며, 경영진단을 통해 중장기 발전 계획 수립을 하여야 한다.

(2) 비전(VISION)경영

의료환경의 근본적인 변화는 새로운 조직문화가 요구되며, 따라서 병원의 미래에 대한 뚜렷한 목적, 방향 및 미래의 청사진 등의 중요성이 제기되고 있다. 전략적 비전이 중요시 되는 이유는 급변하는 의료환경에 능동적으로 대처할 필요성이 높아지기 때문이며, 병원의 바람직한 미래상을 설정하여 스스로를 혁신시켜 나가는 장기적 안목이 더욱 중요해 지고 있기 때문이다. 이러한 비전의 설정에 있어 합리적 분석이나 체계적 사고도 중요하지만 최고경영자의 통찰력과 직관도 중요한 역할을 한다.

(3) 전략적 비전 수립체계 및 비전 설정과정

비전은 급변하는 경영환경에 대응하여 병원이 나아가야 할 방향을 제시해주는 가장 효과적인 수단이 되며, 비전 수립은 오늘날 최고 경영자가 기업의 경쟁우위를 확보하기 위하여 해야 할 가장 중요한 과업중의 하나이다. 비전설정 과정에는 최고경영자뿐만 아니라 임원진, 종업원 등 내부 이해관계자들의 의견과 열망이 반영되고 통합되어야 한다.

(4) 병원의 경영전략 수립

① 경영전략 수립 시 기준

병원의 경영전략 수립 시 기준과 고려요소는 다음과 같다.

- ▶ 가치 여부(Value) : 가치가 있는가?
- ▶ 희소 여부(Rarity) : 희소한가?
- ▶ 모방가능 여부(Imitability) : 모방하기 힘든가?
- ▶ 이용지원 가능여부(Organization) : 조직에서 이용, 지원이 가능한가?

그림 7-8 경영전략 수립 시 판단가치의 기준

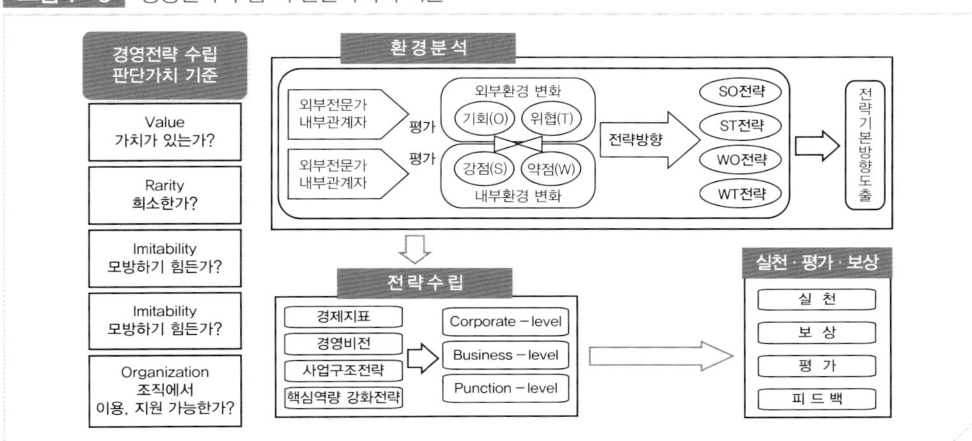

② S병원의 중장기 전략(사례)

표 7-27 S병원의 전략과제

전략목표	전략과제	성과지표
1. 병원 시설 확충	• 건물증축 및 신축(전문센터, 병상) • 병원규모 확장에 따른 운영안 수립	– 조직 및 운영전략 수립 – 진료과 추가개설
2. 응급의료센터기능강화 및 활성화	• 진료지원체계 구축 • 진료기능강화 및 입원율 향상 • 중환자실 운영기능 강화	– Call시스템, 후송체계 – 입원율 20% 향상
3. 건강검진센터 활성화	• 시설환경개선 및 One Stop 검진 구축 • 수진인원 확대 및 수익증대 • 만족도 향상 및 사후관리 기능강화 • 마케팅 및 홍보활동 강화	– 1일 수진인원 100명 이상 – 검진수익 연간 20% 향상 – 건강검진 만족도 향상 – MOU 체결 20기관 이상
4. 특성화 사업	• 정형외과 관절 및 척추질환 • 소화기병센터 시설개선 및 기능 강화 • 재활치료센터 개설	– 1일 수술건수 확대 – 1일 내시경건수 20% 이상 – 재활치료건수 확대
5. 목표관리제(MBO) 실시	• 부서 및 진료과별 목표제(외래/입원) • 환자목표 및 수익목표 달성 • 초진율, 입원율, 평균진료비 향상 • 1일 평균 수술건수 확대 • 업무다기능화로 인력증원 최소화	– 부서별 목표과별 5개 설정 – 1일 외래환자 10% 향상 – 병상이용률 85% 이상 – 1일 수술 건수 10% 향상 – 인건비 비율 5% 감소
6. 조직문화 확립 및 의료의 질 향상	• 미션 및 비전, 핵심가치 재정립 • QI 및 환자안전관리, CP활동 강화 • 직원 동기부여 활동	– 태스크포스크팀 조직 – 조직문화 및 의사소통확립 – 제위원회 및 동호회 활동

자료: 2020년 S병원 경영진단 보고서(김회창)

핵심다지기

1 병원경영분석의 의미와 목적에 대하여 알아본다.

(1) 병원경영분석은 과거와 현재, 향후 계획까지 포함하는 광범위한 재무자료 및 환자진료실적 등 경영통계를 토대로 경영성과 및 재무상태를 분석하고, 그 원인을 규명하여 경영자를 비롯한 여러 이해관계자들에게 유용한 경영정보를 제공하기 위한 모든 분석방법을 총칭한다.

(2) 경영분석이란 기업의 재무제표나 각종 경영통계를 분석하여 경영의 성과와 재무상태의 좋고 나쁨을 판단하고 나아가서 그 원인을 규명하기 위한 종합적인 기술 또는 방법이다. 병원의 경우 과거와 현재 뿐만 아니라 향후계획까지도 포함하는

광범위한 재무자료 및 환자진료실적 등 경영통계를 토대로 경영성과 및 경영상태를 분석하고, 정밀한 경영정보를 총칭하는 것이다.

2 병원의 경영분석방법에 대하여 이해하고 병원의 경영평가 분석에 활용한다.

병원의 경영분석방법에는 (1) 재무분석 (2) 환자진료실적 분석 (3) 생산성분석 (4) 진료권분석 (5) 인력진단 (6) 조직진단 등이 있다.

3 경쟁병원의 분석방법과 전략방안에 대하여 알아보고 분석시 작성 활용한다.

(1) 경쟁자(경쟁병원) 분석

경쟁이란 양질의 서비스를 저가격에 제공하는 시장의 원리인 동시에 혁신의 원동력으로서 경쟁이 없으면 의료기관은 특정부분을 독점하게 되지만, 현재는 병원의 규모, 도시, 지역, 진료 분야별 서비스경쟁이 날이 갈수록 심화되고 있다. 따라서 경쟁병원에 대한 구체적인 경영전략분석이 필요하다.

① 우리병원의 경쟁병원은 어떤 병원인가?
② 경쟁의 본질이 우호적/협조적인가? 또는 공격적/비협조적인가?
③ 경쟁이 될 병원이 새로 진입할 것인가?
④ 경쟁병원의 환자추이는?
⑤ 경쟁병원의 강점과 약점은?
⑥ 경쟁병원의 고객기대 충족도는?
⑦ 경쟁병원이 새로운 서비스를 도입 하였는가?

4 경영실적분석시 고려사항에 대하여 알아본다.

경영실적관리에는 진료실적을 파악하고, 병원경영지표 비교분석을 활용하여야 한다.

5 병원경영분석방법 및 주요지표에 대하여 알아보고 병원의 경영영평가에 활용한다.

(1) 병원경영분석지표는 크게 아래와 같이 구분된다.

① 재무분석 : 유동성분석은 자금의 흐름정도를 나타내는 유동성을 나타내는 유동성을 분석하는 것으로 유동비율 등이 있다. 레버리지 분석은 타인자본의 활용도를 측정하는 것으로서 부채비율 등이 있다

② 환자진료분석 : 환자수의 충분여부 등 진료량(병상이용율 등)을 분석하는 것과 의료수익의 충분여부(전문의의 급여 대비 수익비율 등)를 분석하는 지표가 있다.

② 생산성 및 기타분석 : 전문의 등 노동생산성(월평균 진료한 환자수등)을 분석하는 지표와 병상수 또한 환자수 대비 직원수의 적정여부를 분석하는 지표(100병상당 직종별 직원수 등)가 있다.

(2) 종합적 판단을 위한 주요지표는 다음과 같다.

아래의 주요지표를 분석하면 경영상태가 적정한가의 여부를 어느 정도 종합적으로 판단할 수 있다.

① 환자수의 적정여부 및 초진율, 입원율, 응급환자율
- 입원환자수 적정여부 : 병상이용율(85% 이상 등 규모에 따라 차이)
- 외래환자수 적정여부 : 입원과 외래환자 비율(적어도 1대 2 이상)
- 외래환자의 초진율 및 입원율
- 외래환자 중 응급환자의 비율

② 진료비수준의 적정여부 : 입원 및 외래환자당 1인 일평균 진료비 수준

③ 직원수의 적정여부
- 조정환자 100명당 직원수 : 이 지표는 환자수를 기초로 분석하는 것이기 때문에 타 병원 대비 직원수의 적정여부를 나타낸다.
- 의료수익 대비 인건비 비율 : 중소병원은 50% 이상, 대형병원은 45% 이상이 되면 적자로 전환될 확률이 높은 것으로 알려져 있다.

④ 임상전문의 월평균 수익의 적정여부

⑤ 재무구조의 적정여부 : 부채비율, 유동비율 등

6 병원의 경영진단 및 중장기전략수립에 대하여 알아본다.

CHAPTER 08

재무분석하기

8-1. 병원재무제표 분석

8-2. 병원재무비율 분석

■ 핵심다지기

8-1 병원의 재무제표 분석

{ 학습목표 } 1 기본재무제표를 이해하고 분석할 수 있다.
2 분석된 기본재무제표를 병원의 경영평가에 활용할 수 있다.

필요 지식

1. 재무제표 분석

1) 재무분석

재무분석(financial analysis)은 재무제표분석이라고 하며, 여기서 재무상태란 재무유동성과 재무구성의 균형을 의미하고, 경영성과란 재무수익성을 말한다. 이와 같은 재무분석에 의해 제공되는 정보에 기초하여 재무계획을 수립하고 효과적으로 재무통제를 함으로써 경영능률을 향상시킬 수 있게 된다. 재무분석(財務分析)은 분석방법에 따라 재무제표상에 표시된 여러 수치를 실수 그대로 사용하는 실수법과 두 수치 사이의 일정한 비율을 산출하고 그것을 사용하여 분석하는 비율법으로 나누어진다. 따라서 재무제표자료를 분석하여 기업의 재무상태와 경영성과를 분석 · 판단하는 것을 재무분석이라고 한다.

2) 병원의 기본재무제표

병원회계의 기준에서는 기본적인 재무보고자료인 재무제표로는 4가지를 제시하고 있으며, 이는 대차대조표, 손익계산서, 현금흐름표, 기본금변동계산서(이익잉여금처분계산서)를 말한다. 이들 4가지 주요 병원재무제표를 설명하면 다음과 같다.

(1) 대차대조표(Balance Sheet : B/S)

대차대조표는 일정시점에서 병원의 자산, 부채, 기본재산의 상태를 표시하는 정태적 회계보고서로서 병원의 재무상태를 명확히 보고하는 자료로서 일정시점의 병원의 재무상태를 나타내는 재무제표이다. 병원회계기준 규칙 제 7조에 의하면 대차대조표는 작성일 현재의 자산, 부채, 자본에 관한 항목을 객관적인 자료에 따라 작성하여야한다고 명시하고 있다. 따라서 대차대조표는 일정시점의 병원의 재무상태를 나타낸 것으로 차변과 대변의 두 부분으로 나누어져 있다. 차변에는 자산이 표시되고 대변에는 부채와 자본이 표시된다.

- 기본공식(재무회계의 기본방정식)으로는 자산 = 부채 + 자본으로 표시할 수 있다. 이러한 재무제표는 다음과 같이 설명할 수 있는데 왼편의 자산은 조달한 자금의 운용을 나타내는 부분이고 오른편의 부채와 자본은 자금의 조달상태를 나타낸다고 볼 수 있다.
- 자산은 크게 유동자산과 비유동자산으로 구분하고 있으며, 유동자산은 다시 당좌자산과 재고자산으로 분류하고 있다. 당좌자산에는 현금 및 현금등가물, 단기금융상품이 있으며 재고자산에는 약품, 진료재료 등이 있다. 비유동자산은 투자자산, 유형자산, 무형자산으로 구분하고 있다. 투자자산은 장기금융상품, 투자유가증권 등이 있으며 유형자산은 토지, 건물 등이며, 무형자산은 영업권, 창업비 등이 있다.
- 부채는 크게 유동부채와 비유동부채로 구분하고 유동부채로는 매입채무, 단기차입금 등이 있으며, 비유동부채로는 장기차입금, 외화장기차입금이 있다.
- 자본(기본재산)은 기본금과 잉여금으로 구분하며, 기본금은 법인기부금과 기타기부금으로 나누어진다. 잉여금은 자본잉여금과 이익잉여금으로 구분된다.

① 자산(Assets)

과거의 거래나 사건의 경제적 결과로 병원에 의해 지배되며 미래의 경제적 편익을 창출할 것으로 기대되는 자원을 의미한다. 일반적으로 기초자산은 기초부채와 기본재산을 합한 금액이다.

② 부채(Liabilities)

부채란 회계주체인 병원이 장차 재화나 용역을 제공하여야 할 경제적 의무를 의미한다. 예를 들어 병원이 특정 제약회사나 의료기회사로부터 약품이나 의료기를 공급 받고 바로 비용을 지불하지 않고 어음을 발행하여 향후 지불해야 할 경제적 의무를 지는 경우를 부채라고 한다.

③ 자본(Capital)

자본은 자기자본 혹은 소유자자본이라 할 수 있다. 이러한 자기자본과 타인자본의 합계를 총자본이라 하는 경우도 있으며, 기업회계기준이나 재무제표 표시 상에서의 자본은 자기자본만을 의미한다. 자본은 회계등식은 자산 = 부채 + 자본에서 다음과 같이 계산하면 자본 = 자산 + 부채로 계산할 수 있다. 이 등식의 의미는 자본은 자산에서 부채를 차감한 잔여지분으로 계산된다는 것이다.

또한 대차대조표에서 얻을 수 있는 정보로는 다음과 같은 것들이 있다.

① 병원의 자산총액을 알 수 있으며, 각 항목의 구성비율을 알 수 있다.

② 병원의 자본조달 형태를 알 수 있다.

③ 경기변동이나 외부환경 변화가 병원에 미치는 영향을 알 수 있다.

④ 대차대조표에 대한 분석을 통해 병원의 안전성, 활동성, 성장성 등을 알 수 있다.

그리고 대차대조표의 작성기준에는 ① 구분표시의 원칙 ② 총액주의의 원칙 ③ 1년구분 ④ 유동성배열법 ⑤ 잉여금구분기준 ⑥ 미결산항목의 표시금지가 있다.

(2) 손익계산서(Profit and Loss Statement : P/S)

손익계산서는 병원의 일정기간 동안에 경영성과를 나타낸 것으로 이익을 발생시킨 수익과 비용을 나타낸 지표이다. 형식은 매출, 매출원가, 매출총이익, 판매비와 일반관리비, 영업이익, 영업 외수익, 영업외 비용경상이익, 특별이익, 법인세 차감 전 순이익, 법인세, 당기순이익 등으로 표시된다.

손익계산서는 회계기간이 속하는 모든 수익과 이에 대응하는 모든 비용을 객관적인 자료에 따라 작성하여야한다. 따라서 병원에서는 이러한 내용을 우선적으로 의료수익에서 의료비용을 차감한 것을 의료이익(또는 의료손실)으로 표시하고 있다.

의료수익은 외래수익, 입원수익 등으로 구분하고 있으며, 의료비용은 인건비, 재료비, 관리운영비 등으로 나누어진다. 인건비에는 급여, 퇴직금 등이 포함되어 있으며, 재료비는 약품비, 진료재료비 등이 있고, 관리운영비에는 복리후생비, 여비교통비 등이 있다.

의료이익에는 의료외 수익을 가산하고 의료외 비용을 차감하면 경상이익(또는 경상손실)이 된다. 의료외 수익에는 의료부대수익, 이자수익 등이 있으며 의료외 비용에는 의료부대비용과 이자비용 등이 있다. 경상이익(경상손실)에 특별이익을 더하고 특별손실을 빼주면 법인세 차감 전 순이익이(순손실)이 된다.

① 수익

수익이란 특정회계기간 동안 자산의 증가나 부채의 감소로 인한 경제적 효익의 증가에 따른 자본 증가액을 의미하며 재화의 생산판매나 용역의 제공 등 기업실체의 주요영업활동을 그 발생원천으로 한다. 따라서 수익은 기업실체의 주요 영업활동의 결과로서 발생하였거나 발생할 현금유입액으로 수익 창출을 가져오는 자산의 증가는 현금, 현금청구권, 기타 재화나 용역 또는 생산에 의한 제품가치의 증가 등 여러 형태를 취할 수 있다. 수익은 영업활동의 종류와 당해 수익이 인식되는 방법에 따라 매출액 수입수수료, 이자수익, 배당수익 및 임대료 등 다양하게 구분할 수 있다.

■ 수익과 수입

- 수익 : 환자에게 제공한 의료서비스(재료와 용역을 포함)의 대가로 받을 권리가 생긴 진료비전체를 말한다.
- 수입 : 발생된 수익에서 현금으로 입금된 것을 말한다.

② 비용

비용은 병원실체의 주요 영업활동의 결과로서 발생하였거나 발생할 현금유출액으로 그 영위하는 주요 영업활동의 종류와 비용이 인식되는 방법에 따라 매출원가, 지급수수료, 이자비용 및 지급임대료 등 다양한 형태를 취한다. 기업회계기준에서는 매출원가, 판매비와 관리비, 특별손실로 구분하고 있다.

③ 매출

매출은 기업의 주요 영업활동인 재고자산의 판매나 용역의 제공에 나타나는데 매출액은 수익의 주요 부분이다. 수익과 매출액과의 관계는 수익이 보다 넓은 개념으로 매출액을 관념적으로 표현한 말이 수익으로 반드시 매출액과 일치하는 말은 아니다.

④ 매출원가

매출원가란 기업이 정상적인 영업활동과정에서 판매된 제품, 상품 등의 원가를 의미한다. 재고자산이 판매되면 매출이 인식되고 판매된 재고자산의 원가는 매출원가라는 비용이 된다. 이러한 매출원가는 주로 제조나 판매를 하는 병원의 경우에 사용하고 서비스업 특히 의료업의 경우에는 의료수익에 대응하는 용어로 의료비용 계정과목을 많이 사용하고 있으며, 의료비용에는 병원의 매출원가와 판매관리비를 포함하는 개념으로 사용되고 있다.

(3) 기본금변동계산서(Statement of change in fund balances)

기본금변동계산서는 기본금과 이익잉여금의 변동 및 수정에 관한 사항을 객관적인 자료에 따라 작성한 회계보고서이다. 이 계산서는 기본금, 자본잉여금, 이익잉여금, 이익잉여금처분액 및 차기이월이익잉여금으로 구분된다. 기본금이란 비영리기관인 병원에 출연한 재산으로 기본재산과 보통재산으로 나눈다. 기본재산은 법인소유의 부동산과 이사회에서 기본재산으로 취득 또는 편입하기로 의결한 재산을 말한다. 보통재산은 기본재산 이외의 모든 재산으로 한다. 이러한 기본금은 법인기본금과 기타기본금으로 구분 표시한다. 자본잉여금에는 자산평가적립금 등이 있다. 이익잉여금은 병원의 운영에 따른 손익의 발생부분이다. 이러한 이익잉여금은 전기 이월 이익잉여금(결손금), 회계변경의 누적효과 등으로 표시된다. 이익잉여금처분액은 기본금대체액이 이에 해당된다. 차기 이월잉여금은 이익잉여금에서 이익잉여금처분액을 차감한 금액이다.

(4) 현금흐름표(Statements of Cash flow : C/F)

한 회계기간 동안 병원의 현금변동내용을 보고하기 위하여 당해 회계기간에 속하는 현금의 유입과 유출내용을 객관적인 자료에 따라 적정하게 나타내는 보고서이다. 다만 병원의 개설자가 사립학교법에 따라 설립된 학교법인 또는 지방공기업에 따라 설립된 지방공사인 경우에는 자금수지계산서로 이를 갈음할 수 있다. 현금흐름표에는 영업활동으로 인한 현금흐름, 투자활동으로 인한 현금흐름, 재무활동으로 인한 현금흐름, 현금의 증가, 기초의 현금 및 기말의 현금으로 구분된다.

핵심다지기

1 병원의 기본재무제표에 대해 이해하고 약술한다.

(1) 대차대조표(B/S)

병원의 특정시점(일정시점)에 있어서 자산, 부채, 기본재산의 재무상태를 나타내는 보고서이다.

(2) 손익계산서(I/S)

한 회계기간(일정기간)동안 병원의 경영성과(사업실적)를 나타내는 보고서이다.

(3) 현금흐름표(C/F)

한 회계기간 동안 병원의 현금변동내용을 보고하기 위하여 당해 회계기간에 속하는 현금의 유입과 유출내용을 적정하게 나타내는 보고서이다.

(4) 기본금변동계산서

기본금과 이익잉여금의 변동 및 수정에 관한 사항을 객관적인 자료에 따라 작성한 회계보고서이다.

2 A병원의 대차대조표 및 손익계산서, 기본금변동계산서, 현금흐름표 작성(양식)을 이해한다.

(1) 대차대조표(기본구조)

차변	대변
자산	부채
	자본
자산합계	부채와 자본의 합계

(2) 대차대조표

당기 2021년 2월 28일
전기 2020년 2월 28일

(0000 병원)

자산	당기	전기	부채와 자본	당기	전기
1. 유동자산 (1) 당좌자산 (2) 재고자산			1. 유동부채 (1) 매입채무 (2) 단기차입금 (3) 유동성장기부채 (4) 기타유동부채		

2. 고정자산 (1)투자자산 (2)유형자산 (3)무형자산			2. 고정부채 (1) 사채 (2) 장기차입금 (3) 부채성충당금 부채총계 1. 자본금 2. 자본잉여금 3. 이익잉여금 자본총계		
자산총계			부채와 자본총계		

(2) 손익계산서

① 손익계산서(구성요소)

차변	대변
비용 이익(수익–비용)	수익

② 병원회계 손익계산서 구조

당기 2021년 3월1일부터 2020년 2월 28일
전기 2020년 3월1일부터 2021년 2월 28일

(0000병원)

과목	단기		전기	
	금액		금액	
1. 의료수익 (1) 진료수익 (2)의료부대수익 2. 의료비용 (1) 인건비 (2)재료비 (3) 의료경비 (4)일반관리비 3. 의료이익 4. 의료외 수익 5. 의료외 비용				
6. 경상이익 7. 특별이익 8. 특별손실 9. 법인세 차감 전 순이익 10. 법인세 11. 당기순이익				

(3) 기본금변동계산서

제 (당)기 202x년 x월 x일 현재

계정과목	제(당)기		제(전)기	
	금액		금액	
1. 기본금				
2. 자본잉여금				
3. 이익잉여금				
4. 이익잉여금처분액				
차기이월이익잉여금				

(4) 현금흐름표

제 (당)기 202x년 x월 x일 현재

계정과목	제(당)기		제(전)기	
	금액		금액	
1. 영업활동으로 인한 현금흐름				
2. 영업활동으로 인한 자산부채의 변동				
3. 투자활동으로 인한 현금흐름				
4. 재무활동으로 인한 현금흐름				
5. 현금의 증가				
6. 현금의 증가(감소)				
7. 기초의 현금				
8. 기말의 현금				

3 병원의 대차대조표 및 손익계산서를 병원의 경영평가자료에 활용한다.

4 병원의 결산서를 병원의 경영평가자료에 활용한다.

연말결산서(annual report)는 한 해 동안 발생한 수입과 지출을 정리한 문서를 말하며, 연말 결산서를 작성할 때는 각각의 주요 수입내역과 지출내역을 기록하고, 그 금액을 합산하여 총수입금액과 지출금액을 기록한다.

5 의료법에 명시된 병원회계기준준칙의 주요사항에 대하여 알아보고 관련 업무를 수행한다.

(1) 의료기관 회계기준의 준수대상

① 「의료법」 제62조제2항에 따라 의료기관 회계기준을 준수하여야 하는 의료기관은 100병상 이상의 병원급 의료기관으로서 개설자는 회계를 투명하게 하기 위하여 의료기관 회계기준을 지켜야 한다.

② 제2항에 따른 병상 수는 해당 병원의 직전 회계연도의 종료일을 기준으로 산정한다.

(2) 재무제표

병원의 재무상태와 운영성과를 나타내기 위하여 작성하여야 하는 재무제표는 다음과 같다.

1. 재무상태표
2. 손익계산서
3. 기본금변동계산서(병원의 개설자가 개인인 경우를 제외한다)
4. 현금흐름표

(3) 회계연도

병원의 회계연도는 정부의 회계연도에 따른다. 다만, 「사립학교법」에 따라 설립된 학교법인이 개설자인 병원의 회계연도는 동법 제30조의 규정에 의한 사립학교의 학년도에 따른다.

(4) 재무상태표

재무상태표는 재무상태표 작성일 현재의 자산 · 부채 및 자본에 관한 항목을 객관적인 자료에 따라 작성하여야 한다.

(5) 손익계산서

손익계산서는 회계기간에 속하는 모든 수익과 이에 대응하는 모든 비용을 객관적인 자료에 따라 작성하여야 한다.

(6) 기본금변동계산서

기본금변동계산서는 기본금과 이익잉여금의 변동 및 수정에 관한 사항을 객관적인 자료에 따라 작성하여야 한다.

(7) 현금흐름표

현금흐름표는 당해 회계기간에 속하는 현금의 유입과 유출내용을 객관적인 자료에 따라 작성하여야 한다. 다만, 병원의 개설자가 「사립학교법」에 따라 설립된 학교법인 또는 「지방공기업법」에 따라 설립된 지방공사인 경우에는 자금수지계산서로 이를 갈음할 수 있다.

(8) 결산서의 제출 및 공시

① 병원의 장은 매 회계연도 종료일부터 3월 이내에 다음 각 호의 서류를 첨부한 결산서를 보건복지부장관에게 제출하여야 한다.

1. 재무상태표와 그 부속명세서
2. 손익계산서와 그 부속명세서
3. 기본금변동계산서(병원의 개설자가 개인인 경우를 제외한다)
4. 현금흐름표

② 법인은 제1항제1호 및 제2호에 따른 병원의 재무상태표와 손익계산서를 보건복지부장관이 정하는 인터넷 사이트에 공시하여야 한다.

8-2 병원의 재무비율 분석

{ 학습목표 } 1 재무비율 분석을 이해하고 분석할 수 있다.
2 분석된 재무제표비율을 병원의 경영평가에 활용할 수 있다.

필요 지식

1. 재무비율 분석

1) 재무비율 분석

재무비율(financial ratio)은 대차대조표나 손익계산서의 항목을 비교하여 산출한 비율로서 대체로 유동성, 레버리지, 활동성, 수익성의 네 가지 포인트를 중심으로 구해지며 이런 재무비율은 과거나 현재의 비율과 산업평균치나 경쟁병원의 비율과 비교하여 재무상태를 평가하는 분석도구로 사용된다.

한편 재무비율분석은 간단하게 기업의 재무상태를 파악할 수 있다는 장점이 있는 반면 재무비율 분석이 과거의 자료를 중심으로 분석하고 일정시점이나 일정기간을 중심으로 분석하며 비율 상호간의 연결이 없으며 종합적인 결론을 얻을 수 없고 절대적인 기준치나 표준치가 없다는 점이 한계로 지적된다.

재무비율 분석 방법 중 가장 널리 사용되는 것은 관계비율분석이다. 이 방법은 재무제표를 중심으로 특정항목과 다른 항목과의 관계를 백분율, 회전율 등의 지표로 나타내어 경영상태나 경영성과를 판단하는 방법을 말한다. 가장 일반적인 분석지표 유형은 크게 4가지로 구분하는데 첫째는 안전성지표, 둘째는 수익성지표, 셋째는 활동성지표, 넷째는 성장성지표 등이며 특히 경영진단에서 중요한 항목 및 지표를 중점적으로 선별하여 그 결과를 제시하였다.

(1) 안전성지표(Liquidity)

안전성지표란 경영체로서 병원의 자본구조의 건실성, 지불능력, 부채 상환능력 및 자금운용의 적정성 여부를 판단하기 위한 지표이며, 그 가운데 유동성 비율분석이 가장 많이 사용되는데 이는 조직의 단기 지급능력을 파악하는데 매우 유용한 지표로 사용된다.

① 유동비율(Current ratio)

유동비율은 단기채무의 변제능력이 충분한가를 측정하기 위한 비율로서 유동자산을 유동부채로 나누어 산출한다. 따라서 유동비율이 높을수록 단기 지급능력이 양호하다고 판단할 수 있지만, 지나치게 유동자산을 많이 보유하면 자금의 유휴화로 인한 수익성 저하를 초래하게 된다. 일반적으로 요구되는 비율은 200% 정도이지만, 병원은 수입이 안정되어 있으므로 다소 낮아도 무방하여 150% 이상이면 양호한 것으로 판단한다.

$$\text{유동비율(\%)} = \frac{\text{유동자산}}{\text{유동부채}} \times 100$$

유동자산은 1년 안에 현금화할 수 있는 자산을 유동자산이라고 하며, 유동자산 중에서 가장 중요한 관리대상은 현금이다.

② 당좌비율(Quick ratio)

이 비율은 유동비율에 대한 보조비율로서 현금화의 속도가 가장 빠른 당좌자산을 유동부채로 나누어 산출한다. 당좌비율은 유동비의 보조지표로 사용하며 계산 값이 높을수록 양호하다. 유동비가 높아도 당좌비가 낮으면 지급능력이 불량하다고 평가하며, 일반적으로 요구되는 비율은 100% 수준이다.

$$\text{당좌비율(\%)} = \frac{\text{당좌자산}}{\text{유동부채}} \times 100$$

③ 부채 대 총자본비율(Ratio of debt to total capital : 타인자본 의존도)

이 비율은 타인자본 의존도라고 하며 총자본(자기자본 + 타인자본)과 부채총액과의 관계를 나타내는 지표로서, 이 지표를 통하여 재무적 위험을 판단할 수 있다. 이 비율은 낮을수록 좋으며, 40% 이하면 양호한 수준으로 평가한다.

$$\text{타인자본 의존도(\%)} = \frac{\text{부채총액}}{\text{총자본}} \times 100$$

④ 부채 대 기본재산비율(Ratio of debt to fund balance : 부채비율)

이 비율은 자기자본인 기본재산과 타인자본(부채)간의 관계를 알 수 있는 지표로서, 이 비율이 높다는 것은 기본재산에 비하여 부채의 비중이 높아 재무위험(financial risk)이 크다는 것을 의미한다. 일반적인 요구수준은 100%이며, 이 비율이 높을수록 도산의 위험이 크다. 병원의 경우는 150%를 넘으면 위험하다고 경영분석에서 진단한다.

$$\text{부채비율(\%)} = \frac{\text{부채총액}}{\text{기본재산}} \times 100$$

⑤ 타인자본 의존도

자기자본 및 타인자본과 유동(고정)부채와의 관계로 이 비율이 낮을수록 좋으며, 40% 이하면 매우 양호한 편이다.

$$\text{타인자본 의존도(\%)} = \frac{\text{부채총액}}{\text{총자본}} \times 100$$

⑥ 고정비율(Fixed ratio)

이 비율은 자본의 배분상태를 나타내는 비율로서 자본의 고정화 수준을 측정한다. 즉 투자금액이 크고 회전속도가 느린 고정자산에 투하되는 자금은 자기자본에 의하여 투자되는 것이 바람직하며, 이 비율은 100% 이하이면 양호하다고 할 수 있다. 특히 고정자산에 과다 투자되면 감가상각비를 비롯한 고정비가 증가하고 운전자본이 부족하게 되어 부채의 증가로 지급이자가 증가되고, 따라서 재무적 압박을 받게 되므로 고정자산투자에 신중을 기하여야 한다.

$$\text{고정비율(\%)} = \frac{\text{고정자산}}{\text{기본재산}} \times 100$$

고정자산은 건물, 장비, 등이 있으며 이러한 자산들은 투자시 많은 자금이 소요되며 투자효과 또한 몇 년 지속된다는 점에서 초기투자에 신중을 기하여야한다.

⑦ 고정장기적합률(fixed assets to long term capital)

이 비율은 장기성 자금에 대한 고정자산 투자정도를 알기위한 비율이다. 따라서 고정비율에 대한 보조지표이자 장기성자금에 의한 고정자산 투자 수준을 알기 위한 비율분석 지표로서 적어도 100%를 넘지 않아야 안정적이며 낮을수록 좋다고 평가한다. 따라서 고정비율이 높더라도 이 비율이 낮으면 고정자산에 대한 투자규모가 상대적으로 덜 위험하다고 판단할 수 있다. 그러나 고정부채의 경우 5년 이상의 거치기간을 가진 장기부채이면 괜찮지만 3년 정도의 짧은 거치 기간을 가진 고정부채는 투자시점으로부터 이들 부채를 상환할만한 이익을 올리기 전에 상환해야 하므로 안전하다고 보기 어렵다.

$$\text{고정장기적합률(\%)} = \frac{\text{고정자산}}{\text{기본재산} + \text{고정부채}} \times 100$$

⑧ 이자보상율(times interest earned)

이 비율은 지급이자 및 세전순이익과 비교하여 지급이자의 부담이 과다한지의 여부를 측정하는 지표로서 이자보상율이 높을수록 지급이자의 부담이 적다고 평가한다. 일반적인 기준은 8배이며, 이 비율은 추가적인 자금조달 결정시 유용하게 사용되는 지표이다. 이 비율이 8배라면 지급이자가 연간 2억 원인 경우 지급이자 및 세전순이익이 16억 원이라는 것을 의미하며, 16억 원에서 지급이자 2억 원, 법인세 등 4억 원을 차감해도 세후순이익이 10억 원이 되므로 병원의 경우 5배 이상이면 양호한 것으로 평가된다.

$$\text{이자보상율(\%)} = \frac{\text{세전순이익} + \text{지급이자}}{\text{지급이자}} \times 100$$

⑨ 고정재무비보상율(fixed charge coverage)

이 비율은 이자보상율과 매우 유사한 것으로서 고정적으로 지출되는 고정재무비, 예를 들어 이자비용, 임차료(리스료 포함), 집세 등을 세전순이익에 더한 금액을 고정재무비로 나누어 계산한다. 이 비율은 병원들이 자금난을 해소하고 또한 법인세효과를 얻기 위하여 리스(Lease)를 이용하는 경우가 많기 때문에 널리 이용된다. 이 비율은 높을수록 고정재무비의 부담이 적다는 것을 의미한다.

$$\text{고정재무비보상율(\%)} = \frac{\text{고정재무비} + \text{법인세공제전순이익}}{\text{고정재무비}} \times 100$$

⑩ 레버리지(Leverage)비율

타인자본의 적절한 이용 한계를 결정하는 것과 관련한 지표로서 이 지표를 통하여 재무적 위험과 직접적인 관련이 발생하는 지표이다. 레버리지비율에는 아래와 같은 것들이 있다.

$$\text{① 고정자산대 고정부채비율(\%)} = \frac{\text{고정자산}}{\text{고정부채}} \times 100$$

$$\text{② 유동부채비율(\%)} = \frac{\text{유동부채}}{\text{기본재산}} \times 100$$

$$\text{③ 고정부채비율(\%)} = \frac{\text{고정부채}}{\text{기본재산}} \times 100$$

$$\text{④ 고정부채 대 장기자본비율(\%)} = \frac{\text{고정부채}}{\text{기본재산} + \text{고정부채}} \times 100$$

(2) 수익성지표(Performant indicators)

수익성지표란 일정기간동안의 경영성과를 나타내는 지표로서 경영성과 및 경영능력을 평가한다고 볼 수 있다. 일반적으로 수익은 자본의 운용에 의하여 얻어지는 것이므로 수익성은 자본과 이익 또는 의료수익과 이익과의 관계에 의하여 측정 가능하다.

① 총자본이익률(Net profit to total assets)

이 지표는 당기순이익대비 총자본 간의 관계비율인데, 매출순이익률(순이익/매출액)과 총자본회전율(매출액/총자본)을 결합하고 있기 때문에 양 측면을 동시에 분석할 수 있으며, 총자본이익률이나 자기자본이익률에 기초하여 경영자 및 종업원의 업적평가와 통제를 실시할 수 있다는 유용성을 지닌다.

$$\text{총자본이익률(\%)} = \frac{\text{당기순이익}}{\text{총자본}} \times 100$$

② 총자본의료이익률(Return on assets)

이 지표는 의료수익에서 의료비용을 뺀 금액(의료이익)을 총자본으로 나눈 값으로 계산된다. 조직의 목표나 임무의 달성을 위해서 얼마만큼 투자를 해야 할 것인가 또는 요구되는 투자를 위하여 자산과 부채의 비율을 어느 정도로 맞출 것인가와 같은 재무적인 의사결정에 이용되며, 자산의 현재가치와 어떤 프로젝트의 투자비용을 비교해 볼 수 있는 성과지표로 일반기업에서도 가장 흔하게 이용하고 있는 지표이다.

$$\text{총자본의료이익률(\%)} = \frac{\text{의료이익}}{\text{총자본}} \times 100$$

③ 의료수익순이익률(Net profit to gross revenues)

당기순이익을 의료수익으로 나누 값으로 이 지표는 경영의 최종 성과를 나타내는(적자 또는 흑자 구분) 표준이 되는 지표이다. 이 지표 값에는 병원전체의 모든 내용이 포함되어 있어서 어떤 지표보다도 우월성을 가지고 있다고 볼 수 있다.

$$의료수익순이익률(\%) = \frac{당기순이익}{의료수익} \times 100$$

④ 의료수익의료이익률(Operating margin)

순수한 의료행위에 의해 발생된 의료수익, 의료부대수익, 선택진료수익, 의료사업수익과 투입된 의료비용과의 차이로 의료행위와 직접적으로 관련이 없는 수익과 비용이 제외된 병원원가의 개념과 가장 유사한 지표로 활용된다. 따라서 이 지표는 병원의 직접적 경영성과를 측정할 수 있는 매우 중요한 지표이다.

$$의료수익의료이익률(\%) = \frac{의료이익}{의료수익} \times 100$$

⑤ 기본재산순이익율과 기본재산의료이익률

이 비율은 경영주가 병원에 출연한 기본재산(잉여금포함)의 수익성을 평가하는 지표로서 자기자본의 효율성을 측정하기 위한 대표적인 지표이다. 이 비율도 이익의 구분에 따라 다음과 같이 구분된다.

$$(1)\ 기본재산의료이익률(\%) = \frac{의료이익}{기본재산} \times 100$$

$$(2)\ 기본재산순이익률(\%) = \frac{순이익}{기본재산} \times 100$$

⑥ 기타 수익성비율

기타 수익성비율에는 경영자본 순이익률과 경영자본 의료이익률이 있다.

$$(1)\ 경영자본\ 순이익률(\%) = \frac{순이익}{경영자본} \times 100$$

$$(2)\ 경영자본\ 의료이익률(\%) = \frac{의료이익}{경영자본} \times 100$$

(3) 활동성지표(Tumover ratios)

활동성지표란 수익획득을 위하여 보유자산을 어느 정도 효율적으로 운용하고 있는가를 표시하는 개념으로 재무상태표 항목과 손익계산서의 의료수익 간 관계지표(총자산의 의료활동에 대한 기여도)이다.

① 총자본회전율(tatol assets turnover)

이 지표는 의료수익을 투하된 자본으로 나누어 산출하는데 투하된 자본이 일정기간동안에 의료수익의 실현을 위하여 얼마나 효율적으로 활용되었는가를 나타내는 중요한 지표이다. 자본회전율은 높을수록 투하된 자본이 효율적으로 활용되었음을 의미하지만, 너무 높으면 과소투자로 인한 현상이 있는지를 점검할 필요가 있다. 병원의 경우는 자본집약적인 산업에 속하므로 대부분 총자본회전율이 0.5~0.8% 수준으로 낮다.

$$총자본회전율(\%) = \frac{의료수익}{총자본}$$

② 기본재산회전율(Net worth turnover)

위에서 설명한 총자본회전율을 계산방식과 유사하며 의료수익을 자기자본(기본재산)으로 나눈 값이다. 일정기간동안 의료수익의 실현을 위하여 얼마나 자기자본을 효율적으로 활용하였는가를 평가하는 지표이다.

$$\text{기본재산회전율(\%)} = \frac{\text{의료수익}}{\text{기본재산}}$$

③ 순운전자본회전율(Net working capital turnover)

이 지표는 의료수익을 발생시키기 위하여 유동자산에서 유동부채를 차감한 순운전자본을 얼마큼 효율적으로 활용하였는지를 평가한다.

$$\text{순운전자본회전율(\%)} = \frac{\text{의료수익}}{\text{유동자산} - \text{유동부채}}$$

④ **의료미수금회전율**(Patient receivables turnover)

자산회전율이란 투하된 자산이 일정기간동안 의료수익을 실현하기 위하여 얼마나 효율적으로 활용되었는가를 평가하는 지표인데 특히 의료미수금회전율이 많이 활용된다. 의료미수금회전율이 높다는 의미는 의료미수금에 대한 부담이 작다는 뜻이며, 이는 곧 의료미수금의 회전이 원활하다는 의미로 해석된다.

$$\text{(1) 의료미수금회전율(\%)} = \frac{\text{의료수익}}{\text{의료미수금}}$$

$$\text{(2) 의료미수금회전기간(일)} = \frac{\text{의료수익}}{\text{의료미수금}} \times 365\text{일}$$

⑤ 총자본회전기간(Turn period of total assets)

의료수익을 자산으로 나눈 회전율의 역수 값에 365일을 곱하여 계산하는지표로 투하된 자본이 의료수익을 통하여 회수되는데 소요되는 기간을 평가하는 지표이다.

$$총자본회전기간 = \frac{총자본}{의료수익} \times 365일$$

⑥ 재고자산보유일수(일)

재고자산의 경우에는 의료수익을 가지고 계산하는 것 보다는 재료비를 분모에 대입하여 계산하는 것이 더 합리적이다. 따라서 비율의 명칭도 회전기간보다는 보유일수라고 하는 것이 나은 것으로 판단된다. 이 공식에서 분모에 소모품비와 연료비가 들어간 것은 재고자산에는 약품 외에도 사무용소모품 등과 같은 연료가 포함되어 있기 때문이다. 분자인 재고자산은 가능하다면 매월의 재고자산 평균치를 대입해야 한다. 만약 이런 수치를 얻을 수 없으면 전년도 말 잔액과 금년도말 잔액의 평균치를 대입해야 한다. 자산의 회전기간은 짧을수록 좋다.

$$재고자산보유일수 = \frac{재고자산}{재료비 + 소모품비 + 연료비} \times 365일$$

(4) 성장성지표(Growth rate indicators)

성장성지표란 결산서상 해당분석지표 항목을 전기와 당기로 비교하여 전기 대비 당기의 증감여부를 판단하는 지표이다. 일반적으로 의료수익, 총자본, 환자수에 대하여 성장여부를 판단하는데 이 지표 값이 높을수록 병원의 규모나 진료실적이 커지고 있음을 의미한다.

① 의료수익증가율(Growth rate of patient revenues)

손익계산서에서 전기 대비 당기의 의료수익증감을 평가하는 지표로 이 비율 값은 높을수록 양호한 것으로 평가된다.

$$의료수익증가율(\%) = \frac{당기의료수익 - 전기의료수익}{전기의료수익} \times 100$$

② 총자본증가율(Growth rate of total assets)

대차대조표의 총자본(총자산)항목을 전기와 당기로 구분 비교해서 그 증감을 평가하는 지표이며, 자본증가율이 클수록 양호하다.

$$총자본증가율(\%) = \frac{당기총자본 - 전기총자본}{전기총자본} \times 100$$

③ 환자수증가율((Growth rate of patient visits)

환자 진료실적 자료 중에서 외래 또는 입원환자수 실적을 파악하여 전기 대비 당기의 증감을 비교 평가하는 지표이며, 계산 값이 클수록 진료실적이 양호하다는 의미이다. 또한 조정환자수는 모든 환자를 진료비를 근거로 하여 입원환자로 환산한 것으로서 아래 공식에 의해서 계산된다.

$$(1)\ 외래환자증가율(\%) = \frac{(당기환자수 - 전기환자수)연외래환자수}{전기의\ 연외래환자수} \times 100$$

$$(2)\ 입원환자증가율(\%) = \frac{(당기환자수 - 전기환자수)총재원일수}{전기의\ 총재원환자수} \times 100$$

$$(3)\ 조정환자수 = 총재원일수 + 연외래환자수 \times \frac{외래환자\ 1인\ 1일\ 당\ 평균진료비}{입원환자\ 1인\ 1일\ 당\ 평균진료비}$$

(5) 생산성지표(Productivity indicators)

생산성지표란 기업활동의 성과 및 효율을 측정하여 개별 생산 요소의 기여도 및 성과배분의 합리성 여부를 평가하는 재무비율로서 부가가치율, 노동생산성비율, 자본생산성비율 등이 있다.

① 부가가치율(Value added ratio)

부가가치는 최종생산자가 중간생산자로부터 구입한 원재료에 자본과 노동 등의 생산

요소를 투입하여 새로이 창출한 증식된 가치이다.

$$\text{부가가치율(\%)} = \frac{\text{부가가치}}{\text{매출액}} \times 100$$

② 노동생산성비율 (Productivity of Labor ratio)

$$\text{노동생산성비율(\%)} = \frac{\text{부가가치}}{\text{종업원수}}$$

③ 자본생산성비율((Productivity of Capital ratio)

$$\text{자본생산성비율(\%)} = \frac{\text{부가가치}}{\text{총자본}} \times 100$$

2) ROI(Return on Investment) 분석

ROI 분석이란 총괄적인 경영성과를 분석화하는 지표로서 투자에 대한 수익률을 나타내는 지표이다. ROI란 총자본순이익률을 의미하는 것으로 투하한 총자본(또는 총자산)에 대한 순이익의 비율이다. ROI는 자본의 원천 측면이며, ROA는 자산의 운영측면을 의미한다. 1930년대 미국 듀퐁(Du Pont)사에 의해 개발된 듀봉시스템(Du Pont System) 또는 ROI기법은 총자본순이익률을 결정하는 각종 재무요인을 체계적으로 분석하여 기업의 재무계획 수립 및 통제에 활용하는 기법이다. 기업은 ROI를 이용하여 목표로 설정한 총자본이익률을 달성하기 위한 세부적인 관리수준을 정한다.

■ ROI 공식

ROI = (순이익/매출액) × (매출액/총자산) / = 매출액순이익률 × 총자산회전율
= 매출마진 × 총자산회전속도

■ ROI 개발점

구 분	내 용
박리다매	ROI를 높이기 위해 매출마진은 적게, 회전속도는 빠르게 하는 것을 뜻한다.
보석점	매출이익률은 높으나 총자산회전율이 낮다 → 적극적 판매 활동이 필요하다
할인점	총자산회전율은 높으나 매출액이익률은 낮다 → 마진율이 높은 상품 개발이 필요하다.

(1) ROI의 변동요인

① ROI를 높이기 위해서는 매출액순이익률 또는 총자산회전율을 높여야 한다.

② 이들 양자를 동시에 높이는 것은 현실적으로 어렵다.

- 일반적으로 매출마진이 높아지면 매출액이 준다.
- 매출액을 늘리기 위해서는 매출 마진을 낮추어야 하기 때문이다.

(2) 3단계 ROI 분석

① 1단계

해당기업의 현재 ROI를 산출하여 그 기업이 속한 산업 ROI와 비교한다. 이를 통해 해당기업의 현재위치를 파악하여 장점과 문제점을 발견한다.

② 2단계

각 부서가 참여하여 그들의 현실을 반영한 후 목표 ROI를 설정한다.

③ 3단계

일정기간 경과 후 기업의 실제 ROI를 산출하여 목표 ROI와 비교하여 차이를 수행한다. 매출액순이익률이 낮을 경우 판매단가의 변화가 없었다면 비용 측면에서 재료비, 노무비, 경비 중 어떤 항목이 원인인지를 파악한다.

(3) ROI의 유용성

ROI분석은 매출수익성과 활동성에 대한 동시적인 분석이며, ROI는 경영자나 종업원의 업적평가 및 통제에 있어서 다른 의미로 정의된 수익률보다 효과적이다. 따라서 ROI는 관리자나 종업원들에게 해당 부서의 업무와 기업목표 간의 관계를 인식시키고 구체적인 관리목표를 제시함으로써 각 부문의 활동을 기업목표와 직결되도록 하는 데 기준이 될 수 있다.

(4) ROI의 한계점

ROI 분석은 기업(병원)의 단기 경영목표를 총자산순이익률의 극대화로 보고 이 목표를 달성하기 위한 계획을 수립하고 사후적으로 통제하기 위한 분석이다.

① 총자산이익률의 증대만을 목표로 하기 때문에 이익 확대효과(레버리지효과)를 누리기 위해 타인자본을 과도하게 조달하도록 유인할 수 있다.

② 이러한 정책을 펼치면 불황기에 기업의 존립이 위태로울 수 있다.

3) 재무비율분석의 한계

(1) 정직한 손익계산서와 대차대조표를 분석한다고 하더라도 병원의 경영상태가 완전히 파악된다고 보기는 곤란하다.

(2) 여러 가지 경영정보가 경영진단정보로 활용될 때 경영진단의 가치가 더해진다(서비스 및 시장정보, 마케팅정보, 기술력정보, 생산정보와 직원정보 등).

핵심다지기

1 재무비율분석의 종류와 의미를 이해하고 활용할 수 있다.

재무비율(financial ratio)은 어떤 기업이 이익을 많이 내고 있는지(수익성), 재무구조는 튼튼한지(안전성), 그리고 매출액과 자산은 잘 늘어나고 있는지(성장성) 등 기업의 건강상태를 나타내는 비율, 수익성을 나타내는 지표로는 매출규모에 대한 이익의 상대적 크기를 나타내는 매출액경상이익률(경상이익/매출액) 및 매출액순이익률(당기순이익/매출액) 또는 경상이익이나 당기순이익의 총자본에 대한 배율을 나타내는 총자본경상이익률(경상이익/총자본) 및 총자본순이익률(당기순이익/총자본)등이 사용된다. 또한 안전성을 측정하는 지표로는 자기자본비율, 유동비율 그리고 기업의 장기적 안전성을 측정하는 지표로 고정비율과 고정장기적합률이 있다. 한편 기업의 성장성을 가늠할 수 있는 지표로는 매출액증가율과 총자산증가율이 많이 쓰인다(한경 경제용어사전, 한국경제신문/한경닷컴).

(1) 재무비율분석에는 안전성지표, 수익성지표, 활동성지표, 성장성지표 등이 있다.

① 안전성 지표는 경영체로서 병원의 자본구조의 건실성, 지불능력, 부채상환능력 및 자금운용의 적정성 여부를 판단하기 위한 지표이다. 안전성지표에는 유동비율, 당좌비율, 부채 대 총자본비율, 부채 대 기본재산비율, 타인자본 의존도, 고정비율, 이자보상율, 고정장기적합률, 레버리지(Leverage)비율 등이 있다.

② 수익성지표는 일정기간 경영성과를 나타내는 지표로서 일반적으로 수익은 자본의 운용에 의하여 얻어지는 것이므로 수익성은 투하된 이익 또는 의료수익과 이익과의 관계에 의하여 측정한다. 수익성지표에는 총자본이익률, 총자본의료이익률, 의료수익순이익률, 의료수익 의료이익률, 기본재산순이익률과 기본재산의료이익률 등이 있다.

③ 활동성지표는 수익획득을 위하여 보유자산을 어느 정도 효율적으로 운용하고 있는가를 표시하는 것으로서 총자본회전율, 기본재산회전율, 순운전자본회전율, 의료미수금회전율, 총자본회전기간, 재고자산보유일수 등이 있다.

④ 성장성지표는 전기와 비교하여 당기의 증감 여부를 판단하는 지표로서 의료수익증가율, 총자본증가율, 환자증가율 등이 있다.

(2) 재무비율 분류 및 경제적 의미

분 류	경제적 의미	관련 비율
유동성비율	단기채무지급능력을 측정	유동비율, 당좌비율, 순운전자본구성비율 등
자본구조비율	부채의존도를 나타내는 것으로 기업의 장기채무 지급능력 측정	부채비율, 자기자본비율, 고정비율, 이자보상비율 등
효율성비율	보유자산의 이용효율성을 측정	매출채권회전율, 재고자산회전율, 유형자산회전율, 총자산회전율 등
수익성비율	매출 또는 투자에 대한 수익성을 나타내는 것으로 경영의 총괄적 효율성 측정	총자산순이익률, 자기자본순이익률, 매출액순이익률 등
성장성비율	외형 및 수익의 성장가능성 측정	총자산증가율, 매출액증가율, 순이익증가율 등
생산성비율	생산요소의 성과를 측정	부가가치율, 노동생산성, 자본생산성 등

2 손익분기점에 대하여 이해하고 활용할 수 있다.

손익분기점이란 총수익과 총영업비용이 일치하는 점으로 이때 영업이익은 0이 되며,

총수익을 비교적 정확히 계산할 수 있다. 총영업비용은 고정영업비용과 변동영업비용으로 구분하여야 하는데 실제로는 정확한 구분이 어렵다. 따라서 정확하게 손익분기점을 구하는 것은 현실적으로 어렵다. 손익분기점은 몇 가지 한계점이 있지만 미래의 수익성 판단 시 유용하게 사용될 수 있다.

■ **손익분기점**

- 다른 조건이 같고 고정비가 커지면 총비용이 증가하기 때문에 손익분기점은 높아진다.
- 환자 1인당 의료수익이 증가하면 손익분기점은 낮아진다.
- 손익분기점 분석은 정태적 분석이어서 매출액의 변화에 대한 영업이익의 변화를 정확하게 측정하기 어렵다.

3 고정장기적합률과 레버리지비율 및 분석에 대하여 이해한다.

(1) 고정장기적합률(fixed assets to long term capital ratio)은 장기자본(자기자본 + 고정부채)과 고정자산과의 관계를 표시하는 비율로서 자본배분의 안전성을 측정, 판단하는 보완비율로 이용되며, 고정장기적합률 = 고정자산/장기자본 = [고정자본/(자기자본 + 고정부채)] 으로 계산된다.

이 비율이 낮을수록 기업자본의 배분상태가 양호하게 되는 것이므로 이 비율의 일반적인 판단기준으로서의 표준비율은 100% 이하이다. 따라서 이 비율이 100%를 초과하는 경우에는 고정자산에의 투자가 장기자본 이외의 단기타인자본인 유동부채에 의해서 그 초과분이 조달되고 있음을 의미하며, 또한 이로 인한 운전자본의 부족으로 기업의 지급능력을 악화시키는 결과를 초래하게 될 가능성이 높다. 즉 고정장기적합률은 자기자본 및 고정부채가 고정자산(유형자산) 및 투자자산에 어느 정도 투입되어 운용되고 있는가를 나타내는 지표로서 기업의 안정성을 측정하는 데 고정비율의 보조지표로 사용되고 있다.

(2) 레버리지는 타인자본과 고정비용을 사용할 경우 영업활동과 무관한 비용이 발생하게 되는 것을 말하며, 또한 고정영업비의 존재로 인하여 손익이 확대되는 경우를 영업레버리지라 한다.

① 레버리지비율은 기업의 장기채무 지급능력을 나타내는 비율로서 부채비율, 자

기자본비율, 고정비율, 이자보상비율 등이 있다.

② 레버리지분석에 있어서 병원의 고정비부담은 경제적 여건에 따라 수익의 크기가 확대되어 나타나기도 하고, 손실의 크기가 확대되어 나타나기도 한다.

■ **레버리지의 효과**

- 영업레버리지 효과 : 고정영업비가 많으면 영업이익은 큰 폭으로 확대되고 고정영업비가 적으면 영업이익은 상대적으로 작은 폭으로 확대된다. 즉, 고정영업비가 적더라도 감소하는 것은 아니다.
- 재무레버리지 효과 : 고정재무비가 많으면 순이익은 큰 폭으로 확대되고, 고정 재무비가 적으면 순이익은 적은 폭으로 확대된다.

4 기본회계방식을 이해하고 실례를 들어 작성한다.

자산(Assets) = 부채(Liabilities) + 자본(Oeners Equity)

자산은 병원이 소유하고 있는 모든 자원을 의미하며, 부채는 외부 채권자들에게 갚아야 하는 병원이 채무이다. 자본은 병원회계시스템에 의하여 결정되는 병원의 기본재산을 말한다.

예) 어느 기업체의 일정시점의 총자산은 10억이고 부채는 6억 원이다. 회계방정식을 통하여 자본은 얼마인가? → 4억원

5 병원의 의료미수금의 종류를 알아보고 실례를 들어 작성해본다.

병원의 의료미수금의 종류에는 외래미수금, 입원미수금, 재원미수금, 퇴원미수금이 있다. 또한 미수금에는 일반미수금(본인부담미수금)과 청구미수금이 있다.

6 의료수익의 관리에 있어서 발생주의와 현금주의에 대하여 이해하고 구별한다.

(1) 발생주의(Accrual basis)란 환자에게 의료서비스를 제공한 재료(약품 등)와 용역(진찰, 수술 등)의 대가로 받을 권리가 발생된 시점에서 회계처리를 하는 방법이다. 즉 서비스가 발생된 시점(본인부담 + 발생미수금포함)부터 회계를 처리하는 방식이다.

(2) 현금주의는 진료비 가운데 일부라도 입금이 되면 그 입금시점으로 계산하는 방법으로 업무처리가 간단하다는 장점이 있으나, 단점으로는 기간수익이 왜곡될 수도

있다는 것과 의료수익관리 및 의료미수금관리가 어렵다는 것을 들 수 있다. 또한 현금관리의 착오나 부정소지가 많으며 퇴원진료비 계산이 늦으며, 계산 시 정산착오 등의 가능성이 높다.

7 RoI(Return on Investment) 분석에 대하여 이해한다.

RoI 분석이란 총괄적인 경영성과를 분석화하는 지표는 투자에 대한 수익률을 나타내는 지표이다. ROI란 총자본순이익률을 의미하는 것으로 투하한 총자본(또는 총자산)에 대한 순이익의 비율이다.

$$ROI = (순이익/매출액) \times (매출액/총자산)$$

8 상기 내용을 참고하여 재무비율분석에 대한 보고서를 작성한다.

CHAPTER 09

원가분석 및 성과급제

9-1 병원의 원가분석

{ 학습목표 } 1 병원의 원가분석의 개념과 중요성을 알 수 있다.
2 진료가격 결정과 목표이익의 설정 및 투자결정시 원가계산준칙 및 회계기준에 따라 원가를 분석할 수 있다.

필요 지식

1. 원가계산

1) 원가계산의 개념

(1) 정의

원가란 경영를 위하여 소비되는 경제적 가치이다. 따라서 원가계산(cost accounting)이란 원가를 계수적으로 통일된 방식에 의하여 집계하는 절차라고 할 수 있다. 즉 제품이나 용역의 한 단위당 생산을 위하여 소비된 비용을 계산하는 일 또는 그 절차를 의미한다. 원가는 재료비, 물품비, 인건비, 감가상각비, 보험료 등의 경비를 합쳐서 생산량으로 나눈 것을 말한다.

(2) 원가관리

원가관리란 외부보고용 재무제표를 작성하고 기업내부의 경영계획을 수립 · 통제하며 특수한 의사결정에 필요한 정보를 제공하기 위하여 생산과 영업활동에 관한 원가자료를 집계 · 배분 · 분석하는 것을 의미한다.

(3) 목적

주목적은 생산품의 가격을 계산(재화나 용역의 원가)하고 경영주체에게 경영관리 지침을 제공하는 데 있으며, 부목적은 주요 재무제표를 작성하고 경영통계에 필요한 계산자료를 제공하는 데 있다.

(4) 병원원가계산의 목적

병원의 원가계산을 시행하는 목적은 크게 4가지로 구분할 수 있으며 그 내용은 다음과 같다.

① 기간의 손익결정

재무제표의 손익계산을 위한 매출원가의 산정에 필요하다.

② 의료수가의 결정

현재의 건강보험수가는 의료수요 및 공급에 따른 시장경제원리가 아니라 국가의 정책으로 결정 · 고시 되고 있어서 병원원가계산을 통하여 적정한 수가결정이 되어야 한다.

③ 경영관리를 위한 정보제공 및 예산통제

병원에서 연간 운영계획을 수립하고 일정기간동안 경영성과를 측정하여 비능률의 소재 여부와 원인을 규명하기 위한 목적이 있으며, 또한 경영계획과 예산통제의 목적상 원가계산이 필요하다.

④ 의사결정을 위한 수단(목적)

대외적인 의미보다는 대내적으로 경영효율화에 중요한 의사결정이 필요한때 적절한 자료를 제공하는 수단으로 활용된다.

(5) 병원의 원가계산의 필요성과 중요성

① 필요성

1977년 우라나라의 건강보험제도가 도입된 이래 1989년 전 국민대상으로 건강보험이 확대 실시된 이후부터는 병원경영의 효율화를 위하여 원가계산의 중요성이 더욱 깊이 인식되고 합리적인 경영기법이 필요하게 되었다.

첫째, 건강보험의 확대적용으로 인하여 발생된 수익 중 미수금의 발생이 증가하여 이로 인한 운전자금의 회전이 늦어져 병원은 더 많은 운전자본이 필요하게 되었다.

둘째, 정부차원의 수가 통제와 항목마다 값이 정해지는 행위별수가 지불시스템에서 원가관리의 중요성이 인식되기 시작하였다.

셋째, 병원운영에 필요한 직 · 간접경비는 매년 지속적으로 증가하고 인건비부담이 가중됨에 따라 원가계산이 필요하게 되었다.

넷째, 병원의 비효율적인 관리시스템을 개선하고 경비를 절감하여야 한다는 중요성을 인식하게 되었다.

② 중요성

어려운 병원경영을 극복하기 위해 보다 선진적인 경영시스템 구축이 필수적으로 요구되고 있으며, 최근 병원계 에서도 일반 기업에서 활용하는 전략적인 경영시스템 도입이 확산되는 추세이다. 또한 그 중에서 대표적인 시스템이 활동기준원가계산, 즉 ABC (Activity-Based Costing)시스템이다.

(6) 전통적 원가계산방식과 활동기준원가계산(ABC)

전통적 원가계산방식은 1920년대에 개발된 것으로, 소품종 대량 생산하던 과거에는 아무 문제없이 원가를 분석할 수 있었다. 하지만 원가 산출시 간접비용의 배분을 생산량에 따라 일률적으로 배분하였기 때문에, 간접비용의 비중이 늘어난 현재에는 실제와 다른 원가정보를 얻을 수밖에 없다. 따라서 투입된 자원이나 원가가 제품이나 서비스로 변환되는 과정을 정확하게 분석하여 간접비용을 직접비용으로 전환하는데, 이런 방법이 활동기준원가계산(ABC)이고, 현대 시대와 가장 잘 맞는 원가계산방식이라 할 수 있다.

표 9-1 전통적 원가계산방식과 활동기준원가계산의 차이점

구분	전통적 원가계산	활동기준원가계산
직접비	직접귀속	직접귀속
간접비	원가배부(Cost Allocation) 원가를 원가대상으로 할당할 때 직접적인 인과관계를 갖는 측정치가 존재하지 않을 경우 임의적 기준을 사용하여 원가를 할당	원가추적(Cost tracting) 원가를 원가대상으로 할당할 때 직접적인 인과관계를 갖는 측정치를 사용하여 원가를 할당하며, 원가정보의 적정성을 확보

2) 병원의 원가계산

(1) 병원의 의료원가(비용)요소

병원의 의료원가(의료비용)는 크게 인건비, 재료비, 관리비로 구분된다. 또한 의료원가외에 병원에서 발생하는 의료외 원가는 원칙적으로 원가로 인정하지 않는 것이 보편적인 현실이다.

(2) 병원의 의료원가

의료원가란 병원의 의료활동 및 유지, 관리를 위하여 발생한 비용을 의미하며 구체적인 내용은 다음과 같다.

① 인건비 : 본봉, 직책수당, 등 명칭에 관계없이 근로의 대가로 지급되는 비용을 말하며, 교직원급여, 퇴직급여, 연금 법정부담금 등이 있다.

② 재료비 : 원가성이 있는 재료비 및 직영수익을 위한 상품원가를 말하며, 약품비, 진료재료비(의료소모품), 급식재료비, 매입에누리, 및 할인 등이 있다.

③ 관리운영비 : 병원의 관리와 유지에서 발생되는 비용으로서 인건비와 재료비를 제외한 비용을 말하며, 전기료, 상 하수도료, 통신비, 여비교통비, 복리후생비, 제세금공과비, 보험료 등이 있다.

표 9-2 병원과 제조업의 원가계산 비교

<table>
<tr><th colspan="5">제조원가</th><th colspan="4">병원원가</th></tr>
<tr><td>재료비</td><td rowspan="3">제조원가</td><td rowspan="5">총원가</td><td rowspan="6">경상원가</td><td rowspan="7">판매원가
(매출액)</td><td rowspan="7">판매원가
(의료수익)</td><td rowspan="6">경상원가</td><td rowspan="5">의료원가</td><td rowspan="3">인건비</td></tr>
<tr><td>노무비</td></tr>
<tr><td>경비</td></tr>
<tr><td>인건비</td><td rowspan="2">판매관리
원가</td><td>재료비</td></tr>
<tr><td>판매비와
일반관리비</td><td>관리비</td></tr>
<tr><td colspan="3">영업 외비용</td><td colspan="2">의료 외비용</td></tr>
<tr><td colspan="4">적정이윤</td><td colspan="3">적정이윤</td></tr>
</table>

(3) 병원의 의료외 원가

의료외원가란 병원의 주된 의료활동 이외의 활동에서 발생하는 비용으로 대체적으로 매기가 계속하여 순환적으로 발생하는 비용을 지칭한다. 의료부대재료비, 이자비용 기타의 대손상각비, 유가증권처분평가손실, 재고자산평가손실, 외환차손, 외환환산손실, 기부금등이 해당된다.

(4) 병원원가계산제도의 유형

병원의 경우는 제조기업과는 다른 특성으로 인하여 다른 종류의 원가계산을 필요로 하는데 대표적인 원가계산방법으로는 부문별 원가계산, 진료과별원가계산, 진료행위별 원가계산, DRG(진단명기준 포괄수가제)원가계산, ABC원가계산 등이 있다.

(5) 병원 내 주요부문과 보조부문

① 주요부문에는 수익이 발생되는 부서로서 진료과, 검사실, 수술실, 재활 및 물리치료실, 인공신장투석실, 영상의학과(촬영실) 등이 있다.

② 보조부문에는 수익발생은 없고 비용만 발생하는 부서로 총무팀, 원무팀, 보험심사팀, 구매팀, 경리팀, 시설팀, 기획실, 의무기록실 등이 있다.

3) 원가계산의 종류

원가계산시스템은 다음의 세가지 원가계산을 모두 충족할 수 있도록 설계하여야 한다. 첫째는 부문별 원가계산(외래부문, 병동부문 등) 둘째, 의사별 원가계산, 셋째, 진료행위별 원가계산 등이 있다.

종전에는 부문별 · 의사별 원가계산만 필요로 하였으나 2013년 7월부터 DRG(Diagnosis Related Group : 진단명기준 포괄수가제)의 전면 확대실시(4개 진료과 7개질병군)로 DRG의 질병군별 원가계산의 필요성을 인식하게 되었다.

- DRG별 수가대비 원가 과다여부를 파악할 수 있어야 원가절감 등 대응방안의 강구가 가능하다.
- DRG별 원가계산은 매우 복잡하여 DRG별 원가계산시스템을 설계하는 것은 쉽지가 않다.
- 규모가 큰 병원은 치밀한 활동기준원가계산시스템(ABC원가계산)을 도입할 필요성이 있다.

■ 외래 및 입원수익은 전산으로 집계

① 진료과별(의사별), 환자종류별 수익(건강보험, 의료급여, 산재, 자보, 일반 등)

② 진료과별(의사별), 수가항목별 수익(진찰료, 방사선료 등)

④ 두가지 집계표 중 진료과별(의사별), 수가항목별 의료수익 집계표에 의하여 집계된 수익과 원가를 비교하면 두 가지 원가계산이 된다.

- 진료과별(의사별) 수익발생을 위해 투입된 원가를 계산 → 진료과별(의사별)원

가계산(처방기준 원가계산)

• 수가항목별 수익발생을 위해 투입된 원가를 계산 → 부문별 원가계산(시행기준원가계산)수가항목과 부문은 항상 일치하는 것은 아니므로 일부 조정이 필요하다.

4) 활동기준원가계산(ABC, Activity-Based Costing : ABC방법)

(1) 정의

기업의 목표달성을 위해 여러 가지 활동을 수행하는데, 이러한 활동이 자원을 소비하여 원가를 발생시키고 또한 제품은 이러한 활동을 소비한다는 점에 착안하여 원가동인을 활동을 중심으로 철저히 규명하고 제품원가계산도 제품이 거친 활동을 확인한 후 파악된 원가에 의해 원가계산을 하는 것이다. 달리 말하면 기업의 기능을 여러 가지 활동으로 구분하고 그 활동을 기본적인 원가대상으로 삼아 원가를 집계하고, 특정제품의 원가는 동 제품의 개발 생산 유통 단계에서 거치는 활동의 원가를 합산하여 산출하는 원가계산제도이다. 즉 다른 원가대상에 원가배분을 하기 위해 원가 측정을 활동별로 하는 것이다. 따라서 활동기준원가계산하의 완성품원가는 그 제품이 거친 개별 활동들의 원가들을 집계한 것이다. 이를 활동기준회계 또는 거래원가계산이라고도 부른다. 여기서 활동(activity)이란 자원을 소비하는 사건이나 거래를 말하며, 제품설계, 재료처리, 작업준비, 부품조립, 품질검사 등을 예로 들 수 있다. 이러한 활동기준원가계산제도는 총체적 개념으로서 개별원가계산, 종합원가계산 등과 결합되어 이용될 수 있다.

(2) 도입배경

전통적 원가계산방식 하에서는 제조원가 중에서 제조 간접비의 비중이 작고 그 발생도 생산량에 비례한다는 가정 하에 제조 간접비를 개별제품에 배부하였다. 따라서 제조 간접비의 배부기준으로 생산량과 비례관계에 있는 직접노무비나 직접재료비가 사용되었다. 하지만 오늘에 이르러 새로운 관리기법들이 생겨나고 소비자의 욕구수준이 다양해지는 등 기업 환경이 복잡해짐에 따라 간접비가 차지하는 비중이 크게 증가하게 되었고, 발생 빈도도 단순히 생산량에 비례하지 않고 관리활동의 복잡성 및 투입정도에 따라 변하게 되었다.

(3) 원가계산의 절차

다양한 원가계산방법 중 가장 먼저 구축되어야 할 부문별 원가계산의 절차에 대하여 간략히 제시하면 다음과 같다.

첫째, 원가부문 및 책임회계단위를 설정하는 작업이 가장 먼저 선행되어야 한다. 원가부문(Cost Department)이란 원가가 집계되고 분석되는 최초의 장소를 의미하며, 수익의 발생여부에 따라 주요 부문(수익발생부문)과 보조부문(비수익부문)으로 구분한다. 또한 책임회계단위란 원가가 구분되어 집계될 수 있는 최소단위이다.

책임회계단위(Responsibility Accounting Center)

책임 있는 관리자에 의하여 운영되는 조직의 단위를 말한다. 병원의 하부계층에서는 임상각과, 각종검사실 등과 같은 것이 책임단위이며, 상부계층에서는 의무부, 진료부, 사무부(관리부), 간호부 등이 책임단위가 되는 것을 의미한다.

둘째, 원가요소를 분류하는 것은 병원회계준칙에 의거 의료비용을 인건비, 재료비, 관리비 등으로 크게 분류한 다음 이를 다시 세부항목으로 세분한다.

셋째, 책임회계단위별로 개별 파악할 수 있는 원가요소는 최대한 개별 파악해야하지만 여러 부문에 공통적으로 발생하는 경우는 적절한 배부기준을 정하여 원가요소별로 해당부문에 배부하여야 한다. 이때 전자를 부문개별비라 하고 후자를 부문 공통비라 칭한다.

넷째, 앞의 절차를 거쳐 부문개별비와 부문공통비가 집계되더라도 한 부문내의 공통적인 책임회계단위인 영상의학과의 경우 MRI, CT실, 일반촬영실 등 책임회계단위 외에도 접수실, 실장실 등의 공통부문이 있기 때문에 이러한 원가를 합리적인 배부기준에 따라 영상의학과 안의 각 책임회계단위별로 배부해야한다.

다섯째, 보조부문비(수익은 발생시키지 않고 원가만 발생시키는 부서의 원가)의 배부방법 및 배부기준을 설정해야 한다. 배부방법 등 크게 3가지 유형으로 구분하는데 직접배부법, 계단식 배부법, 상호배부법이 있다.

또한 보조부문비의 배부기준 설정 시 단일배부기준을 정하는 것보다는 해당 보조 부문을 대표하는 기능을 충분히 고려하여 합리적인 배부기준을 정하는 것이 필요하다. 이상에서 언급한 부문별 원가계산방법을 순서에 따라 제시하면 다음과 같으며 이러한 모든 과정을 종합한 부문별원가계산의 모형은 다음과 같다.

표 9-3 원가부문 & 책임회계단위 설정

구분	부문별	책임회계단위
주요 부문	외래	진료 각과
	입원	각 병동 및 중환자실
	진단방사선	CT실, MRI실, 초음파실 특수촬영실, 일반촬영실
	임상검사	일반혈액, 면역학, 생화학, 뇨, 분변검사
	특수검사	내시경(위, 대장 등), 골밀도, 폐기능, 뇌파
	마취/수술	마취실, 수술실
	약제	약제과(팀)
	급식	환자급식, 직원급식
보조 부문	진료보조	의무기록실, 중앙공급실, 세탁실, 수선실 등
	관리	원무, 보험, 총무, 시설, 전기, 기관 등
	교육연구	교육수련부
	의료외 사업	의료사회사업 등

표 9-4 보조부문비 배부방법

부문별	주요 부문			보조 부문		
	A	B	C	①	②	③
① 부문배부액	×××	×××	×××	×××	×××	×××
② 부문배부액	×××	×××	×××			
③ 부문배부액	×××	×××	×××			
계	×××	×××	×××			

(4) 병원의 원가계산이 발전하지 못한 이유

병원의 원가계산이 발전하지 못한 이유는 다음과 같다.

원가계산을 하지 않고도 재무제표 작성이 가능하고, 외부의 요청이 없으며, 병원의 관리수준과 회계처리수준이 낮고 및 경영이 폐쇄주의라는 점 등을 들 수 있다.

(5) 의료기관 회계기준의 준수대상

회계연도와 관련 의료기관 회계기준의 준수대상은 아래와 같다.

① 「의료법」제62조 제2항에 따라 의료기관 회계기준을 준수하여야 하는 의료기관의 개설자는 100병상 이상의 병원급 의료기관의 개설자를 말한다.

② 제1항에 따른 병상수는 해당 병원의 직전 회계연도의 종료일 기준으로 산정한다.

③ 병원의 회계연도는 정부의 회계연도에 따른다. 다만, 사립학교법에 따라 설립된 학교법인이 개설자인 병원의 회계연도는 동법 제30조의 규정에 의한 사립학교의 학년도에 따른다.

핵심 다지기

1 원가분석에 필요한 지식, 기술, 태도를 알아본다.

(1) 지식

① 재무제표에 대한 지식 ② 세무회계에 대한 지식 ③ 원가회계에 대한 지식 ④ 손익에 대한 지식

(2) 기술

① 원가관련 프로그램 운용 능력 ② OA 활용 능력 ③ 자료 분석 능력

(3) 태도

① 정확하게 원가분석하는 태도 ② 객관적으로 자료를 관리하는 태도 ③ 합리적으로 원가를 산정하는 태도 ④ 논리적으로 결과 보고하는 태도

2 병원의 의료원가에 대하에 알아보고 원가계산에 필요한 기초자료를 수집한다.

(1) 병원의 원가에는 ① 인건비 ② 재료비(약품 및 재료대) ③ 관리운영비 등이 있다.

(2) 업무내용에는 코드관리(계정별, 직종, 직급, 배부기준, 원가대상코드 등)와 일반활동 관리, 간호시스템 관리, 의사활동 관리, 원가보고서 관리 등이 있다.

3 원가와 지출 및 비 원가항목에 대하여 알아본다.

(1) 원가란 정상 상태 하에 경쟁을 위하여 소비된 화폐로 측정 가능한 경제적 가치를 의미한다.

표 9-5 원가와 지출 및 비 원가항목

구 분	내 용
원가	제품의 제조나 판매와 관련하여 또는 용역의 제공을 위하여 소비된 경제가치
비용	일정기간에 발생한 수익을 획득하기 위하여 소비된 경제가치
비원가적지출	원가가 아닌 비용항목 중 현금지출이 일어나는 비용(지급이자, 기부금 등)
부가원가	가치의 희생에도 불구하고 현금 지출을 수반하지 않는 원가로 원가계산상의 원가가 되나 손익계산서상의 비용이 되지 않는 것으로 현재원가가 아닌 잠재원가부가(원가의 항목은 개인병. 의원의 원장의 보수, 자기자본의 이자(기회비용), 무상 취득한 자산 및 자체제작 자산의 감가상각비, 증여재료의 소비가치, 자기건물의 계산상의 임대료 등)

(2) 비원가항목에는 경제적가치가 소비되지만 원가로 계산되지 않는 원가항목을 말하며, ① 경제가치가 없는 자원 ② 경영목적과 관련 없는 가치의 소비 ③ 급부와 관련 없는 감소의 가치 ④ 비정상적인 가치의 소비 등이 있다.

4 병원의 원가계산의 목적과 필요성 및 계산 목적상 분류에 대하여 알아본다.

(1) 병원에서 원가란 경제가치의 소비로서 화폐가치로 표시될 수 있어야 하며, 경영목적을 달성하기 위하여 정상적으로 발생한 것이어야 한다.

(2) 병원의 원가계산의 목적은 ① 경영관리를 위한 정보제공 ② 의료수가의 결정(비급여 등) ③ 의사결정을 위한 수단 등이다.

(3) 계산목적상 분류에는 실제원가계산과 표준원가계산이 있으며, 계산방법상의 분류에는 개별원가계산과 종합원가계산, 계산시점상의 분류에는 사전원가계산과 사후원가계산, 계산대상의 분류에는 전부원가계산과 부분원가계산이 있다.

5 원가계산 중 부문별개별비와 부문공통비에 대하여 이해하고, 병원의 의료원가비율(사례)에 대하여 알아본다.

(1) 부문별개별비는 원가요소를 부문별로 개별적으로 파악이 용이한 비용(인건비, 재료비 등)이다.

(2) 부문공통비는 원가요소를 부문별로 개별적으로 파악하기 곤란하거나 불가능한 경우에 적절한 배부기준에 의하여 원가요소별로 각 해당부문에 배분하는 것을 말한다. 예를 들어 전기료, 수도료, 가스비, 연료비 등이 해당된다.

(3) 의료원가비율은 병원의 결산서를 참고하여 의료원가비율(인건비, 재료비, 관리비)을 산출할 수 있으며, 유사규모의 병원과 비교할 수 있다.

표 9-6 의료원가비율

(단위 : %)

재무지표	2013년	2014년	2015년	전국평균
의료수익 대 원가비율				
의료수익 대 인건비율				
의료수익 대 재료비율				
의료수익 대 관리비율				

(주) 1. 의료수익 대 원가비율(%) = 의료비용/의료수익 x 100

2. 의료수익 대 인건비율(%) = 인건비/의료수익 x 100

3. 의료수익 대 재료비율(%) = 재료비/의료수익 x 100

4. 의료수익 대 관리비율(%) = 관리비/의료수익 x 100

(4) 의료원가비율은 의료비용의 항목별 구성과 크기를 살펴봄으로써 비용구성의 합리성여부와 경영의 효율성여부를 평가하기 위하여 활용되고 있다.

- 의료수익 대 원가비율이 100%보다 낮으면 의료이익이 발생하며, 100%보다 높으면 손실이 발생할 수 있다.
- 인건비율은 중소병원의 경우 45%보다 낮으면 아주 양호하며, 50%를 초과하면 적자로 전환되는 것으로 알려져 있으나 병원별 운영에 따라 다를 수 있다.
- 재료비율 및 관리비율은 병원의 규모에 따라 상이하며, 일반적으로 각각 23~28%정도를 차지하고 있다.

6 활동기준원가계산(ABC, Activity-Based Costing)의 정의와 병원의 실례를 알아본다.

활동기준원가계산(ABC, Activity-Based Costing)이란 전통적인 원가시스템에서 간접비로 구분하던 원가를 활동(Activity)이라는 개념을 도입하여 제품별, 서비스별로 활동소비량에 따라서 배부함으로써 좀 더 합리적인 원가를 계산하고자 하는 원가 계산 방법이다.

예를 들면, 어떤 시술의 원가를 계산할 때 재료비, 의사 인건비(노무비), 간접비(시술별로 추적이 안 되는 제조간접비)로 구분을 한다.

병원 ABC 시스템은 원가 계산을 위하여 단순히 재무적인 관점의 회계정보 뿐만 아니라 진료 및 진료지원 활동 정보를 비롯하여 수많은 정보를 도출하기 때문에 ABC 시스템에서 산출되는 정보들은 단순히 원가계산 뿐만 아니라, 병원 경영 측면에서 다양하게 활용될 수 있기 때문이다.

7 병원에서 활동기준원가계산(ABC)의 중요성에 대하여 알아본다.

(1) ABC원가계산은 전통적인 원가시스템에서 간접비로 구분하던 원가를 활동(Activity)이라는 개념을 도입하여 제품별, 서비스별로 활동소비량에 따라서 배부함으로써 좀 더 합리적인 원가를 계산하고자 하는 원가계산방법이다.

(2) 병원 ABC 시스템은 원가 계산을 위하여 단순히 재무적인 관점의 회계정보 뿐만 아니라 진료 및 진료지원 활동 정보를 비롯하여 수많은 정보를 도출하기 때문에 ABC 시스템에서 산출되는 정보들은 단순히 원가계산 뿐만 아니라, 병원 경영 측면에서 다양하게 활용될 수 있기 때문이다.

(3) 효율적 병원 경영을 위해서는 병원의 어느 진료과를 더 성장시키고 어떤 센터에 더 투자를 할지 의사결정을 해야 한다. 이를 위해 병원의 각 진료과별 또는 의사별로 성과를 파악해야 하는데, 현재의 전통적인 원가 시스템으로는 부문별 성과의 파악이 어렵다. 이를 해결할 수 있는 방안이 바로 활동기준원가계산(ABC) 이다.

8 원가계산의 절차에 대하여 요약 정리해본다.

① 원가부문 및 책임회계단위의 설정 → ② 원가요소의 분류 → ③ 주요부문 개별비와 공통비 배부 → ④ 책임회계단위내 공통비 배부 → ⑤ 보조부문비의 배부 순으로 하면 된다.

9-2 진료과별 · 의사별 원가분석 및 손익분석

{ 학습목표 }

1 진료과별 · 의사별 원가분석과 손익분석을 수행할 수 있다.
2 직접비와 간접비를 배분하여 적정원가를 산정할 수 있다.
3 성과급제에 대하여 개념을 이해하고 업무를 수행할 수 있다.
4 월별, 분기별, 연간 원가분석 자료를 보고할 수 있다

필요 지식

1. 진료과별 원가계산

1) 의의

진료과별 원가계산은 부문별 원가계산과 큰 차이는 없으나 원가계산의 대상이 여러 진료과가 통합된 부문대신에 진료과로 세분화된 경우의 원가계산을 말한다. 부문별 원가계산에서는 진료과의 상위개념인 부문이 원가대상이기 때문에 부문내의 진료과별 원가계산이 가능하지 않다. 그러나 진료과별 원가계산에서는 부문내의 진료과별로 원가를 파악할 수 있다, 즉 각 진료과별로 원가계산을 실시하여 어느 진료과가 의료이익을 발생시키고 있으며, 어느 진료과가 손실을 끼치고 있는지를 계산해보는데 그 의의가 있다.

2) 목적

진료과별 원가계산의 목적은 진료과를 증설한다든지, 신설을 계획하고 있을 그 과별로 원가계산을 통해서 의사결정을 할 수 있다. 또한 경영성과에 따라 반대급부를 지급하는 성과급 제도의 도입실시를 결정한다든지, 진료하는 의사에게 자기가 행한 진료실적이 병원경영에 어떤 지대한 영향을 끼치고 있음을 일깨워 줄 수가 있어서 병원의 목표달성에 이바지 하도록 유도하는데 그 목적이 있다.

3) 진료과별 원가계산의 절차

(1) 진료과 단위의 설정

진료과 단위의 설정절차는 병원의 규모와 진료과의 개수를 적절히 고려하여 진료과 단위의 설정도 경제적으로 하여야한다. 진료과 단위를 나눌 때도 병원의 기구조직도에 나타난 진료과목대로 원가중심점을 설정할 수 있고, 의사별로 단위를 설정할 수 도 있다.

(2) 진료과별 개별원가의 집계

개별원가의 집계는 진료과별로 직접 그해 당과에 배부되는 원가를 집계하는 것이다.

(3) 중앙진료부문 원가의 배부

개별원가가 집계된 후에는 약국, 영상의학과, 마취과, 수술실, 검사실 등 중안 진료부문 원가를 배부하는 단계가 된다. 중앙진료부문 원가의 진료과별 배부는 수익과 관련하여 가장 상관관계가 높은 판단기준을 선택하여야 무리가 없다. 즉 책임회계단위별로 세분하여 각 단위별로 집계된 의료원가를 그곳에 이용하는 진료과별로 가장 상관관계가 높은 기준을 적용하여 배부하는 것이다.

(4) 보조부문원가의 배부

수익발생부문이 아닌 보조부문의 의료원가를 적절한 배부기준에 의거 진료과별로 직접 배부하는 것을 말한다. 예를 들면 간호부서의 의료원가는 진료과별로 배치되어 있는 간호사의 수, 의무기록실의 의료원가는 환자수와 같은 기준으로 배부한 것이다.

(5) 진료과별 의료수익의 집계

진료과별로 원가가 집계되면 이를 진료과별 의료수익과 비교하여 손익을 계산할 수 있다. 그러니 진료과별로 의료수익을 잘 못 파악하면 진료과별 손익은 달라지게 된다. 따라서 진료과별로 의료수익을 정확히 파악하기 위해서는 진료과별로 의료수익이 정확히 구분되어야 한다.

2. 진료행위별 원가계산

1) 의의

진료행위별 원가계산이란 각 부문별로 발생된 원가를 각 부문에 속하는 진료행위별로 직접 파악하거나 집계하는 것을 의미한다. 진료행위의 단위별로 원가를 산출하는 것은 진료행위별 수가 결정의 기본적인 자료가 되고 수가의 적정성 여부 판단의 기본적인 자료가 될 수 있다.

2) 목적

진료행위별 원가계산의 목적은 진료행위별 수가의 결정에 있다. 우리나라의 경우 건강보험의 보수지급방식은 진료행위별 수가제이기 때문에 진료행위별 의료원가는 의료수가를 결정하는데 핵심적인 정보가 된다.

3) 진료행위별 원가계산방법

진료행위별 분류에는 기본진료료(진찰료, 입원료 등), 검사료(일반 및 특수), 영상의학진단료, 약제료, 주사료, 마취료, 이학요법료, 정신요법료, 처치 및 수술료, 혈액료, 식대 등으로 분류할 수 있다. 일반적으로 원가계산의 절차는 먼저 원가요소의 비용별 내용을 집계하는 요소별 원가계산을 수행하고, 이를 다시 발생장소별로 집계하는 부문별 원가계산이 그 다음으로 행해지며, 부문별 원가계산을 통하여 진료행위별 원가조사를 실시하게 된다. 진료행위별 원가계산방법에는 비교가치법, 의료원가에 일정보수율을 가산하는 방법, 소요시간측정법 등이 있다.

3. 부문별 원가계산

1) 부문별 원가계산

부문별 원가계산은 원가를 발생장소에 따른 원가부문별로 집계하는 과정을 말하며, 책임회계단위를 부문으로 설정하였을 경우에 행해지는 원가계산이다.

2) 부문별원가계산의 절차

(1) 원가부문과 책임회계 단위의 설정

부문별원가계산을 하기위해서는 원가부문이 사전에 설정되어야 한다. 원가부문이란 원가가 집계되고 분석되는 최초의 장소적 구분을 의미하며, 대체로 경영조직 중의 책임구분과 일치한다. 원가부문의 원가중심점이라 하여 수익의 발생여부에 따라 주요부문과 보조부문으로 구분된다. 주요부문인 수익발생부문이란 진료활동을 통하여 수익과 원가가 발생하여 집계되는 부문이고 보조부문인 비수익 부문이란 원가가 발생하나 수익은 발생하지 않는 부문이다.

(2) 원가요소의 분류

병원회계준칙에서는 의료비용(원가)을 인건비, 재료비, 경비, 의학교육연구비 등으로 크게 분류하고 이를 다시 목과 세부과목으로 세분하고 있는데, 이는 병원상황에 따라 적절하게 분류할 수 있다.

(3) 부문 개별비의 집계와 부문공통비의 배부

원가요소는 이를 원가부문으로 분류 집계함에 있어서 당해 부문에 발생한 것이 직접적으로 인식되는가의 여부에 따라 부문 개별비와 부문공통비로 분류될 수 있다. 부문 개별비는 원가부문에 직접 인식되는 것이고, 부문공통비는 특정부문에 귀속되는 것이 직접 인식되지 못하고 보통 수개 부문에 공통적으로 발생하는 원가를 말한다.

(4) 보조부문비 배부

보조부문은 수익중심점은 되지 못하고 원가 중심점만 되는 부문을 말한다. 책임회계단위별로 직접비가 집계되고 또한 부문공통비가 배부되고 나면 보조부문에는 인위적인 배부기준에 의하여 배부하더라도 크게 모순이 없는 비용만이 남게 된다. 따라서 부문 공통비가 모든 부문에 배부되고 난 다음의 절차는 보조부문에 계상된 의료원가를 수익중심점, 즉 주요부문에 배부하는 것을 말한다. 이 보조부문비는 주요부문이 보조부문으로부터 받는 용역의 정도에 따라 설정된 합리적인 배부기준에 의하여 주요부문에 배부하게 된다.

4. DRG 원가계산

1) DRG(Diagnosis Related Groups : K-DRG)

진단명기준 환자군이라 번역되는 DRG는 입원환자의 특성 및 진료의 특성에 의해 임상적인 진료내용과 자원의 소모량이 유사하도록 분류한 질병군으로서, 분류체계는 주진단명 및 기타진단명, 수술처치명, 연령, 성별, 진료결과 등에 따라 진료내용이 유사한 질병군으로 분류되는데 이때 하나의 입원환자 분류군을 DRG라고 부른다. 즉 DRG는 입원환자에게 미리 정해진 일정액을 지불하는 제도(진단명 기준 포괄수가제)로서 제공된 의료서비스의 단위당 가격과 서비스의 양에 따라 진료비를 보상해주는 제도이다.

DRG는 한 가지 치료행위가 기준이 아니고 환자가 어떤 질병의 진료를 위하여 입원하였는가에 따라 질병군(환자군)별로 미리 책정된 일정액의 진료비를 지급하는 제도로 환자가 병원에서 어떤 치료를 받든지 입원일수와 질병의 중증도에 따라 미리 정해진 진료비를 요양기관에 지불하는 제도이다. 행위별수가제가 개별 진료행위의 수가를 모두 합해 총진료비를 산출하는 반면 포괄수가제는 진료비총액이 미리 책정되어 있는 점이 다르다.

2) DRG분류체계의 구조

DRG분류체계는 모든 입원 환자들이 주진단명 및 부상병명, 수술명, 연령, 성별, 진료결과 등에 따라 진료내용이 유사한 질병군으로 분류되는데 이때 하나의 질병군을 DRG라고 부른다.

3) DRG 원가계산의 단계 및 방법

① 병원의 총원가를 검토하고 여러 원가 중심점 사이의 원가배부 기준을 살펴보는 것이다.

② 개개의 원가중심점을 고려하고 그 원가 중심점에서의 검사 또는 절차에 대한 원가배분을 고려한다.

③ 각 환자를 치료하는데 사용된 혼합검사, 진료 및 간호활동에 대하여 검토하고 의사의 책임을 배분한다.

5. 원가계산 구조 및 절차

1) 병원의 원가계산의 구조

① 원가는 원가를 소비하는 대상에 직접적으로 추적이 가능한 원가와 간접적으로 추적이 가능한 원가로 분류된다.

② 간접원가의 경우에는 원가를 소비하는 대상 별로 원가를 나누는 작업, 즉 '원가배부'가 필요하다.

③ 소모된 자원원가를 정확히 원가대상에 배분하기 위해서 ABC에서는 부서의 비용을 소비하는 활동(Activity)에 1차 배부하고, 활동으로 집계된 비용을 활동을 소비하는 대상인 환자, 의료행위에 2차 배부하는 단계별 배부 구조이다.

그림 9-1 원가계산 구조

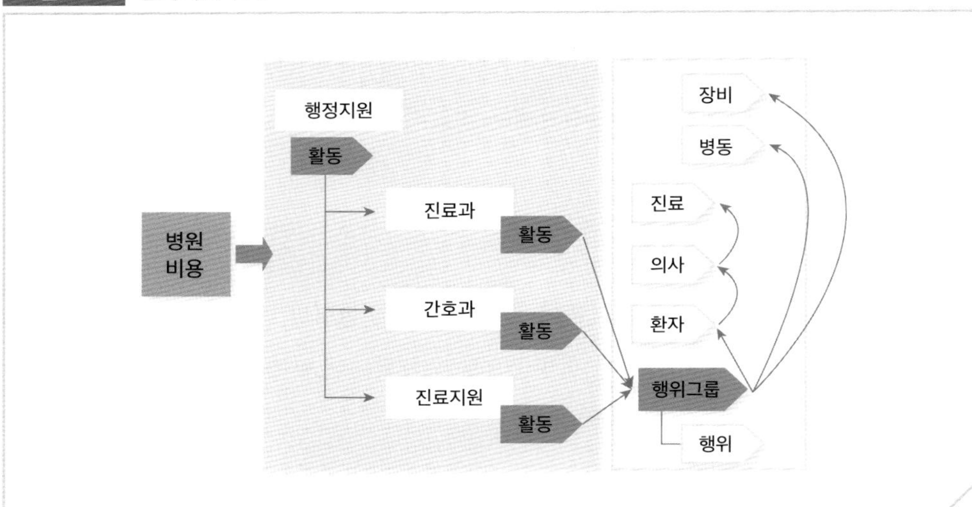

2) 원가계산 절차

병원의 원가계산의 절차는 다음과 같다.

그림 9-2 원가계산 구조

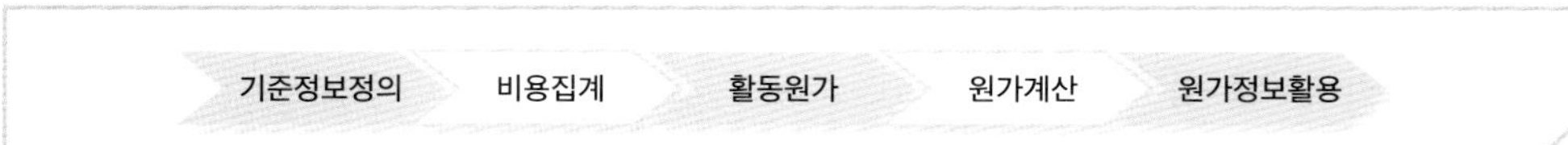
기준정보정의
비용집계
활동원가
원가계산
원가정보활용

표 9-7 원가계산 절차

구 분	내 용
기준정보정의	원가대상, 부서(비용 집계단위), 계정, 활동, 배부기준 등을 정의
비용집계	당월에 발생된 부서별 의료비용 계정금액과 소모된 재료별 비용을 집계 비용 배부 시 사용되는 배부기준 집계
활동원가	각 부서별 집계된 비용을 배부 기준을 사용하여 활동으로 배부하여 활동 단가 계산
원가계산	부서 활동 원가를 원가대상 별로 산출
원가정보활용	산출된 원가정보를 진료과별, 담당의사별, 환자별, 행위별 등의 원가산출을 통한 다차원 손익 분석

(1) 기준정보 정의

표 9-8 기준정보의 정의

구 분	내 용
원가대상 정의	• 원가대상은 조직이 가치를 창출하기 위해서 추구하는 대상으로 서비스, 고객, 부서 등이 해당되며, 최종적으로 활동과 직접원가를 소비하는 것임. 일반적으로 원가대상이 정의되면 원가대상 별 원가를 수익성 분석을 위해 원가대상 별 수익과 비교/분석함.
부서(비용집계단위) 정의	• 부서는 최초로 원가가 발생하여 기록되는 조직도상의 최하위 단위이며, 활동을 정의하는 기본 단위임. • 부서 정의는 계정 별로 원가를 집계하여 부서별 활동원가를 산정하는 최하위 조직단위를 정의하는 것임.
계정 정의	• 자원(계정)은 활동이 소비하는 원가이며, 자원은 원가를 관리하는 최하위 수준의 단위임. • 자원은 계정이라고도 표기하듯이 회계 시스템에서 사용하는 계정을 기초로 정의하나, 원가의 목적상 회계 시스템 계정을 그대로 사용하는 것이 아니라 분석에 필요한 수준으로 계정을 그룹화하여 원가계산의 자원(계정)을 정의함.
활동 정의	• 활동 정의가 원가계산 에서는 가장 중요한 작업이라 할 수 있음. • 활동기준 원가계산에서는 계정 별로 집계된 원가를 배부 받아서 원가대상별로 세분화하여 원가를 배부하는 역할을 수행하고, 부서별 활동관리에서는 활동을 분석하는 기준 역할을 함.

(2) 비용집계

당월에 발생된 부서별 의료비용 계정금액과 소모된 재료별 비용을 집계하며, 회계 시스템을 비롯하여 비용이 발생하는 원천 시스템, 즉 재고 시스템, 자산관리 시스템, 급여관리 시스템 등으로부터 재료비, 인건비, 관리비 등의 비용을 계정 별로 집계한다. 이때

원가대상이 소비하는 직접원가는 바로 원가대상으로 귀속하고, 간접원가는 활동으로 배부한다.

그림 9-3 기간계 시스템

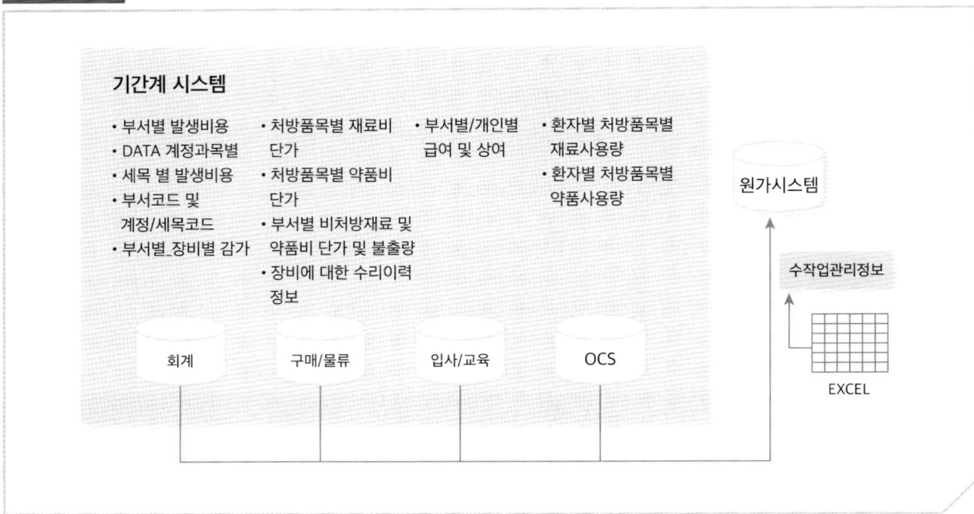

(3) 활동원가

각 부서별로 집계된 계정원가 중 원가대상으로 직접 귀속할 수 없는 비용을 정의된 배부 기준을 사용하여 배부 대상 활동으로 배부한다. 배부 작업이 종료되면 각 부서별 활동원가가 계산된다.

배부기준은 활동 별로 할당(Assignment)하여 활동원가를 산출하기 위한 것으로 소비된 자원, 즉, 원가와 활동과의 인과관계에 의해 결정된다.

표 9-9 활동원가 측정 및 입력방법

직종	측정의 방법	입력방법	입력주기
의사	업무 스케줄에 의한 방법	업무 스케줄에 따른 업무 시간을 시스템상에 집계하는 방법	월별 입력
진료지원부 행정관리부 간호부	경험율(Rule of Thumb)에 의한 방법	경험율을 직접 시스템상에 입력하는 방법	분기 입력

그림 9-4 활동원가

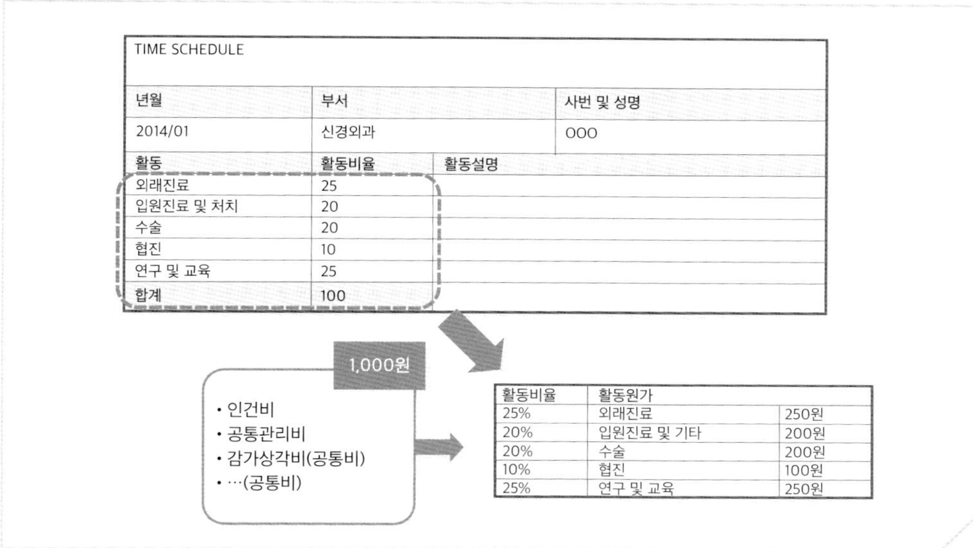

(4) 원가계산

본 단계는 전 단계에서 산출된 활동원가를 원가대상 별(의사/부서/행위 별 등)로 집계하는 단계이다. 원가집계는 원가명세서의 구조에 따라 결정한다.

그림 9-5 원가계산

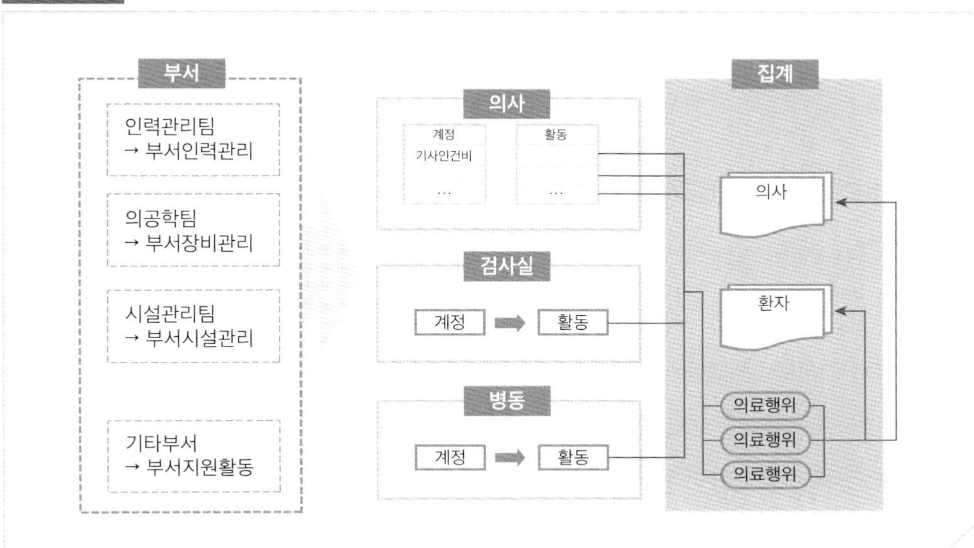

(5) 원가정보 활용

그림 9-6 원가정보 활용

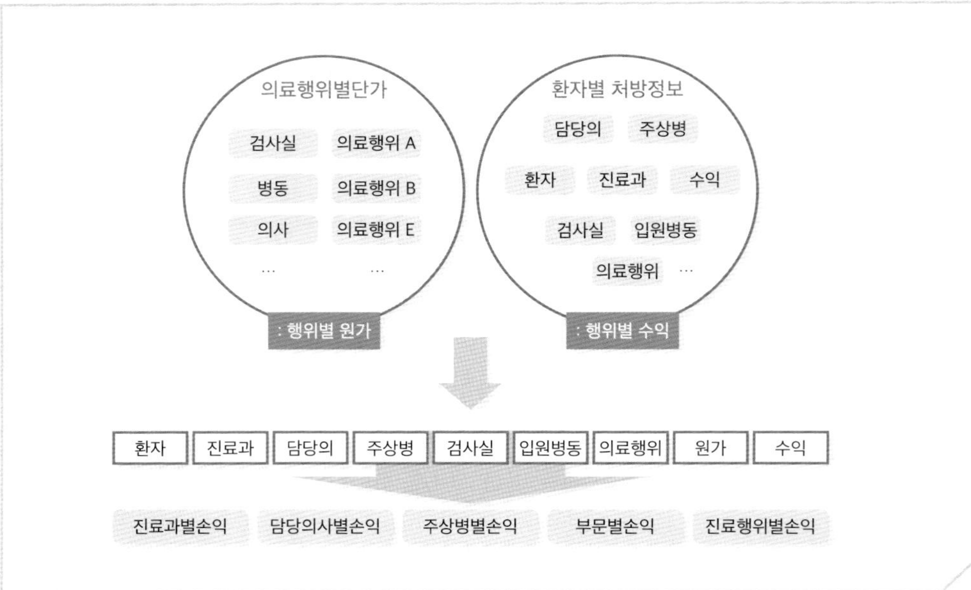

3) 원가계산 대상기간

① 발생일 기준으로 201X년 1월 1일부터 201X년 12월 31일 까지 1년으로 한다.

② 기간의 자료는 원가계산 작업을 위해 집계되는 수익, 비용, 배부통계기준 자료이며 자료수집대상은 발생일 기준 201X년 1월부터 201X년 12월까지 자료를 활용한다.

4) 수익 부서 등 산정기준

(1) 수익자료

- 환자진료와 관계되는 의료수익으로 행위수익, 재료수익이 있다.
- 수익은 OCS시스템에서 발생한 처방자료를 참조하여 처방위주 또는 시행위주로 산출하며 발생일기준으로 주어진 기간 내의 수익자료를 사용한다.
- 원가분석을 하기 위한 수익자료는 당월에 발생한 자료를 기준하기 때문에 청구삭감 자료는 포함하지 않는다.

- 환자의 진료와 관계없는 비 의료수익은 포함 하지 않는다(주차장수입, 장례식장수입 등).

(2) 비용자료

계정과목별 발생비용은 실제 어떤 부서에서 발생했는지를 파악하기 위해 부서별로 집계되어야 한다. 그러나 부서별 파악이 안 되는 인건비, 감가상각비등은 별도의 시스템에 의해 파악하여 취합하여야 한다. (병원의 원가계산의 구조 자료출처 : 병원원가계산 전문업체 메가의료정보시스템 www.megait.co.kr)

6. 직접비와 간접비

1) 직접비(直接費)

직접비(direct cost)는 제품과의 관련에서 원가를 분류하였을 경우에 인식되는 개념의 하나로, 간접비에 상대되는 말이다. 직접비는 구성비목에 따라 직접재료비 · 직접노무비 · 직접경비 등으로 분류된다. 직접재료비에는 주요원재료비(主要原材料費) · 매입부품비(買入部品費) 등이 속하며, 직접노무비에는 직접공임금(直接工賃金) 등이 속한다. 또한 직접경비에는 외주가공비(外注加工費) · 특허권 사용료 등이 있다. 그리고 고객에 제공하는 상품이나 업무에 필요한 직접재료비와 직접 관련된 업무에 투입한 인력에 대한 직접 인건비 위 인력의 출장비, 특허사용료 등 직접적으로 관련된 경비를 포함하여 직접비라 한다.

2) 간접비(間接費)

간접비(indirect cost)는 직접비에 대응하는 회계용어이며, 각 부문에 공통적으로 사용된 비용으로서 이는 간접재료비 · 간접노무비 및 간접경비로 구성된다. 제품의 제조와 관련하여 발생하는 것을 제조간접비, 제품의 판매와 관련한 것을 판매간접비라 한다. 특정한 계산 대상에 직접적으로 부과할 수 없거나 비실제적이어서 일정한 기준에 의해 부과하지 않으면 안 되는 원가를 말한다. 광의의 간접비에는 영업비도 포함되지만, 일반적으로 간접비는 제조간접비를 의미하여 간접재료비 · 간접노무비 · 간접경비로 분류된다. 간접비는 위 직접비에 포함되지 않는, 일반적인 회사운영(회계, 총무 등)에 들어가는 비용임대료, 비품비, 또는 기술확보나 인력에 교육에 투입되는 비용 등 제반 경비 및 인건비 등을 간접비라 한다.

3) 병원의 직접비와 간접비 비용 분류

병원의 비용 중 직접비와 간접비는 다음과 같이 분류할 수 있다.

표 9-10 비용분류

분류기준	항목	설명
원가발생기준 비용분류	직접비	시행의에서 발생한 원가로 의사인건비와 배부 받은 병원 전체 공통비와 배부 받은 운영지원비, 의료지원비를 합친 금액
	간접비	시행과에서 발생한 원가로 직접지원비와 배부 받은 병원 전체 공통비와 배부 받은 운영지원비, 의료지원비를 합친 금액
원천비용계정 비용분류	STAFF직접비	의사인건비, 처방재료비
	진료과직접비	외래 진료과에서 발생한 비용
	직접지원비	검사, 시술처치, 검진, 수술, 약제, 병동, 응급, 영양, 공공의료사업 등에서 발생한 비용
	의료지원비	원무, 보험, 의무기록, 물류, 교육, 간호행정 등에서 발생한 비용
	운영지원비	일반행정, 시설관리에서 발생한 비용
	의료외비용	시설임대료, 기타
비고	1. 시행의에서 발생한 원가는 원천비용계정의 STAFF직접비에 해당 2. 시행과에서 발생한 원가는 원천비용계정의 진료과직접비와 직접지원비가 해당	

자료출처 : 메가의료정보기술

4) 부문별 원가부서

부문별 원가부서는 다음과 같이 분류 할 수 있다.

표 9-11 부문별 원가부서

부문	원가부서
의사부문	의사
외래부문	가정의학과/내과(분과)/외과/산부인과/소아청소년과/피부과/비뇨기과/정형외과/성형외과/신경과/신경외과/흉부외과/안과/이비인후과/재활의학과/정신건강의학과/치과/마취통증의학과 등
검사부문	내시경실/병리과/심전도실/심초음파실/영상의학과/종합검사실/진단검사의학과/핵의학과

시술처치부문	물리치료실/언어치료실/인공신장실/주사실/처치실
검진부문	건강증진센터
수술부문	수술실
약제부문	약제팀
병동부문	병동/분만실/중환자실
응급부문	응급실
영양부문	영양실
원무부문	원무팀/보험심사팀/의무기록실
물류부문	중앙공급실
교육부문	교육수련부/QI실
간호행정부문	간호팀/감염관리실
일반행정부문	관리부/기획팀/홍보팀/시설팀/병원장실/의료정보팀/경리팀/구매팀/ 총무팀 /인사팀
시설관리부문	시설관리팀/의공실
장례부문	장례식장
공통부문	00병원

7. 원가분석 보고서 작성

1) 월별, 분기별, 연간 원가분석보고서 작성

진료과별, 행위별, 의사별, 부문별, DRG상병별 등 원가분석이 완료되면 원가분석 보고서를 작성한다.

2) 원가분석보고서 작성 보고

원가분석에 대한 보고서 작성이 완료되면 관련부서의 협의를 거처 경영진에게 보고한다.

그림 9-7 원가분석보고 설명회

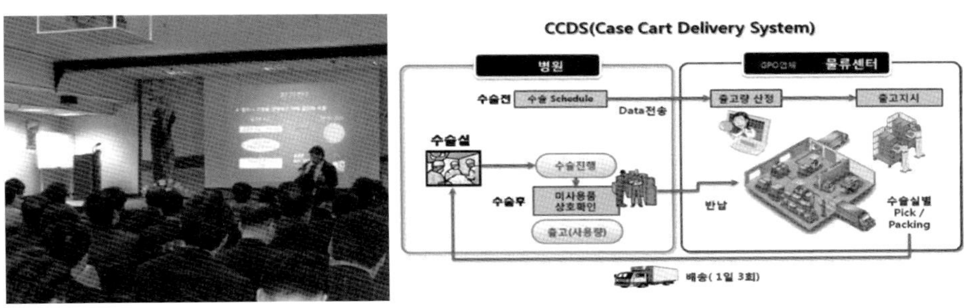

3) 원가분석 보고서 자료 활용 및 문제점 보완

원가분석에 대한 보고가 완료되면 자료를 병원의 경영평가 및 업무에 활용하고 문제점을 보완하도록 한다.

핵심 다지기

1 진료과별, 진료행위별, 의사별, DRG상병별 원가계산에 대하여 알아본다.

(1) 진료과별 원가계산은 내과, 외과 등 진료과별로 원가를 계산하는 것이다.

(2) 진료행위별 원가계산은 진찰료, 입원료, 검사료, 영상진단료, 처치 및 수술료, 마취료 등 진료행위별로 계산하는 것이다.

(3) DRG상병별 원가계산은 병원에서 입원환자 대상으로 시행(4개 진료과 7개질병군) 중인 상병을 대상으로 원가계산을 하는 것이다.

2 진료과별, 진료행위별, 의사별 등 손익분석을 양식에 의거 다음과 같이 실시한다.

표 9-12 진료과별 손익분석

처방과	의료수익	비용							손익율
		인건비	재료비	처방재료비	기타관리운영비	감가상각비	외주용역비	계	
내과									
외과									

표 9-13 진료행위별 손익분석

행위별	의료수익	비용			손익	손익율(%)
		직접비	간접비	비용합계		
수술료						

표 9-14 의사별 손익분석

처방의	수입	인건비	재료비	처방 재료비	기타관리 운영비	감가상 각비	외주용 역비	비용합계	손익	손익율 (%)
내과 1.										

표 9-15 계정별 손익 분석

계정	직접원가	간접원가	총원가	원가구성비	수익구성비
인건비					
재료비					
처방성 재료비					
기타관리운영비					
감가상각비					
외주용역비					
합계					

그림 9-8 주요 상병 별 손익분석

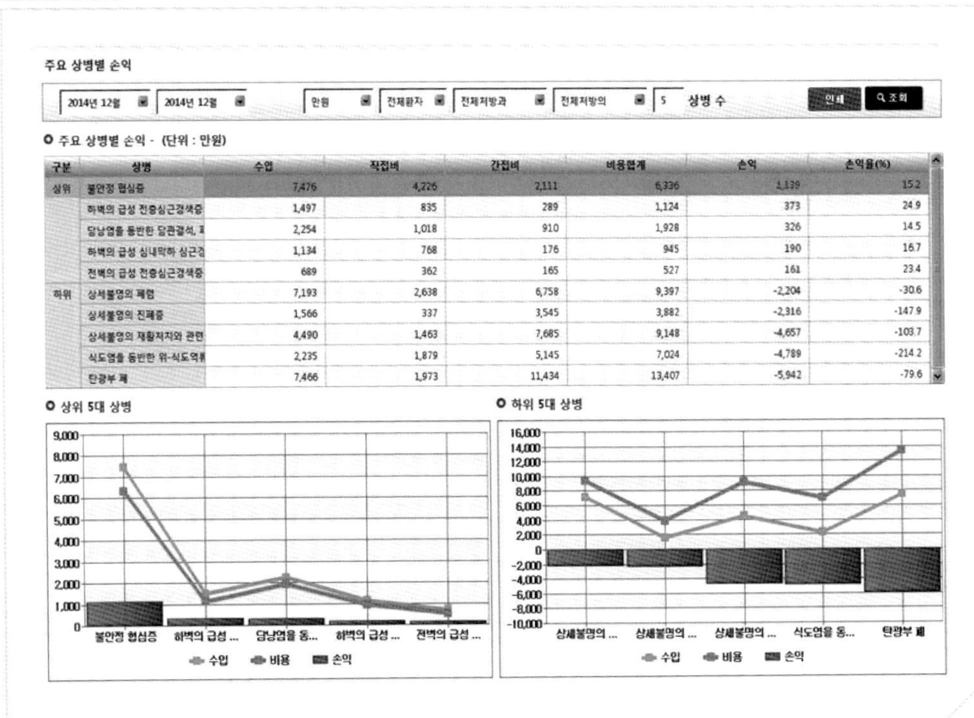

구분	상병	수입	직접비	간접비	비용합계	손익	손익율(%)
상위	불안정 협심증	7,476	4,226	2,111	6,336	1,139	15.2
	하벽의 급성 전충심근경색증	1,497	835	289	1,124	373	24.9
	담낭염을 동반한 담관결석, 포	2,254	1,018	910	1,928	326	14.5
	하벽의 급성 심내막하 심근경	1,134	768	176	945	190	16.7
	전벽의 급성 전충심근경색증	689	362	165	527	161	23.4
하위	상세불명의 폐렴	7,193	2,638	6,758	9,397	-2,204	-30.6
	상세불명의 진폐증	1,566	337	3,545	3,882	-2,316	-147.9
	상세불명의 재활처치와 관련	4,490	1,463	7,685	9,148	-4,657	-103.7
	식도염을 동반한 위-식도역류	2,235	1,879	5,145	7,024	-4,789	-214.2
	탄광부 폐	7,466	1,973	11,434	13,407	-5,942	-79.6

3 부문별 손익에 대하여 분석하고 결과보고서를 작성한다.

표 9-16 부문별 손익

부문	의료수익	비용							손익율
		인건비	재료비	처방재료비	기타관리운영비	감가상각비	외주용역비	계	
검사부문									
병동부문									
외래부문									
수술부문									
영양부문									
검진부문									
시술처치부문									
약제부문									
원무부문									
합계									
비용구성비									

4 DRG 상병에 대한 원가분석을 실시한다.

표 9-17 DRG 진료과 및 대상 질병군

진료과(목)	대상질병군	비고
안과	수정체 수술(소절개, 대절개, 양안, 단안)	
이비인후과	편도 및 아데노이드 절제술(연령)	
외과	충수절제술(복잡한 주진단, 복강경)	
	서혜 및 대퇴부 탈장수술(연령, 복강경, 편측, 양측)	
	항문수술(원형자동문합기 이용, 복수, 주요, 기타)	
산부인과	자궁적출 및 기타 자궁 및 자궁부속기 수술(복강경)	악성종양제외
	제왕절개분만(단태아, 다태아)	질식분만 제외

그림 9-9 DRG분석 사례

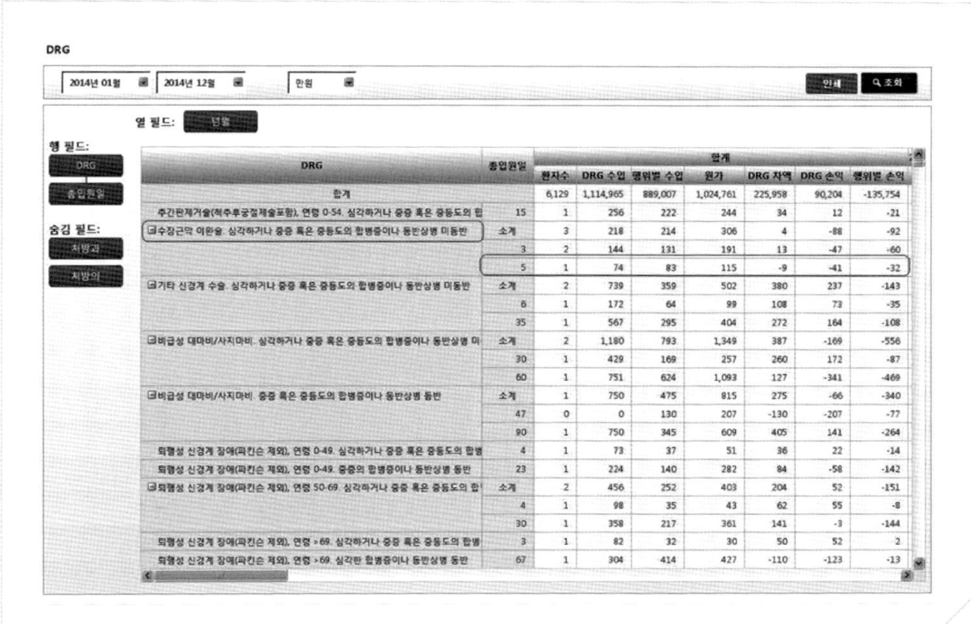

DRG	총입원일	환자수	DRG 수입	행위별 수입	원가	DRG 차액	DRG 손익	행위별 손익
합계		6,129	1,114,965	889,007	1,024,761	225,958	90,204	-135,754
추간판제거술(척추후궁절제술포함), 연령 0-54. 심각하거나 중증 혹은 중등도의 합	15	1	256	222	244	34	12	-21
⊟수장근막 이완술. 심각하거나 중증 혹은 중등도의 합병증이나 동반상병 미동반	소계	3	218	214	306	4	-88	-92
	3	2	144	131	191	13	-47	-60
	5	1	74	83	115	-9	-41	-32
⊟기타 신경계 수술. 심각하거나 중증 혹은 중등도의 합병증이나 동반상병 미동반	소계	2	739	359	502	380	237	-143
	6	1	172	64	99	108	73	-35
	35	1	567	295	404	272	164	-108
⊟비급성 대마비/사지마비. 심각하거나 중증 혹은 중등도의 합병증이나 동반상병 미	소계	2	1,180	793	1,349	387	-169	-556
	30	1	429	169	257	260	172	-87
	60	1	751	624	1,093	127	-341	-469
⊟비급성 대마비/사지마비. 중증 혹은 중등도의 합병증이나 동반상병 동반	소계	1	750	475	815	275	-66	-340
	47	0	0	130	207	-130	-207	-77
	90	1	750	345	609	405	141	-264
퇴행성 신경계 장애(파킨슨 제외), 연령 0-49. 심각하거나 중증 혹은 중등도의 합병	4	1	73	37	51	36	22	-14
퇴행성 신경계 장애(파킨슨 제외), 연령 0-49. 중증의 합병증이나 동반상병 동반	23	1	224	140	282	84	-58	-142
⊟퇴행성 신경계 장애(파킨슨 제외), 연령 50-69. 심각하거나 중증 혹은 중등도의 합	소계	2	456	252	403	204	52	-151
	4	1	98	35	43	62	55	-8
	30	1	358	217	361	141	-3	-144
퇴행성 신경계 장애(파킨슨 제외), 연령 >69. 심각하거나 중증 혹은 중등도의 합병	3	1	82	32	30	50	52	2
퇴행성 신경계 장애(파킨슨 제외), 연령 >69. 심각한 합병증이나 동반상병 동반	67	1	304	414	427	-110	-123	-13

5 병원의 빈도수가 높은 주요 진료행위 중 손익율이 높은 수가와 손익율이 낮은 수가에 대하여 비교분석 해본다.

표 9-18 손익율이 높은 수가

수가	의료 수익	비용			손익	손익율(%)
		직접비	간접비	비용합계		

표 9-19 손익율이 낮은 수가

수가	의료 수익	비용			손익	손익율(%)
		직접비	간접비	비용합계		

6 입원/외래 수입대비 원가계산을 한 다음 실적 결과를 분석한다.

표 9-20 손익율이 낮은 수가

구분	수입	직접비	간접비	비용합계	손익	손익율
입원						
외래						
합계						

7 원가분석에 대한 종합결과보고서를 작성 경영진에게 보고한다.

(1) 개요

매년 초 전년도 원가의 분석 및 종합 결산서를 작성한다.

(2) 업무내용

원가분석, 사업부별 손익분석, 진료과별 손익분석, 프로세스별 원가분석, 진료과별 원가보고서를 작성한다.

9-3 성과급제

{ 학습목표 } 1 성과급제에 대하여 개념을 이해하고 직무를 수행 할 수 있다.

필요 지식

1. 성과급제도

(1) 성과급제

성과급제(Piece wages, performance awards)는 개인이나 집단이 수행한 작업성과나 능률에 대한 평가를 실시하여 그 결과에 따라 지급하는 보수로 업적급 또는 능률급이라 부르기도 한다. 이러한 성과급은 생산성을 높이려는데 주된 목적이 있으며 성과급은 크게 개인 성과급과 집단 성과급으로 나눌 수 있다. 성과급은 개개인의 작업량이나 성과에 관계없이 업무에 종사한 시간을 단위로 하여 정액으로 지급하는 고정급과 대비된다.

또한 성과급제도(Performance-related pay system, Piecework system)는 근로자의 작업시간에 관계없이 작업성과나 능률을 기준으로 하여 임금을 지급하는 제도를 말하며, 단순 성과급제, 차별 성과급제, 일급 보장 성과급제 등으로 나눈다.

① 단순 성과급제는 제품 1개당 임률을 정하고, 여기에 실제로 생산한 제품의 개수를 곱하여 계산하는 개수 임금제이며,

② 차별 성과급제는 하루의 표준 작업량을 정해 놓고, 표준성과를 올린 근로자에게는 높은 임률을, 작업성과에 미달된 근로자에게는 낮은 임률을 곱하여 계산하는 제도이다.

③ 일급 보장 성과급제는 일정한 한도까지는 최저 일급을 보장하고, 그 이상의 작업량에 대해서는 성과급으로 지급하는 시간급과 성과급의 절충형태이다.

우리나라에서도 1992년부터 임금상승 억제책의 일환으로 실시한 총액 임금제의 보완책으로 몇몇 대기업에서 실시하기 시작하였고, 또한 병원계에도 도입 시행하여 점점 확대추세에 있으며, 최근에는 정부에서도 공무원의 보수에 대해 이 제도 적용을 적극 추진하고 있다.

④ 지급기준: 목표액 초과한 의료순수익 × 10%이며, 단, 예외 기준은 병원에서 정한 기준에 의함.

⑤ 진료성과급 지급: 의료수익 순수익에서 목표액 초과 달성시 지급(매달 월단위 산출하여 지급)

핵심 다지기

1. 성과급제에 대하여 알아본다.

성과급(piece rate system)이란 어느 기업이나 영리를 목적으로 하는 단체에서 기본 성과상한액을 원가계산에 의해 기초하여 정해놓고 직원들이 한 해 혹은 분기, 반기별로 정하여 놓은 결산 일시에 그 상한원가(적정이익을 포함)를 넘겨 초과달성 하였을 때, 기업으로서는 포상성격의 급여를 추가로 지급하는 제도이다.

즉 성과급제란 종업원이 일정한 실적을 달성했을 때 그에 따라 그 성과의 정도에 따라 보상하는 제도를 말한다.

2 유사규모병원의 성과급제에 대한 자료를 수집하여 연구한다.

3 병원의 성과급제 의 시행에 따른 수립계획(안)을 작성한다.

4 성과급제의 분기 또는 연간 결과를 분석하여 보고한다.

CHAPTER 10

감사업무 수행하기

10-1 감사계획수립

{ 학습목표 } 1 병원감사의 종류 및 목적과 필요성에 대하여 알 수 있다.
2 병원회계기준에 따라 연간 감사계획을 수립할 수 있다.

필요 지식

1. 감사

1) 감사의 개념

(1) 감사의 정의

감사(監査)란 법적 권한이 있는 기관이 단체나 조직의 업무 상황을 감독하고 조사하는 일을 말한다. 따라서 이러한 감사를 미리 계획하여 평가해 봄으로써 본격적인 감사에 대비할 수 있도록 준비한다. 이때에는 병원이 정한 감사규정에 따라 일을 처리하게 되는데, 경영목적에 부합하고, 감사기능을 강화하며 경영개선의 목적을 두고 감사규정을 정하도록 한다. 또한 감사란 일반적으로 사무집행의 적합여부 또는 비위를 적발 · 시정하기 위해 행하는 검사를 말한다. 또한 타인의 업무 처리 · 회계 · 기록 · 계산 등의 전부 또는 일부에 대한 검사를 통해, 오류 및 부정을 발견하고 그 정확성을 확보하고자 하는 행위를 말한다.

상기 내용을 종합하면 감사란 독립적인 입장에 있는 제3자가 감사대상 부서 및 그 소속 직원들이 수행하는 제반활동의 잘못을 조사 · 검토하는 행위라고 할 수 있다.

따라서 감사(auditing)는 그 목적 이 무엇이며 그 대상이 무엇인가에 따라 다르게 사용되며, 감사에는 예를 들어 재무제표감사, 시스템감사, 이행감사, 업무감사 등이 있다.

(2) 감사의 목적 및 필요성

내부감사는 경영능률 증진과 재산보전에 관한 적절한 건의 및 조언을 제공함과 아울러 제부문의 의사소통을 꾀하고 부정, 오류 및 사고를 예방하여 병원의 자율적인 경영합리화에 기여함을 목적으로 한다. 또한 감사는 그 존재 자체만으로 각 부서로 하여금 업무처리의 신중을 기하게 할 수 있고 효과적인 내부통제를 보장하는 소극적인 의의도 있다. 그리고 회계감사의 주된 목적은 기업의 재정상태 및 경영실적을 판정하는 데 있다.

2) 감사의 종류 및 분류

(1) 일반적인 분류

감사는 구분의 기준을 달리 함에 따라 여러 가지 종류로 나눌 수 있는데 이중에서 중요한 몇 가지를 나열하면 다음과 같다.

① 정기감사와 수시감사

이것은 감사가 실시되는 시기로 본 분류기준이다. 정기감사는 매년 일정한 시기에 행하는 감사이며, 수시감사는 필요에 따라 수시로 행하는 감사를 말한다.

② 내부감사와 외부감사

내부감사(internal audit)라 함은 조직체 내부에서 임명된 감사인이 회계기록과 그 밖에 모든 사항에 걸쳐 감사를 행하는 자기감사를 말한다. 통상 일반 기업에서는 내부감사의 기관으로 감사실 또는 감사과를 두고 있으며, 은행은 감사부 등을 두고 있다.

즉 내부감사(內部監査)는 회계 및 업무 과정에서 발생하는 부정 및 오류 등을 파악하기 위해 자체적으로 실시되는 조사활동이다.

내부감사의 특징

감사의 대상이 회계기록에만 국한되는 것이 아니고 인사 · 조직 · 구매 · 제조 · 보관 · 판매 등의 경영활동 전반이라는 것이다. 따라서 내부감사는 회계감사라기보다 경영감사가 더욱 적절한 표현이 될 것이다.

외부감사(external audit)는 내부감사에 대응되는 개념으로 어떤 조직체(企業)와는 하등의 이해관계가 없는 외부인에 의하여 실시되는 개인감사를 말한다. 즉, 공인회계사 · 회계법인신탁회사 · 경영연구소 등의 직업적 감사인이나 감사원(監査院) 또는 은행감독원 · 세무관서 등의 특정감사인이 행하는 감사를 지칭한다. 외부감사는 감사 담당자가 당해 조직체와는 직접적으로 이해관계가 없는 독립적 제3자이기 때문에 독립감사라고도 한다.

따라서 내부감사는 전술한 바와 같이 감사대상이 회계기록뿐만 아니라 경영전반에 걸치는 데 반하여 외부감사는 그 대상이 대체로 회계기록에 국한된다.

③ 임의감사와 법정감사

감사가 법규에 의하여 구속성이 있는가 없는가에 따른 구분이다. 임의감사는 피감사인의 자유의사에 의하여 행해지는 감사로서 그 종류 · 방법 · 범위 등이 수의 계약에 의하여 자유로 결정되며 주로 경영자체 혹은 특정 개인의 이익옹호를 위해 행하여지는 것이다. 이에 반하여 법정감사는 법규에 의하여 강제적으로 실시하는 감사로서 사회공공의 이익보호와 경제통제 등을 위하여 사회정책 또는 경제정책상의 목적으로 실시하는 감사이다.

④ 전부감사와 일부감사

감사의 범위를 표준으로 하여 전부감사와 일부감사로 나눌 수 있다. 전부감사란 장부기입의 거래전부를 증빙자료와 일일이 대조하여 감사하는 방법이다. 이러한 전부감사는 거래량이 많고 회계조직이 복잡한 대규모 경영에는 장기간을 요하고 사실상 회계기록 전부를 장기간에 걸쳐 감사하기는 곤란하며 또 실시해 보아도 큰 실익이 없기 때문에 현대감사에서는 거의 적용하지 않고 있다. 일부 감사는 일정 기간의 회계기록 중에서 적당한 부분에 대하여 일부씩을 감사하고 그것이 정당하면 타부분도 정당하다고 추정하는 방법으로 발췌감사(拔萃監査)라고도 한다. 기업이 대규모 경영인 경우에는 전부감사를 실행하는 것은 비용과 시간 면에서 실익이 없으므로 일부감사를 행하는 경우가 대부분이다. 더구나 내부 통제조직이 완비되고 있는 기업체에서는 일부 감사를 실시하더라도 충분히 소기의 목적을 달성할 수 있을 것이다.

⑤ 계속감사와 기말감사

이것은 감사의 시기에 따른 구분이다. 계속감사는 회계연도 중에 계속적으로 실시하는 감사로서 기중감사(基中監査)라고도 한다. 이에 반하여 기말감사(期末監査)는 회계연도말의 결산 후에 일반적으로 행하는 감사로서 결산감사라고도 한다. 계속감사와 기말감사는 각각의 장단점이 있기 때문에 양감사를 병행하면 매우 이상적인 감사가 된다. 이 양감사를 결합한 것을 이상감사(理想監査)라 한다. 이 밖에 감사는 그 구분의 표준에 따라 여러 가지 명칭을 붙일 수 있다. 즉, 감사의 횟수에 따라 서면감사와 실지감사, 감사가 행해지는 범위에 따라 정밀감사 · 대차대조표감사 · 재무제표감사 등으로 구분할 수 있다.

(2) 감사의 목적에 따른 분류

감사를 분류하는 방법이나 이때 사용되는 용어는 학자에 따라 약간씩 상이하지만 여기에는 감사를 행하는 기본목적이 무엇이냐에 따라 재무제표감사(audit of financial statements), 업무감사(Operational audit) 및 이행감사(Compliance aduit)로 나누어 설명하기도 한다.

① 재무제표감사

재무제표감사(財務諸表監査)란 회계기준에서 정하는 모든 재무제표, 즉 검증대상이 되는 모든 수량적 정보가 사전에 설정된 평가기준에 따라 적정하게 표시되었느냐를 결정할 목적으로 행해지는 감사를 말한다. 재무제표감사에서의 평가기준은 통상 일반적으로 인정된 회계원칙이 되며 우리나라의 경우 기업회계기준이 이에 해당된다.

여기에서 재무제표란 대차대조표, 손익계산서, 이익잉여금처분계산서 및 현금흐름표를 말하며, 감사인은 이해관계가 대립되는 불특정다수의 일반대중을 대상으로 한 일반목적의 재무제표를 감사하게 된다.

② 업무감사

업무감사(業務란 어떤 조직이나 기업의 영업활동 및 업무절차에 대하여 그 능률과 효과를 평가할 목적으로 행해지는 감사를 말한다. 즉 사전에 설정된 기업목적 혹은 경영절차에 따라 업무가 수행되고 있고, 인적 · 물적 자원이 효율적으로 관리되고 있는 지를 평가하며, 그 결과를 토대로 경영층 등에 업무 및 제도개선을 위한 건의를 하기 위해 실시된다. 또한 업무감사는 재무제표감사와는 달리 그 평가기준이 감사의 환경과 상황에 따라 달라지며, 그 대상과 범위도 상이하게 된다.

③ 이행감사

이행감사(履行監査)란 어떤 조직이나 피감사인 정부 혹은 상위기관에서 정하는 특정 법률 · 절차 · 의무규정 등을 이행(준수)하였느냐를 결정할 목적으로 행하는 감사를 말한다. 이행감사는 민간기업이나 공기업, 일반조직이나 정부조직 모두에 적용될 수 있는 개념이다.

표 10-1 재무제표감사, 업무감사, 이행감사의 상호비교

구분	재무제표감사	업무감사	이행감사
감사목적	재무제표의 적정표시여부를 감사	업무의 능률과 효과를 평가	법규 · 규정사항의 이행여부를 감사
평가기준	일반적으로 인정된 회계기준	주관적	법규 · 절차 · 의무규정의 내용
감사인	독립성을 갖춘 전문감사인, 주로 공인회계사	외부 및 내부 감사인	외부 및 내부 감사인
감사보고이용자	일반 다수 대중	주로 내부경영층	주로 내부경영층 및 상급관리기관
주 감사기능	비판적 기능	지도적 기능	감시적 기능

자료출처 : 현대 경영분석과 진단(정기선)

(3) 감사의 주체에 따른 분류

① 내부감사

내부감사(Internal audit)란 조직내부의 종업원이나 임원에 의하여 시행하여지는 경영활동의 감사를 말하는 것으로 자체감사라고도 한다. 내부감사인은 주로 업무감사(Operational audit)를 행하는 경우가 대부분이므로 일상적으로 내부감사와 업무감사를 동일한 뜻으로 받아들이기도 한다. 내부감사의 목적은 3가지 정도를 들 수 있는데 이를 살펴보면 다음과 같다.

① 여러 통제수단이 적극적으로 발휘되거나 이용되고 있는지의 여부
② 각 조직단위가 그들의 직무를 확실히 수행하고 있는지의 여부
③ 회계의 제기록이 경영활동에 관하여 공정하고 정확하게 작성되고 있는지의 여부를 검토하고 평정하여, 경영관리에 이바지하는 동시에 내부통제의 일환이 되도록 하는 데 있다.

즉 내부감사(Internal audit)란 경영목적에 입각하여 사내 회계업무를 포함한 일체의 업무활동 및 제반 제도를 공정하고 독립적인 입장에서 조사, 검토, 평가함을 말한다.

② 외부감사

외부감사(External audit)란 감사대상조직, 즉 피감사인으로부터 독립된 감사인이 감사를 시행하는 경우를 말한다. 주로 공인회계사와 같은 직업적 전문인이나 상급감독기관이 시행하게 되며, 그 특징은 이해관계가 없는 제3자가 감사하기 때문에 불편 공정한 의견을 기대할 수 있다는 점에 있다. 따라서 외부감사인에 의해 감사된 회계정보는 신뢰성이 높아지며 이들이 발표하는 보고서는 곧 인증기능을 갖게 된다.

③ 회계감사

회계감사(會計監査)는 타인이 작성한 회계기록에 대하여 독립적 제3자가 분석적으로 검토하여 그의 적응성 여부에 관한 의견을 표명하는 절차를 말한다. 여기서 회계기록이라 함은 회계장표만을 의미하는 것이 아니고, 회계장표의 객관적 사실을 뒷받침해주는 각종 증빙서류와 회계기록의 내용을 명백히 하는 제사실 모두를 포괄하는 개념이다. 따라서 회계감사는 감사인이 조직의 재정활동 및 그 수입 · 지출의 결말에 관한 사실을 확인 · 검증하고 나아가서는 그 결과를 보고하기 위하여 장부 · 기타의 기록을 체계적으로 검사하는 행위를 말한다.

회계감사는 그 형태에 있어서 업무감사(operational audits) 이행감사(compliance audits), 재무제표감사(audits offinancial statements)로 나눌 수 있다.

회계감사의 주된 목적은 기업의 재정상태 및 경영실적을 판정하는 데 있다. 판정에 따라 당해 기업의 이해관계자는 기업의 재정상태와 경영실적을 알게 된다.

- 업무감사는 조직의 능률과 효율을 평가하기 위하여 운영 절차를 검토하는 감사로서 경영에 있어서의 업무활동을 대상으로 하는 감사를 말하며 감사가 그 일을 담당한다.
- 이행감사는 일정한 규정을 제대로 따르고 있는가를 검토하는 감사이다.
- 재무제표감사는 기업이 일반적으로 인정되는 회계원칙(K-IFRS)을 적용하여 재무제표를 작성하였는지 검토하여 이에 대한 의견을 표명하는 것이다. 이러한 과정을 통하여 감사인은 기업의 내부통제 구조를 검토하여 감사의 범위를 정하고 일반적으로 인정되는 감사 기준에 따라 회계감사를 실시한다.

현대의 감사는 허위와 부정 및 오류를 적발하기보다 오히려 회계처리가 적정한가를 확인하고, 재무제표상의 여러 계정을 분석하여 그것이 정확한 재정상태와 경영성과를 표시하고 있는가를 검토해 보는 데 그 목적이 있다. 따라서 이러한 감사를 행함으로써 오류와 허위는 반드시 적발된다는 것을 피감사자에게 인식시켜 허위와 부정 및 오류를 사전에 방지하자는 데 현대적 감사의 특질이 있다고 하겠다.

(4) 감사의 분류

감사의 분류는 다음과 같다.

표 10-2 감사의 분류

구분	분류
감사의 주체에 따른 분류	내부감사와 외부감사
감사의 방법에 다른 분류	서면감사와 실지감사
감사의 시기에 의한 분류	사전감사와 사후감사
감사구분에 의한 분류	정기감사, 특별감사, 임상감사

3) 감사의 관련 용어

(1) 관련용어

① 감사인

감사인은 실제로 감사업무를 담당하는 자를 총칭하는 말이다. 따라서 감사인은 자연인이든 법인이든 불문한다. 또한 개인이든 단체이든 간에 감사업무를 담당하면 감사인이 된다. 다만 감사업무를 담당하기 위해서는 전문적 지식과 능력, 실무경험이 풍부해야 하며 정신적으로 공정불편의 독립성을 견지해야 한다. 감사인은 감사를 직업으로 하느냐 아니냐에 따라 직업감사인과 비직업 감사인으로 대별되며 비직업감사인은 다시 공적 감사인과 사적 감사인으로 구분된다.

② 감사기준(監査基準)

재무제표감사를 수행함에 있어서 감사인이 그 직업적인 책임을 완수할 수 있도록 지도해주는 일반적인 지침을 의미한다.

③ 감사증거

감사증거는 감사에 있어서 일정사실의 진위 · 정부 · 적부 등을 객관적으로 입증하는 자료로서 감사인이 의견을 표명하는 데 필요불가결한 근거를 말한다.

④ 감사관리자

감독기관의 감독규정 및 관련법규, 회사사규 및 윤리기준을 근간으로 감사실시계획을 세우고, 감사 업무에 종사하는 사무원들을 지휘 · 감독한다.

⑤ 감사보고서(監査報告書)

감사인은 경영자의 주장을 대변하는 재무제표를 독립적인 제3자의 입장에서 감사하고 그 적정성 여부에 대한 의견을 정보이용자에게 전달한다. 감사보고서는 이러한 감사인의 의견을 서면으로 전달하기 위한 공식 문서로서 감사활동의 최종 산물이다.

⑥ 독립성(獨立性)

감사절차의 수행, 그 결과의 평가 및 감사보고서 작성에 이르기까지 전반 감사업무를 수행하는 과정에서 정직하고 객관적인 마음을 잃지 않고 공정한 견해를 유지할 수 있는 속성을 말한다.

⑦ 부적정의견(不適正意見)

감사인과 경영자 간의 의견 불일치로 인한 영향이 매우 중요하고 전반적이어서 한정의견의 표명으로는 재무제표가 오도 또는 왜곡 표시된 사실을 적절히 표현할 수 없다고 감사인이 판단했을 경우에 표명하는 의견이다.

⑧ 의견거절(意見拒絕)

감사 범위 제한의 영향이 매우 중요하고 전반적이어서 감사인이 충분하고 적합한 감사 증거를 수집할 수 없었고 따라서 재무제표에 대한 감사의견을 거절해야 할 경우에 표명하는 의견이다.

⑨ 적정의견(適正意見)

회사의 회계정책 등에 관하여 경영자와 의견의 불일치가 존재하지 않았고 또한 감사범위에 제한이 없을 때 표명할 수 있는 의견이다.

⑩ 한정의견(限定意見)

감사인과 경영자 간의 의견 불일치나 감사 범위의 제한으로 인한 영향이 중요하여 적정의견을 표명할 수 없지만, 부적정의견이나 의견거절을 표명하여야 할 정도로는 중요하지 않거나 전반적이지 않은 경우에 "~을 제외하고는"이라는 용어를 사용하여 표명하는 의견이다.

4) 감사의 방법 및 시기

(1) 감사의 방법

감사는 감사인이 피감사부서에 실제로 임하여 실시하는 실지감사를 원칙으로 하나 필요하다고 인정되는 경우에는 관련부서로부터 감사자료를 제출받아 이를 조사 검토하는 서면감사의 방법으로 실시한다.

(2) 감사의 시기

감사의 시기는 연간감사계획에 의하여 정기적으로 실시하는 정기감사와 연간 감사계획에 없는 감사대상과 특정부문 또는 특정업무에 대해 수시로 실실하는 특별감사로 구분하며, 정기감사는 2년에 한 번씩 정기적으로 실시함을 원칙으로 하고, 수시감사 및 특별감사는 감사가 필요하다고 인정되는 경우에 병원장(또는 이사장) 및 감독기관의 지시가 잇는 경우에 사전통보 없이 실시하는 것을 말한다.

(3) 피감부서의 협조의무

피감부서장은 감사실시 중 감사인을 적극 협조하여 감사업무의 원활을 기하도록 협조하여야 한다.

5) 감사절차

감사절차는 감사인이 감사의 목적을 달성하기 위하여 필요하도록 충분한 합리적 증거를 입수하고 회계기록의 정확성 또는 타당성에 대해서 자기의 의견을 표명하는 수단 및 방법을 말한다. 감사인이 합리적인 증거를 입수하는 수단 그 자체를 말할 때에는 감사기술이라 하고 이 감사기술이라는 작업용구를 사용해서 실제로 감사 사무작업을 시행하는 방법을 말할 때에는 감사절차라고 하는 것이다. 감사절차는 일반적으로 정규의 감사절차와 기타의 감사절차로 구분된다.

① 정규의 감사절차는 감사의 관행에 의하여 감사인이 통상 실시하여야 할 감사절차로서 실시가능하고 합리적인 한 생략해서는 안 되는 중요한 절차이다.

② 기타의 감사절차란 감사인이 그때그때의 사정에 따라 정규의 감사 절차 이외에 필요하다고 인정하여 채택하는 일체의 감사절차로서 감사인의 자유로운 판단에 의하여 적당하게 선택된 것이다.

6) 감사의 역할 및 내용

(1) 감사의 역할

① 공공책임성확보

가장 중요하며, 기본적인 역할이다. 공공책임성은 재정회계상의 책임, 사업수행상책임, 정책에 대한 책임 등으로 구성된다.

② 자원의 합리적 이용에 기여

감사를 통한 사업의 효율적 집행에 방해가 되는 장애요인을 제거하고 대안을 제시한다.

③ 정책결정 능력의 향상

감사의 영역은 전통적인 회계감사에서 현대의 성과감사 또는 효율성감사 등으로 범위가 확대되고 정책수립 집행과정에서 발생한 문제점과 대안을 제시함으로써 앞으로 정책결정이나 기존 정책의 수정 · 개선이 필요한 자료제공 역할을 한다.

④ 조직의 복무기강 확립

복무기강의 확립과 각종 비리 · 부정 · 부패의 사전예방 및 척결을 한다.

감사관리 통제 사이클은 다음과 같다.

① 계획의 수립 – ② 집행통제 · 관리 – ③ 집행결과의 분석보고 – ④ 계획 또는 집행에 반영

(2) 감사의 내용

감사의 내용에는 다음과 같은 내용이 있다.

① 업무진단(효율성 및 타당성)과 개선안 도출

② 법적요건, 수립된 병원방침, 절차와 부합여부

③ 업무의 부서 간 중복 또는 누락

④ 회계기록, 재무제표 및 보고서의 타당성과 일반적으로 인정되는 회계원칙과 부합여부

⑤ 실적평가 등이 있다.

(3) 감사의 직무 및 관련근거

병원의 감사규정 및 회계감사규정 등이 있으며, 이사회 또는 교육부장관이 지시하거나 이사장 또는 병원장이 의뢰하는 업무의 감사 등이 있다.

(4) 감사인의 책임과 권한

감사인은 공정하게 감사를 실시하여야하며, 직무상 알게 된 기밀을 누설하거나 남용할 수 없다. 또한 직무수행에 있어서 사실과 증거에 의하여 행하여야 한다. 따라서 피감사인은 업무상 창의와 활동기능이 위축되거나 침체되지 않도록 하여야 한다.

(5) 감사인의 권한

감사인의 감사상 필요한 경우에는 다음과 같은 권한을 갖는다.

① 제장부, 증빙서 및 관계 자료제출의 요구

② 관계자의 출석 및 답변요구

③ 창고, 금고, 장부 및 물품 등의 봉인

④ 진료 및 회계관계 거래처에 대한 조사 자료의 징구

⑤ 기타 감사업무 수행에 필요한 사항의 요구 등이 있다.

(6) 감사인의 신분보장

감사인은 법령위반 또는 그 직무를 성실히 수행하지 아니한 경우를 제외하고는 신부상 불리한 처분을 받지 아니한다.

7) 감사계획

(1) 의의

감사계획은 감사절차의 계획화와 감사업무를 원활하게 수행하기 위한 수단으로 감사개시에 앞서서 감사기술의 선택, 감사절차와 그 적용범위, 집행순위, 소요인원과 감사담당자의 배치, 소요시간의 배당 등을 종합화한 것을 말한다.

(2) 개요

감사계획은 감사목표 달성을 위한 단기계획으로써 감사대상이 양적으로 팽창되고 질적으로 전문화됨에 따라 한정된 인력과 예산으로 최대의 감사성과를 확보하기 위하여 감사환경의 변화를 이해하고 감사가 요구되는 대상을 파악한 다음, 감사의 중복을 피하고 감사대상 간의 우선순위, 감사기간, 인력, 소요예산, 난이도 등을 감안하여 매 회계연도 개시 15일 전까지 다음해 정기감사 계획서를 작성하여 병원장(또는 이사장)에게 제출한다.

(3) 관련규정

병원의 감사규정, 업무분장 규정, 위원회 규정, 위임전결규정 등이 있다.

(4) 감사계획의 수립

감사를 실시할 경우에는 사전에 감사계획서를 작성하여 병원장(또는 이사장)의 승인을 받아야 한다.

따라서 감사계획서의 실시계획서에는 다음의 사항이 포함되어야 한다.

① 감사의 종류 및 범위, 중점사항

② 감사대상 및 방법

③ 감사대상의 선정이유

④ 감사인의 명단

(5) 감사계획에 포함되어야 할 내용

① 목표설정, 절차, 수립, 예산

② 감사에 필요한 자원

③ 수검부서로부터 각종보고서 명세, 정보, 기타 필요자료 수집

④ 제한된 예산범위 내에서 목표를 달성하기 위한 업무할당

⑤ 조건변경에 따른 목표, 절차, 예산의 재검토 등이다.

(6) 감사요원의 구성

감사계획이 확정되면 감사계획을 달성하기 위하여 감사요원과 감사방법 및 수단을 선정하여야 한다.

(7) 감사의 독립성 원칙

감사는 그 직무를 수행함에 있어 병원의 의결 및 집행기관과 독립하여 그 직무를 수행하여야 한다.

(8) 주관부서의 감사

병원의 조직에 따라 감사실 또는 기획실에서 주관, 실시하며 감사자는 직원 중에서 병원장이 선정함을 원칙으로 한다.

(9) 업무내용

업무내용에는 연간감사계획과 감사실시계획 등이 있다.

(10) 업무처리절차 및 흐름도

업무처리절차 및 흐름도

① 기본방향과 운영방향에 따른 감사지침서사항의 결정 ② 부서별 중점 감사사항의 결정 ③ 실시예정시기, 대상 부서, 기간 및 인원, 주요 대상 업무를 결정 ④ 정기감사계획서 작성 ⑤ 결재 및 이사회, 교육부(대학병원의 경우) 등 관련부처에 제출

(11) 유의사항

결산감사부서는 매년실시하고 일반감사 대상 부서는 취약 부서의 주요 처리업무에 감사의 중점을 두되 중복되지 않도록 배분하여 선정하고, 정기감사를 수감한지 오래된 부서를 위주로 전 부문의 위험관리를 통한 감사실시 우선순위를 반영하여 결정한다.

8) 감사부서의 조직

병원의 감사부서는 이사장 직속 또는 병원장의 직속조직으로 독립된 조직과 업무를 수행한다.

의료원인 경우 재단 사무국에 감사실이 별도 조직되어 있으며, 병원인 경우 기획실에서 감사업무를 수행하는 경우가 많다.

2. 병원의 규정 및 종류

1) 병원운영규정

병원운영규정(病院運營規程, hospital operation rules)에는 병원 운영의 목적을 비롯하여 운영 지침, 입원 신청 절차 등의 사항을 구체적으로 명시해야 한다. 또 의무기

록의 유지와 관리, 사망자 처리 등에 관한 규칙을 정확히 명시하도록 한다.

병원운영규정은 병원운영 및 관리시 필수 지침이 되는 문서로서, 규정을 공포한 날로부터 효력이 발생한다. 즉 병원운영에 필요한 제반 규칙을 기록한 문서를 의미한다.

2) 병원업무규정

병원업무규정(病院業務規程, hospital regulation)은 규정 중에서도 병원 업무 전반에 대한 것이다. 따라서 의사, 간호사, 일반직원 등이 공통적으로 지켜야 할 업무 규율을 적은 것이라고 할 수 있다. 병원업무규정은 규정의 적용 범위를 정확하게 명시하여야 하며, 위반 시 조치 사항에 대해서도 공시하도록 하여야한다. 즉 병원에서 종사하는 직원들이 준수해야 할 규칙에 대하여 기록한 문서를 의미한다.

3) 병원규정의 종류

병원의 규정은 병원의 종별, 병원규모, 설립형태, 병원의 특수성, 업무기능 등에 따라 상이하며, 주로 운영규정, 업무규정, 인사규정, 취업규칙, 보수규정, 위임전결규정, 제위원회 규정 등이 있으며, 아래와 같이 매우 다양하다.

표 10-3 병원규정의 종류

구분	규정 및 지침명
정관 및 이사회 규정	병원 및 의료원 정관, 이사회 운영
단체협약 및 취업규칙	단체협약서 및 취업규칙
인사 및 교육관련 규정	병원인사, 임상교원임용, 교육(신입, 재직, 전공의) 등
총무, 서무에 관한 규정	문서관리, 복무, 복리후생, 복장관리, 회의, 여비, 직인관리, 출장비 지급(국내, 국외), 당직, 폐기물처리지침, 적출물관리, 게시물 관리지침, 자원봉사 등
기획, 예산, 회계 규정	제규정관리, 업무분장, 위임전결, 직제개정, 회계관리, 예산관리, 정원관리, 급여(보수)규정 등
각종 위원회 관리 규정	인사, 윤리, 교육, 병원경영, 의료장비, 약사, 연구, 의료정보, 기획, 홍보, 진료지원, 진료, 의료분쟁대책, 영양, 수술실, 중환자실, 응급실, 무료진료 등
안전관리 규정	산업안전 보건관리 규정, 방사선 안전관리, 환자안전관리(QPS) 등
수가 및 의무기록 규정	진료수가규정, 의무기록관리(보건의료정보관리) 등
미수금 및 진료비 감면 규정	미수금관리, 진료비 감면, 진료예약관리 등
물품관리 및 검수 규정	물품관리, 물품검수, 손망실 처리(의료소기구), 린넨 관리지침 등

의료의 질 관리 및 감염관리 규정	의료의 질 관리, QI, 감염관리 등
시설관리 및 기타규정/지침	시설물관리, 금연지침, 습득물관리 처리지침, 차량지원지침, 주차장관리지침, 자원봉사, 열쇠관리지침, 약품 또는 마약관리, 교육장 사용 등

핵심다지기

1 병원의 감사종류에 대하여 알아본다.

(1) 회계감사

회계감사는 회계에 관한 사항이 규정 또는 시달에 입각, 정당한 증빙과 자료에 의하여 시행되고 있는가의 여부에 대한 감사를 하는 것을 말한다.

(2) 업무감사

업무감사는 인사 · 총무 · 기획 · 구매 등 전부문의 일상업무 집행사항이 병원의 방침 제규정 및 계획 또는 수익률 제고와 능률향상 추진 등이 효율적으로 운영되고 있는지의 여부를 감사하는 것을 말한다.

(3) 특별감사

특별감사는 감사가 필요하다고 인정되는 경우와 병원장 또는 감독기관의 지시가 있는 경우와 특정민원, 정보사항 등의 특정사안에 대하여 실시하는 것을 말한다.

(4) 확인감사

확인감사는 감사결과 처리에 대한 확인점검이 필요하다고 인정되는 경우에 실시하는 것을 말한다.

2 감사의 목적에 따른 감사의 종류에 대하여 알아본다.

(1) 재무제표감사(audit fo financial statements)

회계감사에서 논하는 내용의 대부분을 차지하는 감사로서, 「기업회계기준(GAAP)」에 따라 적정하게 작성(fair presentation)되었는지에 대한 의견을 표명할 목적으로 수행된다. 여기서 재무제표란, 기업회계기준서 제21호 문단8에 따라 대차대조표, 손익계산서, 이익잉여금처분계산서(결손금처리계산서) 및 현금흐름표, 자본변동표 및 주석을 의미한다.

재무제표 감사의 경우 감사인은 다수인이 신뢰하고 인정할 수 있어야 하므로 이에 대한 전문지식과 독립성(competent &independent)을 엄격히 유지하고 있는 제3자이어야 하는데 한국의 경우, 「공인회계사법」에 의한 자격시험과 실무훈련을 거친 공인회계사가 이러한 기능을 수행한다.

공인회계사가 Generally Accepted Auditing Standards에 의하여 감사를 하였을 때 이해관계가 서로 다른 일반대중이나 사회에 대하여 불편 공정한 견해를 감사의견의 형태로 제사할 수 있음으로 재무제표에 대한 인증의 역할을 기대할 수 있게 된다.

(2) 업무감사

어떤 조직이나 기업의 영업활동 및 업무절차에 대하여 그 능률과 효과를 평가할 목적으로 실시하는 것으로서, 내부 · 외부감사인이 주관적으로 감사를 실시하게 된다. 업무감사의 주감사기능은 지도적기능이며, 감사보고이용자는 주로 내부 경영진이다.

실무에서는 부정이나 부정 징후의 발견으로 인하여 정확한 상태를 파악하기 위하여 실시되기도 하며, 업무에 대한 개선 컨설팅을 행할 때 일종의 분석 작업의 일환으로 실시되기는 하지만 흔하지는 않다. 분석절차에 감사의 개념을 도입하지 않는 것이 일반적이나, 실제 정해진 절차대로 업무가 이루어지고 있는 지의 확인을 의해 도입될 수도 있는 것이다.

표 10-4 감사의 목적에 따른 감사의 종류

구분	내 용
재무제표감사	재무제표가 중요성의 관점에서 일반적으로 인정된 회계처리기준에 따라 작성되었는지의 여부에 대한 의견을 표명하기 위하여 수행하는 감사로서 주로 외부감사인에 의해서 수행된다.
업무감사	특정조직의 효과성이나 효율성을 평가할 목적으로 수행하는 감사로서 주로 내부감사인에 의해서 수행된다.
이행감사	피감사인이 이미 설정된 기준을 준수하였는가에 대한 여부를 판단하기 위하여 수행되는 감사로서 주로 내부감사인에 의해서 수행된다.

3 병원의 감사규정에 대하여 조사해보고 역할과 수행업무에 대하여 알아본다.

(1) 제 1 장 총 칙

제 1조 (목적)

이 규정은 의료법인 00 의료재단 00 병원의 경영목적에 따른 제규정의 준수, 업무집행의 적정여부를 검토하여 필요한 시정조치를 함으로써 업무능률을 향상시키고 건전한 경영풍토의 조성을 유도하여 제반사고의 발생을 미연에 방지함을 그 목적으로 한다.

제 2조 (감사의 구분)

내부감사(이하감사라 한다)는 정기감사와 수시감사로 구분하여 실시한다.

1. 정기감사 : 감사계획에 의하여 년 1회 이상 정기적으로 실시한다. 단, 신설부서의 감사는 당해 년도에 한하여 생략할 수도 있다.
2. 수시감사 : 이사장의 특별지시에 의하여 수시로 실시한다.

제 3조 (감사의 범위)

감사의 범위는 다음 각항과 같다.

1. 회계감사
   ① 회계, 재무기록 및 계산의 적정성 검토
   ② 경영자료의 신뢰성 검증
   ③ 경영실적의 질적 평가

2.업무감사
   ① 제규정, 방침 및 계획의 집행현황
   ② 업무수행의 공정성 및 타당성 검토
   ③ 재산관리 상태 검증
   ④ 부정, 오류, 허위 등의 적발
   ⑤ 업무지도, 개선사항의 지적 및 건의

(2) 제 2 장 감사부서 및 감사자 직무

제 4조 (감사부서)

1. 감사 담당직원(감사자)은 이사장이 임명하며 감사부서는 감사팀으로 한다.
2. 감사팀은 직제규정상과 내에 둔다.

제 5조 (감사부서의 업무)

감사부서는 다음 각 호와 같은 업무를 행한다.

1. 감사계획의 입안
2. 감사의 실시
3. 감사보고서, 감사결과 통보서의 작성 및 그 처리에 관한 업무
4. 감사에 관한 관계부서와의 제반협조
5. 감사관련 제규정의 제정, 개폐의 입안 및 건의
6. 감사 및 경영관리에 관한 연구 및 자료수집 (이하 생략)

4 병원회계기준에 따라 연간 감사계획을 수립하여 경영진에게 보고한다.

감사계획에는 대상(부서), 일정, 감사인, 감사내용, 감사 착안사항 등이 포함되어야 한다.

10-2 감사자료 요청 및 자료 취합

{ 학습목표 } 1 병원회계기준에 따라 감사에 필요한 자료를 요청할 수 있다.
2 병원회계기준에 따라 감사자료를 취합하여 검토할 수 있다.

필요 지식

1. 감사자료 요청

(1) 감사자료 요청

감사주관부서는 감사계획에 의한 자료를 수검부서에 요청한다. 요청자료는 업무분장에 의한 내용을 파악 후 감사에 필요한 세부항목을 작성 요청한다.

(2) 감사자료 제출

수검부서는 감사실의 요청의거 자료를 준비하여 감사주관부서로 자료를 제출하여야 한다. 제출자료에는 감사의 사안에 따라 다르며, 관련 근거자료, 월별보고자료, 품의서, 미수금, 통계자료, 구매자료, 집행실적자료 등이 있다.

2. 감사자료 취합

(1) 각 부서별 자료 취합

감사 주관부서는 각 수검부서에서 제출된 자료를 취합하여 감사를 할 수 있도록 준비한다.

(2) 자료 분석

취합된 자료를 감사 분야별로 감사 착안사항에 의거 감사 전 자료를 분석한다.

3. 의료기관 회계기준(의료법 제62조)

(1) 회계기준

① 의료기관 개설자는 의료기관 회계를 투명하게 하도록 노력하여야 한다.

② 보건복지부령으로 정하는 일정 규모 이상의 종합병원 개설자는 회계를 투명하게 하기 위하여 의료기관 회계기준을 지켜야 한다.

③ 제2항에 따른 의료기관 회계기준은 보건복지부령으로 정한다.

(2) 의료기관 회계기준의 준수대상

의료기관 회계기준을 준수하여야 하는 의료기관의 개설자는 100병상 이상의 종합병원(이하 "병원")의 개설자를 말한다.

4. 정기감사와 특별감사

(1) 정기감사

연간감사계획 의거 피 감사부서에 방문하여 감사 대상 부서의 업무전반에 대하여 주임무, 주기능의 수행 및 주요사업 등의 성과를 종합적으로 분석 · 평가하여 적적하게 운영하고 있는지의 여부와 소속 직원들이 수행하는 제반활동의 잘못을 조사, 검토, 분석하여 필요한 조치를 취하도록 하는 일련의 업무를 말한다.

① 관련규정

병원의 감사규정 및 업무분장규정과 전결규정, 인사규정, 회계관리규정 등이다.

② 업무내용

감사대상부서와 그 소속 직원들이 수행한 제반활동의 적정성 여부, 성과 및 효율성 여부에 대하여 사전 준비한 착안사항을 위주로 한다.

③ 업무처리절차 및 흐름도

업무처리절차 및 흐름도

1. 실지감사계획수립(연간감사계획) → 2. 착안사항/사전준비 → 3. 결재 수검부서에 시행문 통보 → 4. 감사실시(서류열람, 조회, 면담, 분석 등) → 5. 감사보고서 작성 → 6. 감사보고서 결재 → 7. 감사결과 수검부서 통보

④ 유의사항

감사인은 감사대상부서에서 발생 가능성 불법행위, 오류, 또는 낭비 등의 성격 유형과 그것이 초래할 결과를 파악하고 대안을 탐색하는 등 사전준비를 충실히 한다. 또한 감사인은 공인으로 책무를 인식하고 공정성, 성실성, 및 건전한 윤리의식에 기초한 감사자세를 견지하고 정당한 주의의무를 다하여야 하며, 직무와 관련하여 알게 된 정보를 정당한 사유없이 누설하거나 감사목적 외에 사용해서는 아니 된다.

(2) 특별감사

병원장(또는 이사장)의 의뢰가 있는 경우, 이사회 또는 감사기관의 지시가 있는 경우와 감사가 필요하다고 인정하는 경우에 특정업무의 전반 또는 일부에 실시하는 감사로써 그 업무처리의 적부를 확인 규명하는 감사활동이다.

① 관련규정

병원의 감사규정 및 업무분장규정과 전결규정, 인사규정, 회계관리규정 등이다.

② 업무내용

특정업무에 대한 전부 또는 일부의 업무처리 적부 확인을 한다.

③ 업무처리절차 및 흐름도

상기 정기감사업무절차와 같다.

④ 유의사항

특별감사 요청 목적에 따라 감사결과를 사실 그대로 명확히 하여 결과물을 제출하여야 한다.

(3) 일상감사

일상감사는 병원의 회계 및 주요업무의 서류에 대하여 최종결재권자의 결재에 앞서서 내용을 검토하고 의견을 첨부하는 방법에 의하여 실시한다. 유의사항은 합법성, 경제성, 효율성, 효과성 등의 판단기준에 의한 감사를 실시한다.

4. 업무감사 실시절차

(1) 업무감사 대상영역의 선정

업무감사의 첫 단계로서 감사범위 및 감사대상을 선택하여야 한다. 이때는 감사의 목적, 기간 및 비용 등을 고려하여 그 범위를 선정하여야 한다.

(2) 사전준비

감사에 투입될 인원 등을 확정하고, 특정분야의 감사에 필요한 예비적 정보 등을 파악하며, 감사대상 분야의 책임자 등을 만나 감사시기, 절차 및 방법에 대한 예비적 협의를 거치는 단계이다.

(3) 예비조사

감사대상 분야의 경영목적과 이를 달성하기 위한 방법과 절차 등을 파악하고 조직의 구조와 업무흐름 등을 검토하여 중점적으로 감사하게 될 비정상항목 등을 사전에 조사하는 과정이다.

(4) 감사계획

예비조사에 근거하여 전반적인 감사계획과 세부적인 감사계획을 수립하고, 구체적 감사시기 및 방법을 확정한다.

(5) 조사와 분석

감사기법을 적용하여 문제점 등을 파악하고 그 내용ㅇ을 분석하는 단계이다. 경영목적을 달성하기 위하여 설정된 업무절차와 통제가 효율적으로 수행되고 잇는 지에 대해 감사인이 내린 결론을 뒷받침할 수 있는 충분한 증거를 수집하여야 한다.

(6) 평가와 권고

조사. 분석결과를 바탕으로 업무의 능률과 효과를 평가하고, 업무개선을 위한 권고사항을 제시하게 된다. 업무감사의 주기능은 업무의 효율성을 평가하는 비판적 기능보다는 오히려 문제점을 분석하고 경영능률을 위한 개선점을 권고하는 지도적 기능이 강조되며, 이러한 점에서 업무감사는 통념적인 감사라기보다는 경영자문과 유사한 성격을 띠고 있다.

(7) 최종보고

업무감사보고서의 형식과 내용은 정형화되어 있지 않으며, 상황에 따라 신축성 있게 작성되어야 한다. 일반적으로 감사의 목적, 감사의 범위와 한계점, 발견사실의 내용, 감사인의 의견과 평가, 권고사항 등이 포함된다. 감사보고서의 내용은 중요한 사항만을 간결하게 표시되어야 하고, 객관적 사실과 감사인의 의견을 명확히 구별하여야 하며, 능률과 이익을 증진시키는 항목과 소극적, 방어적업무통제시스템을 개선할 수 있는 내용이 강조되어야 한다.

5. 감사의 준비

감사인은 감사실시전에 다음과 같은 사항을 자료를 수집, 분석하여 감사시 활용을 하여야 한다.

① 대상 부서의 업무현황 및 실태

② 감사의 정보사항

③ 서면감사결과 의심나는 사항

④ 지난감사에서 지적된 사항

⑤ 감사방향 및 착안사항

⑥ 기타 감사에 필요한 사항

6. 병원 관리부서의 업무분장 사례

1) 부서별 주요 업무분장 사례(A병원 행정부서)

표 10-5 부서별 주요 업무분장 사례

부서	업무구분	업무명
총무팀	**총무/서무/인사**	(1) 총무 및 서무에 관한 업무 ① 문서 및 직인의 보관 및 관리에 관한 사항 - 각종 대외문서 발송 시 직인관리 -각종 대외문서 수신시 직인관리 및 공용우편물 발송 및 수령 ② 제반 행사 및 의식에 관한 사항 - 시무식 및 종무식□개원기념일 행사 ③ 직원 복장에 관한 사항

총무팀	총무/서무/인사	④ 단체가입 및 탈퇴에 관한사항 ⑤ 당 · 숙직 관리에 관한 사항 ⑥ 원내의 환경위생 및 미화에 관한 사항 ⑦ 각종 인허가 신청에 관한 사항 ⑧ 예비군 및 민방위교육에 관한 사항 ⑨ 승강기 운영에 관한 사항 ⑩ 검수관리에 관한사항 ⑪ 안전 업무에 관한 사항 – 각종 안전업무 계획 수립 및 진행 – 비상계획 업무에 관한 사항 – 안내근무(현관안내, 로비 안내) 관리 – 현수막 설치관리 및 게시물 관리에 관한 사항 – 감염성폐기물 점검에 관한 사항 ⑫ 기타 원내 타 과에 속하지 않은 사항 (2) 인사 및 후생복리에 관한 업무 ① 직원의 임용 및 복무에 관한 사항 – 보직, 임면에 관한 사항 – 전보에 관한 사항 – 휴 · 복직에 관한 사항 ② 직원 인사관리에 관한 사항 – 전환배치 업무 • 희망직무파악 대상자 선별 후 전환배치 품의 • 전보발령 – 승진 업무 • 승진대상자 선정 • 인사위원회 심의 후 승진자 확정 • 팀장이상 승진자 병원장 결재 후 재단승인 • 승진발령 – 승급 업무 • 승급대상자 선정 후 품의 • 승급발령 – 능력 · 업적고과 업무 • 고과지침 발송 • 고과표 취합 및 전산입력 후 등급산정 • 인사위원회 심의 후 등급결정 • 고과결과 확정 품의 – 근태 및 시간외업무 ③ 직원 인사기록 및 관리 – 경력조회에 관한 사항 – 제증명 발급에 관한 사항 – 인사기록유지에 관한 사항 ④ 인사위원회 운영 및 상벌에 관한 사항 ⑤ 직원의 후생복리에 관한 사항 ⑥ 포상 및 징계업무 – 우수 · 모범직원 · 장기근속직원 포상에 관한 사항 – 징계에 관한 사항

구매팀	물품청구/구매/검수/자산관리	① 물품 청구 및 관리에 관한 사항 – 청구 접수 관리 – 타당성, 적정성 검토 – 물품코드 생성 ② 구매(품의 및 발주)업무에 관한 사항 – 의료장비,의료용품,의료비품,의료소모품 – 일반용비품,약품,시약,인쇄물,잡소모품 등 ③ 결산작업에 관한 사항 – 월별 사용량 · 재료수익 비교 분석 – 입고 및 비용전표 작성 – 증감내역 작성 – 자재결산 대비 회계일치 작업 ④ 재고물품관리에 관한 사항 ⑤ 물품검수에 관한 사항 ⑥ 재고관리(조사)에 관한 사항 ⑦ 식자재 단가계약 및 정산에 관한 사항 ⑧ 재활용품 및 반납관리에 관한 사항 ⑨ 폐기물관리에 관한 사항 ⑩ 고정자산의 감가상각에 관한 사항 ⑪ 고정자산 취급관리처분 및 임대차에 관한 사항 ⑫ 불용장비 및 폐기장비 관리에 관한 사항 ⑬ 물품의 손, 망실 관리에 관한사항 ⑭ 기타 제 자산 및 통계에 관한 사항 ⑮ 연간 투자계획(의료장비)에 관한 사항
경리팀		① 진료비수납(마감 · 결산)에 관한 사항 ② 임대료 및 제수입금의 수납에 관한 사항 ③ 세입, 세출결산에 관한 사항 ④ 공과금징수에 관한 사항 ⑤ 자금관리에 관한사항 ⑥ 결산 및 재무제표에 관한 사항 ⑦ 대금지불 등 출납에 관한사항 ⑧ 제비용의 지급 및 정산에 관한 사항 ⑨ 차량운행 및 유류에 관한사항 ⑩ 직원의 급여, 상여금기타급여 지급에 관한 사항 ⑪ 직원의 퇴직관리에 관한 사항 ⑫ 급여조서의 작성 ⑬ 원천세 징수, 신고 및 납부에 관한 사항
기획팀	기획/홍보	(1) 기획업무관련사항 ① 병원 중장기 발전계획 수립 ② 제위원회 관리에 관한 사항 ③ 부서 간 업무조정에 관한 사항 ④ 병원 주요 회의체 운영 및 관리에 관한 사항 ⑤ 병원평가(신임 · 인증 · 응급실 등)에 관한 사항 ⑥ 의료정책 및 전략수립에 관한 사항 ⑦ 의료계 동향 모니터링에 관한 사항 ⑧ 기타 병원기획에 관한 사항

기획팀	기획/홍보	(2) 홍보 관련사항 ① 병원 홍보업무에 관한 사항 - 언론매체를 통한 병원 홍보활동 - 원내외에서 사용되는 각종 인쇄 · 출판물 제작 - 각종 사인물 제작 - 홈페이지 제작 운영 - 원내외 사인보드 제작 및 관리 - CI 디자인물 제작 및 관리 ② 병원소식지 제작 ③ 병원 내 · 외부 문화행사 (3) 지역사회활동 사항 ① 지역사회와 함께하는 병원 ② 지역봉사활동
원무팀	외래접수수납/ 응급실 접수,수납/ 입퇴원/제증명/ 수익 및 미수금관 리/원무행정	(1) 외래환자의 안내, 접수, 기타 수속에 관한 사항 ① 외래진료일정 관리에 관한 사항 - 외래진료과 진료환자 정원관리 - 의사휴진처리 및 예진일 변경 - 월별, 진료과별 휴진 및 추가진료 체계 - 외래일정 진료현황 작성 - 각 센터 사인보드 관리 - 월별, 진료과별 외래환자 통계 ② 외래환자 관리에 관한 사항 - 병원이용 안내문 보완 및 신규제작 - 예약일자 확인 이메일 및 SMS발송 ③ 외래등록 및 예약에 관한 사항 - 외래초진, 재진등록 및 변경, 취소 - 외래 전화예약 - 외래 Fax 예약 - 외래 인터넷 예약 - 직원채용 및 신체검사자 등록 ④ 외래진료비 수납에 관한 사항 ⑤ 외래진료비 외 수납에 관한 사항 ⑥ 감액관리에 관한 사항 ⑦ 환불에 관한 사항 ⑧ 미수에 관한 사항 ⑨ 외래수익마감에 관한 사항 ⑩ 외래유형 환자 관리에 관한 사항 ⑪ 의무기록 관련 사항 ⑫ 민원환자에 관한 사항 ⑬ 원무기획홍보에 관한 사항 ⑭ 각 수납창구 라운딩에 관한 사항 ⑮ 무통장 입금내역 정리에 관한 사항 ⑯ 응급실 배치 및 순환근무에 관한 사항 ⑰ 수납직원 근태관리에 관한 사항 ⑱ 수납직원 시재금 관리에 관한 사항

원무팀	외래접수수납/ 응급실 접수,수납/ 입퇴원/제증명/ 수익 및 미수금관리/원무행정	(2) 응급환자(응급실)의 접수 · 수납 및 지원에 관한 사항 ① 응급실 내원환자 접수 · 수납관리에 관한 사항 ② 구급차 관리업무에 관한 사항 ③ 응급실 진료지원에 관한 사항 (3) 입원환자의 안내, 접수, 기타 수속에 관한 사항 ① 입원예약 및 수속에 관한 사항 ② 의사별 입원일정 관리 및 변경에 관한 사항 ③ 병상운영에 관한 사항 - 병실배정/전동전실/특수병상관리 ④ 연간 입원환자 계획안 작성에 관한 사항 ⑤ 진료과별 병실 실링(ceiling) 조정안 작성 ⑥ 입원 전 검사관련 업무에 관한 사항 ⑦ 기타 업무에 관한 사항 - 입원수속 창구 및 환경개선 - 입원관련 안내문 보완 및 신규제작 - 입원예약 수속 업무 flow 개선 - 필경대 환경개선 및 자료정리 - 입원관련 내 · 외부 전화상담 (4) 퇴원 관련 업무 ① 입원수익 관리에 관한 사항 - 입원 중간금 수납, 입원일일마감 -입원처방조정, 유형변경, 무통장입금관리 ② 퇴원수속에 관한 사항 - 가퇴원 예수금 관리,가퇴원 정산 - 입원진료비 안내 및 수납 - 계산서 발급 및 상담 ③ 입원진료비조정(감액관리)에 관한 사항 ④ 전산업무 지원에 관한 사항 ⑤ 기타업무에 관한 사항 - 주치의 변경 관리(학회, 휴가 등 휴진 포함) (5) 제증명 관리에 관한 사항 ① 증명서 발급에 관한 사항 - 각종 진단서 및 증명서 발급 - 각종 소견 및 확인서 발급 - 각종 보험금 및 요양비 청구서 발급 ② 제 증명 재발급에 관한 사항 ③ 외부공문 처리에 관한 사항 - 원외양식 제 증명 의뢰건 접수 및 발급 - 장애검진비용 청구 - 제증명 발급사실 조회 회신 - 내용 재확인 요청에 따른 확인 보고 ④ 제증명 마감에 관한 사항 - 일일업무 - 증명서 발급 수수료 수납 - 내용 재확인 요청에 따른 확인 보고 ⑤ 기타업무에 관한 사항

원무팀	**외래접수수납/응급실 접수,수납/입퇴원/제증명/수익 및 미수금관리/원무행정**	(6) 각종 미수금 관리에 관한 사항 ① 손보사 미수금 관리에 관한 사항 – 발생 미수금 대조 – 심사 후 청구차액 발생분에 관한 관리 – 조정 동의, 분심위 상정 건에 대한 내역 파악 – 손보사 요청 자료 Fax 송부 및 유선 확인 ② 미수금 정산 ③ 통계 · 보고에 관한 사항 ④ 장기미수금 관리에 관한 사항 ⑤ 장부관리 및 마감업무 – 월말마감 준비 – 보험 · 의료급여 발생미수금 현황 작성 – 월간 재원미수금 검토 및 장부정리 – 미수금 전표 검토 및 대장정리 – 의료수익총괄 장부정리 – 보험유형별, 미수금 담당자별 장부 확인 – 의료미수금 총괄 현황 작성 – 의료수익에누리 총괄 장부정리 ⑥ 혈액미수청구 ⑦ 미수금관리 – 악성미수금 관리 및 외래개인미수금 관리 – 퇴원개인미수금 확인 후 입금전표 작성 – 장애인등록비 입금관리 ⑧ 단체미수 청구에 관한 사항 ⑨ 임상연구비 청구에 관한 사항 ⑩ 청구불가, 불능관리에 관한 사항 ⑪ 기타 – 거래처별 미수금 장부정리문서 확인 – 개인미수금 영수증 확인 및 사유별 기재 – 미수금 전산입금 관리 – 자보환자심사 및 청구 – 조정안제출 및 분심위 상정시안 답변서제출 (7) 원무행정관리에 관한사항 ① 원무행정관리 각종 양식(서식) 준비 ② 원무행정관리 결재 목록표 작성 ③ 원내문서 및 대외문서 기안(결재) ④ 보건소 및 심평원 등 신고업무 ⑤ 일별, 주간, 월별, 연간 진료실적 통계자료작성(보고) ⑥ 진료일정 및 진료 스케쥴 관리. ⑦ 원무행정 서류 보존연도 준수 및 관리(일반서류, 계산서, 급여 관련서류 등 5년 보관) ⑧ 의료분쟁 발생 시 원인분석, 대처방안 수립(보고) ⑨ 병원(진료)안내 팜플렛 관리 및 수정 보완 ⑩ 진료업무 원활한 수행을 위한 진료지원체계 구축 ⑪ 진료비 환불사례 월별 분석 대처방안 수립

보험 심사팀	의료수가관리/ 미수금청구/ 미수금관리	(1) 의료수가관리 및 진료비미수금 심사청구관련사항 ① 의료수가 및 코드관리 ② 진료비미수금 심사청구(건보 · 의료급여 · 산재 · 자보) ③ 진료과별 수가 항목 개발 ④ 진료비심사 조정(삭감)분석 및 이의신청 ⑤ 진료비미수금 보완청구 및 추가청구 ⑥ 입원(재원환자) 사전심사 (2) 보험청구 미수금관리업무에 관한사항 ① 보험청구 미수금관리업무(유형별, 월별 통계분석) (3) 기타보험관련업무 ① 건강보험심사평가원신고업무 ② 위탁검사청구확인업무 ③ 수진내역조회 및 회신 ④ 직원보험교육(직종별) ⑤ 보험인정기준 홍보(진료부서, 간호부서 등) ⑥ 발병빈도 높은 질환별 진료비 비교분석 ⑦ 보험행정 관리업무
건강 검진실	검진접수/수납/ 수익관리	① 검진예약, 접수, 수납, 검진료 청구 ② 건강검진종류, 일정, 절차 관리 ③ 검사 및 결과 관리 ④ 검진프로그램개발(검진항목 및 수가 관리) ⑤ 검진실적 및 미수금 관리 ⑥ 고객관리 및 사후 관리 ⑦ 검진홍보 및 섭외유치 ⑧ 건강진단의 질적향상 및 서비스 개선 활동 ⑨ 건강진단관련 진료지원업무 등

(주) 병원의 종별, 규모, 조직형태에 따라 업무내역은 다를 수 있으며, 상기 A병원은 중소병원임.

핵심다지기

1 감사 주관부서는 감사자료를 수검부서로 사전에 요청한다.

2 감사 주관부서는 수검부서에서 제출된 감사자료를 취합한다.

3 감사 주관부서는 감사 착안사항에 의한 취합된 자료를 분석한다.

4 감사 주관부서는 업무분장표에 의한 감사자료를 수집한다.

10-3 감사 업무 수행

{ 학습목표 } 1 병원회계기준에 따라 피감사자와 면담을 수행할 수 있다.
2 병원회계기준에 따라 내부고발접수를 받을 수 있다.
3 병원회계기준에 따라 감사업무를 수행할 수 있다.

필요 지식

1. 감사의 실시

(1) 감사의 실시통보

① 정기감사는 감사실시 1주일 전에 피감사부서장에게 통보하여야 하며, 수시감사 및 특별감사의 경우 사전 통보없이 실시할 수 있다.

② 정기감사시에는 병원장이 발행한 감사명령서를 피감사부서장에게 제시하여야 한다.

(2) 시간 및 장소

감사는 근무시간 중에 실시함을 원칙으로 하나 필요한 경우에는 근무시간 외 또는 휴일에도 이를 실시할 수 있다.

(3) 피감사자와 면담

감사인은 감사업무 수행시 감사자료와 착안사항에 의거 피감사자와 면담을 실시한다.

(4) 자료제출 및 설명요구

① 감사인은 피감사 및 관련부서의 관계자에게 필요한 자료의 제출 및 그 내용의 설명과 기타 필요한 사항을 요구할 수 있다.

② 전항의 경우 피감사 및 관련부서의 관계자는 정당한 사유 없이 이를 거부하지 못한다.

(5) 입증자료의 요구

① 감사인은 감사실시 중 위법 부당한 사항이나 개선이 필요한 사항에 대하여 그 사실

을 증명하기 위한 입증자료를 요구하여야 한다.

② 입증자료의 종류 및 요구사유와 구비요건은 다음과 같다.

표 10-6 입증자료의 종류 및 요구사유와 구비요건

구 분	내 용
확인서	지적사항에 대한 사실 확인을 위하여 요구하며, 원칙적으로 6하원칙에 따른 완전한 사실 확인의 기술과 관련자가 명시되어야 하며, 확인자의 서명날인을 받아야 한다.
문답서	지적사항에 대하여 취급경위가 복잡하고 이론이 있을 수 있는 사항에 대하여 요구하며, 6하원칙에 따라 문답식으로 작성하고 해당 관련자자 명시되어야 하며, 답변자의 서명날인을 받아야 한다.
의견서	정황파악이 필요하거나 피감사자 또는 피감사 부서의 정황설명이나 의견진술을 정하는 경우에 보충자료로써 요구하며, 피감사 부서장의 확인을 받아야 한다.
문서 및 서류의 사본	지적사항에 대하여 사실의 객관적인 입증자료로써 감사인의 판단에 따라 요구한다.

(6) 긴급조치

감사인은 감사도중 긴급을 요하는 중대한 사항이 발생하였을 때에는 피감부서장에게 적절한 조치를 취하도록 요구하고 그 결과를 지체없이 병원장에게 보고하여야 한다.

(7) 강평

감사인은 감사종료와 동시에 피감부서에 대한 감사결과의 강평과 현지조치를 할 수 있다.

2. 감사항목 및 원칙

(1) 감사항목

① 병원의 정책 · 방침 · 규정 · 지시 등의 준수여부에 관한 사항

② 조직 및 내부통제조직의 적정성 검토

③ 병원의 회계 및 재산관리의 운영상태 및 적정성과 효율성에 관한 사항

④ 제기록의 정확성 확인 보고에 관한 사항

⑤ 부정 또는 오류, 오진발생의 적발 및 사전예방에 관한 사항

⑥ 기타 비능률적인 업무의 지적 및 개선책에 관한 건의사항

⑦ 병원장이나 감독기관 등의 장이 지시하거나 의뢰하는 업무에 대한 사항

⑧ 고객 또는 타인의 민원이 접수되어 감사가 필요한 사항 등이다.

3. 감사인의 수칙

감사인은 감사를 실시함에 있어 다음의 사항을 준수하여야 한다.

① 감사인은 양심에 따라 공명정대하게 감사를 실시하여야 한다.

② 감사인은 직무수행에 있어 관계법규 및 지시사항에 따라 사실과 증거에 의하여 감사하여야 한다.

③ 감사인은 직무상 알게된 기밀을 부당하게 공개, 누설하거나 직무 목적 이외에 사용하여서는 아니 된다.

④ 감사인은 감사를 실시함에 있어 피감사부서의 일상업무가 저해, 정체되지 않도록 최선의 노력을 하여야 한다.

4. 민원에 대한 감사

(1) 민원접수

병원의 총무팀 또는 감사팀 등에 접수된 민원 중 병원의 불법. 부당 및 각종 비위관련 민원에 대하여서는 직접 조사와 확인을 거쳐 적절한 조치를 취하고 민원인 또는 외부기관에 결과를 서면으로 통보하며, 그 외에 해당부서와 관련된 민원에 대해서는 해당부서에 이첩하고 처리결과를 통보받아 민원인에게 회신을 한다.

(2) 업무내용

병원의 불법, 부당 및 각종 비위관련 민원사항은 조사. 확인하고 적절한 조치와 결과를 서면으로 통보한다.

이외 감사팀에 접수된 해당 부서와 관련된 민원사항은 해당부서로 이첩하고 동 처리결과를 받아 민원인에게 회신한다.

(3) 유의사항

불법. 부당 및 각종 비위관련 민원은 익명이라 할지라도 일단 사실여부를 조사하며, 민원조사과정에서 취득한 기밀은 누설하여서는 아니되며, 민원인을 보호하여야 한다.

5. 분야별 감사 착안사항

(1) 원무관리업무

① 외래환자 진료관리의 적정성 · 효율성

- 외래진료비 조정의 적정성 여부
- 진료예약 변경, 취소의 적정성 여부
- 진료과별, 의사별 진료접수 및 예약관리의 적정성 여부
- 선처치 후수납 진료비 관리의 적정성 여부
- 외래환자 후불진료비 관리실태 여부
- 외래진료비 환불의 적정성 여부 등

② 입원 · 퇴원 환자관리의 적정성

- 입원예약, 수속 및 병상배정, 전과, 전동, 전실 등의 적정성 여부
- 신체감정 촉탁업무 및 법원제출의 적정성 여부
- 입원환자 진료비 조정의 적정성 여부
- 특수(고가) 검사료 누락 여부
- 재원 · 퇴원환자의 체납진료비 관리사항 확인
- 문제환자 처리의 적정성 여부
- 퇴원미수금 처리의 적정성 여부
- 의료분쟁환자 처리의 적정성 여부 등

③ 미수금관리의 적정성

- 보험종류별 미수금관리의 실태 확인
- 일반미수금의 관리상태 확인
- 악성미수금의 관리실태 확인
- 미수금관리실적 보고여부 확인

(2) 진료비청구 관련업무

① 진료비 청구의 적정성 여부

- 원청구, 재청구(보완청구, 추가청구) 누락여부

- 청구소요기간, 자체심사조정차액 적정성 여부
- 진료비 발생액, 수납액, 후불 발생액 조정현황
- 원청구, 재청구의 적정성과 시효관련 여부
- 가수금 대체 실태와 적정성 여부
- 진료비 결손내역의 타당성 여부
- 미청구 결손내역
- 진료비 청구 미수금 관리실태: 입원, 퇴원, 외래 미수금(일반 및 청구미수금)

② 보험심사와 관련된 사항

- 재원 · 사전 · 사후 심사업무의 효율성
- 진료과별 조정원인과 방지대책 여부
- 조정액(삭감액), 이의신청액, 수납액, 결손액 및 삭감률 분석관리
- 이의신청, 심사청구, 재심청구의 적정성과 시효관련 여부
- 임의비급여와 관련된 민원사항
- 자체심사의 적정성 여부 등

(3) 결산회계 관련업무

① 자금관리

- 자체자금, 출연금, 보조금관리 및 집행의 적정성
- 현금, 예금의 관리상태
- 유가증권 장부가액과 실물확인 및 평가의 적정성

② 의료수익과 미수금

- 의료수익 각 계정별 조정내역과 총계정원장 보조부 확인
- 의료수익 기간 계상의 적정여부: 예금이자, 임대료, 수수료 등
- 수탁검사 입금 및 누락여부
- 부서별미수금장부내역과 총계정원장의 확인
- 의료미수금 청구, 수납사항과 조정액(삭감액) 이의신청여부
- 종별미수금 계정항목에 대한 가수금 대체 확인

③ 자산관리

- 고정자산 처분의 절차 및 적법성여부
- 건설가계정의 정산내역 적정성여부
- 감가상각의 적정성여부 : 감가상각방법, 내용연수, 상각내역 등
- 고정자산 명세내역과 원장과의 일치여부
- 부서별 재고자산과 원장과의 계수검토
- 재고자산 매각손실, 감모손실 처리 적정성 여부
- 사용부서 미소모 재료 현황 분석 및 관리실태 : 결산반영 여부

④ 비용관리

- 선급비용 비용처리 여부
- 부서별 미지급금 명세 잔액 확인
- 검수보고서와 관계증빙서류 확인
- 유틸리티(Utility)비용(전기, 수도세 등) 지급내역 및 전년도 대비실적
- 각종교육연구비 지급절차 및 회계처리 적정성 여부
- 자본적 지출과 수익적 지출의 타당성 여부
- 수선비의 자체 자금, 출연금 사용내역 구분확인
- 기밀비, 업무추진비, 잡비 등 계정비의 영수증 첨부사항 확인
- 채권 등 부당 대손처리 현황

⑤ 부채관리

- 외상매입금 등의 부서자료(내역서)와 원장과의 계수 부합여부
- 예수보증에 대한 부서별 자료와 원장과의 계수 부합 여부
- 대손충당금, 퇴직급여충당금 산출방법 및 적정성 여부

대손충당금(貸損充當金, allowanceforbaddebts)

재무상태표(財務狀態表)의 자산으로 표기되는 받을어음 · 외상매출금 · 대출금 등 채권(債權)에 대한 공제의 형식으로 계산되는 회수불능 추산액을 말한다.

(4) 재고자산 관련업무

① 구매요구업무의 적정성 여부

- 구매요구 수량 및 요구시점 결정의 적정성 여부(월평균 소모량과 현 재고량)
- 장비 및 의료소모품 위원회 심의의 적정성 여부
- 구매요구시 추정단가 산출의 적정성 여부
- 장기적체 물품의 재구매요구 여부
- 사용실적이 없거나 사용빈도가 낮은 물품을 구입 사장시키고 있는지 여부
- 수의계약 목적으로 분할 구매 요구한 사항
- 연간 총사용량을 일괄 구입 여부

② 재고자산 실사 및 적정재고수준 관리 여부

- 각종 물품 수불대장과 현 재고량 일치 여부
- 장기 미사용물품(사장, 누장품)에 대한 관리상태 여부
- 유효기간이 경과된 물품의 검수 여부
- 상습납품지연업체의 관리 여부
- 사전 납품 시행 여부

③ 단가계약업무의 적정성 여부

- 단가계약 지정품목의 타당성 여부
- 단가 재계약 지연 발주 여부
- 단가계약 물품의 적정재고수준 관리 여부
- 연간 단가계약 추정액보다 구입액이 과소 · 과다 집행되었는지 여부

④ 전산시스템 재고자산 운영관리 효율성 검토

(5) 의료장비 관련 업무

① 의료장비 수리 의뢰에 관한 사항

- 의료장비 수리의뢰 실지 수리 여부
- 수리 후 가동 여부
- 수리 후 교체된 부품의 보관 및 재활용 사항
- 의료장비 수리 이력카드 관리사항

② 의료장비 사후 관리실태

- 고가의료장비 활용도 실태 및 적정성 여부
- 특수의료장비 사용률 및 과별 실적
- 의료기 선정시 투명성 · 합리성 여부

③ 의공업무 전반에 관한 사항

- 의료기기 수선용품 구입시 적정성 여부
- 의료장비 부품의 검수사항
- 의료장비에 대한 예방정비계획

(6) 시설 및 공사 관련 업무

① 시설 및 보수공사계획 수립, 계약에 관한 사항

- 수의계약의 적정성 여부
- 공사 설계변경의 적정성 확인
- 공사비 원가계산의 적정성 여부
- 공사 감리비 및 정산업무 확인
- 공사대금에 대한 선급금 지급 및 정산업무 처리의 적정성

② 자재의 관리사항

- 수불대장 입 · 출고 현황확인
- 연간시설자재, 소요예산 대비 집행액
- 보수용 자재의 청구, 검수, 수불에 관한 사항

③ 기타 시설 및 공사업무 전반에 관한 사항

(7) 연구관련 업무

① 연구소 운영에 관한 사항

② 연구비에 관한 사항

③ 연구소 내 부서별 운영사항

(8) 교육관련 업무

① 기획, 인력업무에 관한 사항

② 교육 및 수련업무에 관한 사항

③ 전공의 업무에 관한 사항

(9) 각종 검사실

① 진료재료의 청구 및 사용과 재고조사와 관련된 업무

② 수가관리와 관련된 업무

③ 검사절차와 관련된 업무

(10) 간호부 관련 업무

① 간호부 조직과 업무분장의 적정성 여부

② 간호부 인사의 공정성 여부

③ 간호부 의료비품, 소모품 등 물품관리에 업무의 적정성

④ 병동별 의약품관리의 적성성 여부

(11) 약제부(과) 관련 업무

① 약품구매 및 입 · 출고 관련 업무

② 약품재고 관리에 관한 업무

③ 약사위원회 운영에 관한 사항

④ 약품조제에 소요되는 청구, 수령, 보관에 관한 사항

(12) 급식영양에 관한 업무

① 급식재료 납품 및 검수의 적정성 여부

② 직원복무 및 위생관리에 관한 사항

③ 일반식 및 치료식 등 식단표 작성에 관한 사항

④ 급식재료 저장품관리 및 수불에 관한 사항

⑤ 조리사, 배선원의 지도 감독에 관한 사항

(13) 인사관리에 관한업무

① 인력채용의 적정성 여부

② 인력증원의 적정성 여부

③ 부서별 인력T/O 적정성 여부

④ 직원 인사관리의 적정성 여부 등

핵심다지기

1 감사업무에 수행되는 지식, 기술, 태도에 대하여 알아본다.

(1) 지식

① 세무 및 회계 관련 지식 ② 감사관련 제반법규 및 제규정 등에 대한 지식

(2) 기술

① 감사수행능력 ② 업무 프로세스에 대한 이해능력 ③ 자료 분석 및 검증 능력

(3) 태도

① 정확한 감사내용 분석 태도 ② 객관적인 감사지원 태도 ③ 시의성 있게 조치하는 태도

2 부서별, 분야별 감사 착안사항을 준비한다.

3 부서별 업무보고내용에 대하여 조사해본다.

(1) 부서별 업무실적 보고내용의 예시(A병원)

업무분야	보고 사항	보고 내용	작성부서
환자 진료	환자진료실적	과별, 환자종류별(이하 공통)입원, 외래, 응급환자수 (실인원/연인원)	의무기록실 원무팀
	일일환자 (간호)현황	진료시설별 간호 환자수	간호부(과)
	월간 병상이용률 및 간호시간요약 보고서	각 병동별 병상이용율과 간호시간	간호부(과)
	임상 · 병리검사 실적	검사종류(혈액, 화학…)별 과별 검사 건수	진단검사의학검사실

	방서선 촬영 · 치료실적	촬영 · 치료종류별(일반, 조영…) 과별 촬영건수	영상의학 검사실
	투약실적	투약종류별(산제, 수제…) 과별투약건수	약제팀
	기타진료실적	마취, 특수검사, 물리치료 등	각 해당부서
	환자급식실적	식이종류별(일반, 특별…) 과별급식 식이 수	영양실
진료비 관리	진료비 발생	• 외래 일반진료비 발생액(과별, 환자종류별, 수가종목별, 금액) • 외래 보험진료비 발생액(과별, 환자종류별, 수가종목별, 금액) • 입원 일반진료비 발생액(과별, 환자종류별, 수가종목별, 금액) • 입원 보험진료비 발생액(과별, 환자종류별, 수가종목별, 금액)	원무팀
	진료비청구	• 환자종류별 입원, 외래, 입원진료비 청구액	보험심사팀
	수납	• 창구 수납액 및 보험진료비 등 후불 진료비 수령액	원무팀
	미수진료비	• 환자종류별 입원, 외래 미수진료비	원무팀
	감면	• 감면사유별 진료비감면액	원무팀
물자 관리	물품수불	• 물품종류별 입고액 및 출고액(중앙창고) • 사용부서 보관물품 사용액(각 부서)	구매팀
	물품소모통계	• 물품종류별 소모 및 재고액 • 급식재료 소모 및 재고액 • 유류 소모실적 및 재고액	구매팀 영양실
자금 관리	자금시재현황	• 운영수지 및 자산현황 • 지금의 입출금 및 잔고현황 • 현금출납현황	경리팀
	자금소요현황	• 자금운용처별 월간 자금소요현황	경리팀
복무 관리	직원근태	• 부서별 직원휴가, 결근, 지각상황 • 부서별 시간 외 근무상황 • 직원현황	총무팀
	급여 및 후생	• 직원급식 식이수 및 급식재료 사용액 • 기타 후생복지 운영현황	영양실 총무팀

(주) 병원의 종별, 규모, 운영형태에 따라 보고체계는 다를 수 있음.

4 내부고발 접수건에 대한 자료를 수집 분석한다.

5 감사일정에 의한 부서별 감사업무를 수행한다.

6 감사실시에 대한 감사자료를 분석한다.

10-4 감사결과보고서 작성

{ 학습목표 } 병원회계기준에 따라 감사지적사항에 대하여 결과보고서를 작성하고 사후조치를 취할 수 있다.

필요 지식

1. 감사결과보고서

1) 감사보고서의 개념

감사보고서(監査報告書)는 감사인이 실시한 감사의 결과를 기재한 문서이다. 감사보고서의 내용과 형식은 감사의 목적이나 계약에 따라 다르지만, 크게 나누면 3가지가 있다.

(1) 단문식 보고서(短文式報告書)

공인회계사가 실시한 재무제표(財務諸表)의 감사결과를 단문형식으로 보고하는 것으로 그 내용은 감사범위와 감사의견으로 나누어지고 그 형식은 정형화(定型化)되어 일반에게 모두 공개된다.

(2) 장문식 보고서(長文式報告書)

감사결과를 상세히 보고하는 것으로 그 내용은 감사목적에 따라, 예컨대 감사의 대상으로 된 재무제표에 관하여, 또는 회계처리의 절차나 회계조직에 관하여, 그 실체(實體) 또는 현황(現況) 및 이에 대한 의견 · 권고 등을 상세히 기재하는 것이 보통이다. 정형화된 형식은 없고, 공개되지 않는다.

(3) 특수보고서

특수한 목적을 위한 감사보고서이며, 융자할 거래처의 신용감사 등의 결과를 보고하는 것이다.

2) 감사보고서의 원칙

감사인은 감사결과를 다음의 원칙에 따라 보고하여야 한다.

원 칙	내 용
① 적시성	감사보고를 지연 보고하여 감사성과를 저해하거나 수감부서의 업무처리에 지장을 주지 않도록 적기에 작성한다. 즉 감사보고서의 작성 또는 보고의 시기가 그 활용시점과 맞아야 한다는 것이다.
② 완전성	감사목적달성에 모든 정보를 포함한다.
③ 간결성	전달하고자 하는 내용만을 간략하게 나타내고 필요이상으로 길거나 불필요한 반복을 피한다. 또한 보고내용과 서식 등이 간결해야 함을 의미한다.
④ 논리성	논리적이고 이해하기 쉬워야하며 애매모호한 표현이나 일반화 되지 않은 약어나 전문용어 등은 피한다.
⑤ 정확성	수집된 감사증거에 기초하여 정당성을 입증할 수 있도록 올바르게 기술한다.
⑥ 공정성	수감부서의 변명, 반론 등을 감안하여 공정하게 작성한다.

3) 감사보고서 용어의 정의

감사결과 개별 지적사항에 대하여 당해 지적사항의 내용에 적합한 처분(요구)을 선택적으로 적용한다.

구 분	내 용
변상판정/변상명령	회계기준 등의 규정에 변상책임이 있다고 인정이 되는 경우
징계 또는 문책	법령 등에 규정된 징계 도는 문책사유에 해당되는 경우
시정	감사결과 위법 도는 부당하여 추징. 회수. 보전. 환급. 또는 원상복구 등이 필요하다고 인정되는 경우
주의 또는 경고	감사결과 위법 또는 부당한 행위라고 인정되거나 그 정도가 징계 또는 문책사유에 이르지 아니하고 경미한 경우
개선	감사결과 법령상. 행정상 또는 제도상 모순이나 불합리한 사항이 있다고 인정되는 경우
권고	감사결과 문제가 있다고 인정되는 사항에 대하여 대안을 제시하여 감사대상기관의 장 등으로 하여금 개선방안을 마련하게 할 필요가 있는 경우
통보	감사결과 특정인 등의 비위사실이나 위법. 부당사항 등을 다른 처분9요구)으로는 부적합하나 감사대상기관의 장 등에게 알릴 필요가 있다고 인정되는 경우

4) 병원의 감사보고서

병원의 감사보고서에는 내부감사보고서, 외부감사보고서, 부서감사보고서, 회계감사보고서, 특별감사보고서 등이 있다.

2. 감사결과보고서 작성

1) 감사보고서에 포함되어야 할 사항

감사보고서(report of audit)에 포함되어야 할 보고서 내용은 다음과 같다.

① 감사목적, 감사범위와 방법

② 관련규정의 준수여부와 내부통제에 관한 평가절차와 그 결과

③ 감사를 통해 발견한 불법행위, 중대한 오류와 낭비 등 지적사항

④ 수감부서의 문제점에 대한 권고사항

⑤ 수감부서의 모범사례 또는 성과

⑥ 감사가 미진하여 추가로 감사가 필요가 있는 사항 등

그림 10-1 감사결과보고서 발표회

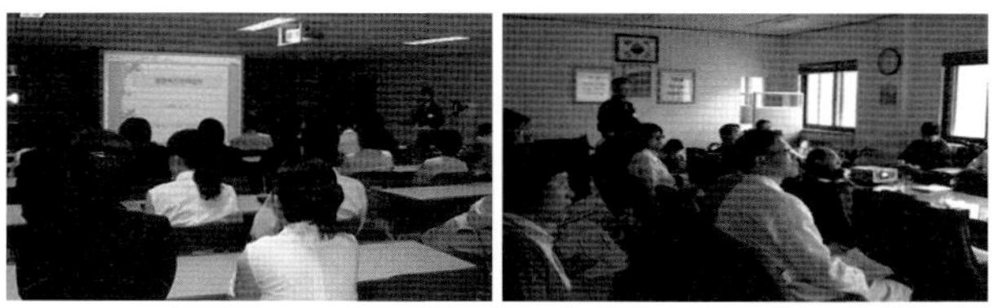

2) 보고서와 보고사항

감사인은 실지감사가 종료된 후 다음의 보고서를 작성한다.

(1) 감사보고서

감사결과 지적사항의 개요와 조치의견 등을 기술하여 감사에게 제출하는 내부보고서이다.

(2) 감사결과 처분요구서

감사결과 지적사항에 대한 구체적 내용과 조치할 사항을 내부 검토과정을 거쳐 수감기관의 장(이사장/병원장)에게 송부하는 보고서이다.

표 10-7 감사결과 처분요구서

연번	처분요구	요구사항	집행사항	미집행사유	향후집행계획	비고

3. 감사의 효과

감사의 효과로는 다음과 같은 사항 등이 있다.

① 행정운영의 개선향상 또는 공공책임성확보, 제한된 자원의 합리적 이용

② 감사과정에서 위법. 부당한 사항의 유무에 불구하고 자금을 예산 및 회계규정이 정한바 대로 집행하였는지, 내부통제제도 및 회계처리의 적정여부

③ 회계감사의 본질은 회계질서 문란으로 부정 및 오류가 발생되고 난 후에 그 결과를 적발하는데 있는 것은 아니며, 부정 및 오류의 발생을 예방하고 회계의 적정성 유지

④ 감사인이 회계 관계자에게 점검한다는 인식을 심어주는 것이 당해 업무수행에 있어서 신중함을 기하고 오류나 부정을 예방함에 더 효과적이다.

4. 감사결과의 사후관리

1) 사후조치결과보고

피감부서장 또는 관련부서장은 감사규정에 의한 통보된 사항의 사후조치 결과를 정해진 기일내에 감사주관부서에 보고하여야 한다.

2) 재심신청

피 감사부서에서는 지적사항이 다음의 각 호에 해당되는 경우에는 통보일로부터 2주일이내에 감사 주관부서에 재심을 신청할 수 있다. 또한 감사 주관부서는 재심신청을 받은 경우에 다른 감사인 파견조사 또는 피감사인 면담 등의 방법으로 재심사하여 필요한 조치를 하여야 한다.

① 입증자료가 위조 또는 변조된 것일 때

② 증거된 증언 또는 진술이 위조된 것일 때

③ 관련규정에 중대한 위반사항이 있을 때

④ 선례에 비해 부당히 가중되었을 때 등이다.

3) 사후조치 및 결과의 확인

감사주관부서장은 감사규정에 의하여 규정에 의한 사후조치 결과를 요구하여 확인하

고 감사사후관리대장에 기록하여 관리하여야 한다.

4) 감사서류의 보관

감사책임자는 감사계획서 및 감사보고서, 감사결과 통보문서와 제반 감사관계서류를 별도로 정한 문서규정에 따라 일정기간 보관하여야 한다.

5) 사고의 보고 및 처리

각 부서장은 업무와 관련된 사고가 발생하였을 때에는 관련 세칙에서 정하는 바에 따라서 24시간 이내에 감사주관부서에 신고하여야 한다.

6) 감사관련 서식

감사에 관련된 제반서식은 감사규정에 명시된 양식 또는 감사주관부서장이 작성하여 사용한다.

핵심다지기

1 감사보고서작성사항에 대하여 알아보고 작성한다.

일반감사보고서에는 다음과 같은 사항을 기재하여야 한다.

(1) 감사개요

감사의 종류 및 감사범위, 감사대상, 감사내용, 감사방법, 감사일정, 피감사부서장, 감사 착안사항 등

(2) 총평

피감사부서 조직의 적정성, 관리목표 수행도, 전략 등 전반적인 평가내용, 주요 지적사항, 피감사부서의 건의 및 애로사항

(3) 특기사항

주요한 문책, 변상이나 제도개선, 정책의 변경을 요하는 사항

(4) 일반사항

일상적으로 발생하는 문책이나 시정을 요하는 사항

(5) 참고사항

특기사항이아 일반사항에는 포함되지 않으나 최고경영층에서 경영판단에 필요로 하는 사항

(6) 감사인의 명단 등이다.

2 감사결과통보문서의 작성에 대하여 알아보고 업무를 수행한다.

감사책임자는 감사보고서에 대하여 결재권자의 결재를 받은 후 지적사항에 대하여 통보문서로 피감사 부서장 또는 관련부서장에게 통보하여 사후 조치토록 한다.

(1) 감사결과의 통보

① 문책 및 변상사항은 그 내용을 통보한다.

② 시정사항은 시정 후 재발방지 대책을 수립하여 기일 내에 감사 주관부서에 결과보고 한다. 주의사항은 향후 동일사례가 재발하지 않도록 주의한다.

(2) 개선요구

개선을 요구받은 부서장은 제도 및 운영상의 문제점을 개선하고 기일 내에 감사주관부서에 개선결과 및 추진계획을 통보한다.

(3) 사례전파

동일하거나 유사한 업무를 수행하는 부서에 참고하여 주의함으로써 동일사례가 발생하지 않도록 하는데 필요한 사항

3 감사결과는 감사를 실시 후 지체 없이 감사보고서를 작성 병원장(또는 이사장)에게 보고한다.

표 10-8 감사결과보고서

구분	종류	계획		실적		조치내용					
		대상 부서수	실시 연인원	대상 부서수	실시 연인원	시정	주의	개선	권고	모범사례	계
내부 감사	정기										
	특별										
	일상										

CHAPTER 11

병원조직문화 및 의사소통

11-1 병원의 조직문화

{ 학습목표 } 1 병원의 조직문화의 필요성과 구성요소를 알 수 있다.
2 병원의 바람직한 조직문화 만들기와 활성화방안에 대하여 기획할 수 있다.

필요 지식

1. 병원의 조직문화

(1) 병원의 조직과 문화

조직 활성화를 위한 여러 가지 활동에만 주력하면 조직문화의 기초 활성화는 확보될 수 있으나 병원내부의 실제적인 성과창출이나 병원비전에 적합한 여러 과제를 수행하기에는 어려움이 발생하고, 반면에 조직 활성화가 되어있지 않은 병원조직에 성과창출을 위한 전략적 과제만을 급격하게 추진하다 보면 조직문화의 기반이 확보되지 않아 근본적인 변화가 일어나기 어려울 뿐만 아니라 변화와 성과가 일어나더라도 미미할 가능성이 매우 높다.

병원의 조직문화 변화가 필요한 사항을 살펴보면 다음과 같다.

첫째, 병원장, 경영진이 변화를 이해시키기 보다는 중간관리자가 조직차원에서 변화의 방향을 이해시키고 교육시키는 것이 훨씬 성과창출에 유리할 수 있다. 또한 영향력이 높은 직급이니 만큼 모범 부서장과 변화에 반대되는 행동을 하는 부서장의 상대적인 관리가 필요하다. 그리고 이후 직원들이 갖는 기본적인 변화에 대한 거부감을 인정하고 이에 대응하는 자세 또한 필요하다. 변화로 인해 벌어질 상황에 대한 막연한 불안감이 직원들의 적극적 참여를 저해한다는 점을 이해하고 접근한다면 역시 실패율을 최소화할 수 있다.

둘째, 타 병원 조직문화에 대한 벤치마킹을 실시한 후 이를 받아들이는 병원들의 사례가 많다. 하지만 무엇보다 변화를 시작할 때 우수사례를 무조건 받아들이는 것은 의도하지 못한 효과를 얻을 수 있다. 타병원의 우수사례를 벤치마킹 할 때는 프로그램보다 이 프로그램이 갖고 있는 철학적인 본질에 초점을 맞추어 우리병원에 내재화하는 자세가 중요하며 겉모습만 단순히 모방했을 때에는 단순한 이벤트로 끝날 가능성이 매우 크다. 그리고 현재 우리병원에서 조직문화 관련 진행 프로그램을 추진하고 있으면 새로운 프로그램을 계속적으로 기획하는 것도 중요하지만 기존프로그램과의 연계성과 지속성을 갖는 것도 매우 중요하다. 새롭고 신선한 변화에만 치중할 것이 아니라 직원들에게 충분히 흡수되도록 시간의 여유를 가지고 지속적으로 운영하는 것이 바로 운영의 묘라고 할 수 있다.

(2) 병원 조직문화의 필요성

병원의 조직문화는 다른 어느 조직에 비해 다양한 조직문화를 형성하고 있지만, 병원의 조직성과에 기여할 수 있는 바람직한 조직문화 형성이 필요한 것으로 판단된다. 21C에 들어오면서 급속하게 변화되고 있는 사회적 환경에서 병원은 이러한 환경변화에 대응하기 위해 적절한 전략을 모색하고 있는 현실이다. 초창기에는 자본투자를 통한 병원경영의 효율화를 추구했다면, 지금은 자본 투자뿐만 아니라 경영기획과 인사관리가 더불어 중요시 되고 있다. 효율적인 인사관리가 이루어지기 위해서는 그 조직에서 적합한 인사배치가 이루어져야 하는데, 이때 고려해야 할 점은 조직문화유형을 파악해 볼 필요가 있다는 것이다. 병원은 수많은 직종으로 이루어진 집단으로 그 속에는 여러 가지 조직문화가 존재하고 있기 때문에 이를 감안하지 않고 인사관리가 이루어진다면 조직원의 직무만족에 영향을 미쳐 효율적인 병원경영이 이루어지기 어려울 것으로 예상되기 때문이다.

(3) 병원 조직문화의 구성요소

조직문화는 조직 구성원의 가치관과 신념, 규범과 관습 등 여러 가지 요소로 형성된다. 여기서 말하는 구성 요소란 조직문화를 형성하는 데 지속적 근원적 영향을 미치고 있는 요소를 말한다.

① 리더십

리더십(Leadership)이란 지도자로서의 지위 및 임무. 지도 및 지휘. 통솔력 및 지도력 등으로 이해되고 있으며 개인이나 집단의 목적달성과 관련이 있다. 따라서 리더십은 조직문화 창출에 있어서 가장 중요하고 큰 영향을 미치는 요소이다. 조직의 리더가 조직문화 창출에 적극성을 보여야 하며 그렇지 않으면 올바른 조직문화의 창출이 어렵다. 조직문화 창출을 위해서는 리더가 보다 빠르게 변화를 수용해야 한다.

② 조직구조, 팀, 업무설계

조직의 구조, 업무설계 그리고 책임소재에 따라 조직문화가 달라지게 된다. 바람직한 조직문화 창출을 위해서는 이를 뒷받침할 수 있는 적절한 조직 및 관리구조가 필요하다.

③ 업무시스템

조직의 구조만으로는 조직문화를 바꾸기가 어렵다. 새로운 조직문화 창출을 위해서는 업무시스템의 변화가 필요하다. 왜냐하면 업무시스템은 일하는 방법의 변화를 통하여 조직문화 형성에 영향을 미치기 때문이다.

④ 교육 및 회의

병원의 조직문화 중 교육 및 회의체, 위원회운영은 매우 중요하며, 문화에 영향을 미친다.

⑤ 개인과 조직의 능력

새로운 업무시스템은 구성원들에게 새로운 기술이나 능력을 요구하게 된다. 조직구성원들이 이러한 요구를 수용할 수 있는 능력이 없으면 새로운 조직문화 창출이 어렵다. 지금까지 조직에서는 각 개인의 능력을 중요시하는 문화가 주를 이루었으나 최근에는 점차 조직에서 팀의 역할이 강조되고 있으며 팀 구성원으로서의 역할에 대한 새로운 교육과 내부 프로그램 개발이 필요하다.

⑥ 보상체계

조직문화 창출은 보상체계와 연계되지 않으면 쉽게 이루어지지 않는다. 보상체계는 조직문화가 추구하고자 하는 방향과 일치되어야 한다. 고객 지향적인 문화를 창출하고 싶으면 보상체계가 고객 지향적인 활동에 더 많은 보상을 해줄 수 있도록 설계되어야 한다. 또한 보다 효율적인 보상을 위해서는 조직이 끊임없이 새로운 보상체계를 개발하여야 한다. 왜냐하면 보상방법은 일정한 기간이 지나고 나면 그 효과가 반감되기 때문이다.

⑦ 의사소통

의사소통(Communication)은 조직문화를 결정하는 중요한 요인으로 작용하며, 조직에서 의사소통은 여러 가지 형태로 나타나는데 회의나 문서, 이메일, 전화 등의 소통이 있다. 공식적인 의사소통이나 비공식적인 의사소통이냐에 따라 조직문화 형성에 미치는 영향이 달라지게 된다. 특히 조직의 계층 간 의사소통은 조직문화를 결정하는 데 중요한 영향을 미친다.

그림 11-1 조직문화의 구성요소

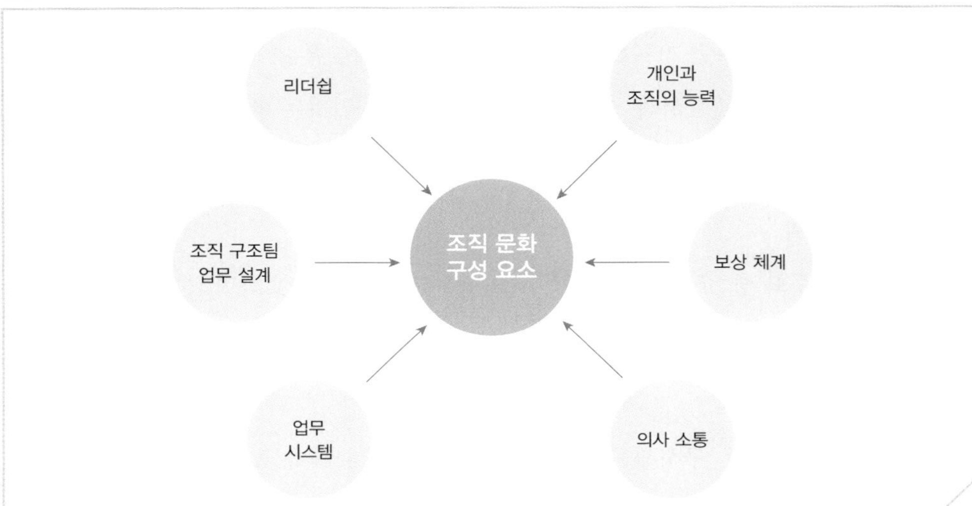

(4) 조직문화 구축

병원의 조직문화는 인간관계의 가장 기본적인 질서와 예의범절을 갖추는 것부터 시작된다. 조직 구성원들은 서로 관계를 맺으며 조직이 정한 가치를 추구하는 존재이기 때문이다. 따라서 구성원 상호간에 생활방식을 수용하고, 서로 예의를 지키며, 배려하고, 상대방을 존중하고, 이해하는 정신이 필요하다. 조직문화의 구축을 통하여 얻고자하는 1차적인 목적은 생산성 향상이며 궁극적인 목적은 지속가능한 경영이라고 할 수 있다.

① 조직문화는 구성원들에게 일체감과 정체성을 갖게 한다.

조직문화는 구성원이 미션과 비전, 핵심가치는 물론 행동규범 및 강령, 규정 등을 공유하여 일체감을 갖도록 하며, 외부환경의 변화에 정체성과 동질감으로 하나 된 모습의 결속력을 이끌어 내기 때문이다.

② 조직문화는 구성원의 관심을 한곳에 집중할 수 있도록 해 준다.

조직문화는 구성원들이 각자의 이익보다 조직의 발전을 위하여 몰입할 수 있도록 해준다. 애사심과 주인의식을 갖고 병원의 목표를 위하여 자신의 모든 노력과 능력을 다하고자 하는 마음을 이끌어 내도록 하며, 병원 발전을 함께 도모한다는 동질감을 갖게 하기 때문이다.

③ 조직문화는 구성원 사이에 협력과 화합을 이끌어 낸다.

조직문화는 구성원 사이에 협력과 통합을 통하여 일체감을 갖게 해주며, 조직문화가 강한 병원은 리더십이 뛰어나 목표달성과 구성원들의 몰입도를 향상시켜 주고 이직률도 낮게 나타나 조직의 안정성이 높아진다.

④ 조직문화는 구성원들에게 강한 행동 지침을 제공한다.

조직문화는 구성원들에게 일정한 상징적 의미를 부여하여 구성원으로 하여금 일관된 행동을 할 수 있도록 해준다. 따라서 위기상황에 대한 대처능력을 높여주고 구성원들의 행동을 예측할 수 있도록 해주며 구성원들의 행동을 엄격히 규제하는 규정이나 규칙과 같은 효과를 발휘하기도 한다.

(5) 조직문화 구축을 위한 성공요소

병원에서 성공적인 조직문화를 구축하기 위해서는 세 가지 측면에서 고려하여야 한다.

첫째, 경영자의 확고한 경영철학이 있어야 한다. 경영자의 리더십에 따라 조직문화의 내용과 방향성이 정해지며 문화로 정착되기 때문이다. 조직문화의 형태는 모방할 수 있으나 그 속에 흐르는 정신은 경영철학으로부터 시작되어지기 때문이다.

둘째, 구성원의 공유된 가치관과 행동이 잘 갖추어진 조직문화는 동일한 현상과 사물을 보고 구성원들이 느끼는 가치가 같으며 반응하는 행동 유형 또한 같다. 공유된 가치가 없으면 구심력의 결여로 조직문화가 와해될 수 있기 때문이다. 공유된 가치관과 행동은 구성원 간 원활한 커뮤니케이션은 가능하게 해준다.

셋째, 지속적인 실행이 뒷받침 되어야 한다. 기업 및 병원마다 문화가 다른 것은 바로 지속적이고 반복된 실행의 결과에 기인한다고 볼 수 있다. 따라서 좋은 조직문화의 구축을 위해서는 목표를 정하고, 생각하고, 말하고, 행동하는 유형을 정한 다음 이를 지속적으로 실행하여 조직이 요구하는 목표를 달성하고 구성원의 몸에 익히도록 하여야 한다.

넷째, 병원의 조직문화 개선을 위한 목표는 능동적이고 주도적인 참여와 협업 및 배려의 의사소통 개선, 주인의식, 솔선수업의 고취가 요구된다.

(6) 조직문화의 기능

조직문화는 일반적으로 네 가지 기능을 수행한다고 한다.

첫째, 조직문화는 조직 구성원들에게 소속 조직 구성원으로서의 정체성을 제공한다. 즉 조직문화는 조직 구성원들이 일반적으로 공유하는 독특한 동질성을 제공한다.

둘째, 조직문화는 집단적 몰입을 가져온다. 조직 구성원들에게 조직에서 기대되는 행동의 유형 및 조직이 지향하는 바를 암시하여 구성원들의 행동을 정당화시켜 주므로 문화가 강한 조직에서는 구성원들의 몰입도가 더욱 높아지게 된다.

셋째, 조직문화는 조직 체계의 안정성을 높인다.

문화가 강한 조직에서는 동질성을 강화하기 위한 규범과 통제가 증가하게 되며 이러한 규범을 벗어나는 행동에 대해서는 제재가 가해지기 때문이다.

넷째 조직문화는 조직구성원들의 행동을 형성시킨다. 즉 조직문화가 일종의 학습 도구로서 해야 할 행동과 그렇지 않은 행동에 관한 해답을 제공하여 구성원들의 행동을 원하는 방향으로 형성시킨다.

(7) 병원의 조직체계 이해

① 병원과 조직체계의 정의

미국병원협회(American Hospital Association, AHA)에서는 '병원이란 조직화된 의료 및 전문병원, 병상을 포함하는 연구시설, 의료서비스, 그리고 지속적인 간호서비스로 환자의 진단과 진료를 수행하는 조직'이며, 병원의 조직체계란'병원의 업무와 기능의 배분, 권한과 책임을 통하여 진료의 성과를 달성하기 위한 직원의 활동을 합리적으로 조정하며, 업무를 체계적으로 분담하는 협동체계'로 정의하고 있다.

② 병원 조직체계에 영향을 미치는 주요인

병원 조직체계의 설계는 여러 요인을 감안하여 이루어지는데 그 중 가장 크게 영향을 미치는 요인은 경영자의 의지로 볼 수 있으며, 병원경영자의 의지에 영향을 미치는 요소로는 조직의 사명, 의료시장 환경의 변화, 조직 내부에서 일어나는 각종 변화, 조직 내의 권력의 역학관계 등을 들 수 있다.

(8) 병원의 조직문화에 직접 및 간접 영향을 끼치는 요소

병원의 경우에는 자본집약적인 조직 및 다양한 직종의 구성 등으로 인하여 조직문화에 영향을 끼치는 요소로는 병원의 경영이념(미션 및 비전, 핵심가치), 업무체계, 의사소통문화(의사직과 일반직), 병원의 CI, 부서장의 재량권(전결사항), 제위원회 활동, 회의체, Work shop, 보상체계 및 제도, 동아리 활동, 체육대회 및 야유회, 실명제(직원, 서비스, 간호 등), CS활동 및 의료의 질 관리 활동(QI), 인사운동, 교육(신입, 재직자, 직무), 인사제도, 후생복지제도, 리더십, 목표관리, 직원근무복, 병원문화와 근로환경, 노사문화, 제안제도 및 경진대회, 지역사회 및 봉사활동 등이 있다고 볼 수 있다.

(9) 경영이념

경영이념(Management philosophy, 經營理念)은 병원의 전 구성원이 공유해야 할 가치로서 병원의 사회에 대한 책임, 목적, 사명, 경영자세 등을 명확하고 간결하게 표명한 것으로서 병원내 · 외부에 일관되게 주장해 나가는 것을 의미한다.

(10) 실명제

실명제(實名制)는 사람들이 특정한 공간에서 활동할 경우에 자신의 실제 이름을 드러내게 하는 제도로서, 병원에서는 주로 직원실명제, 서비스실명제, 간호실명제 등이 있다. 따라서 병원은 업무처리의 투명성과 신뢰성을 높이기 위해 직원들의 사진 및 이름을 각실 앞에 부착하여 환우 및 보호자로 하여금 신원을 확인 할 수 있도록 하고 있으며, 또한 내원고객에 대한 편안함과 친절도를 높이기 위해 서비스 및 직원 실명제를 실시하고 있다.

(11) 권한위임의 확대

권한위임(Empowerment)이란 각 직급에서 꼭 필요한 사항이 아닌 업무에 대해서는 해당 실무자나 부서장에게 의사 결정권을 위임하는 것을 말한다. 특히 환자나 보호자를 대하는 접점부서 직원들로 하여금 환자의 불편 사항을 즉시 해결하게 하여 내부고객의 동기부여를 통해 만족도를 높이는 역할을 하게 된다. 이는 담당하는 직원이 책임감과 보람을 느낄 수 있는 좋은 방법이다. 권한위임을 통해서 최고 경영자를 포함한 모든 관리자들의 업무를 분석하고 권한 위임이 가능한 업무에 대해서는 적합한 직원에게 권한을 이양하게 된다. 권한을 이양할 업무는 표준화된 지침과 문서화가 필수적이다.

(12) 제안제도의 활성화

제안제도(Suggestion system)는 의료서비스향상이나 고객만족을 위해 필요한 아이디어를 전 직원으로 하여금 제안하도록 하고 이를 심사하여 우수한 제안에 대해서는 적절한 보상을 하는 제도를 말한다. 제안제도를 통하여 전 직원들의 업무에 대한 적극적인 참여와 창의적인 업무개선을 유도할 수 있다. 제안제도는 내부 고객들의 생각을 반영한다는 긍정적인 측면이 있으며, 이를 적절히 활용할 수 있는 내부규정이 필수적으로 구비되어야 한다.

(13) 동호인회 활성화 및 지원

병원의 동호인회는 같은 취미를 가지고 함께 즐기는 사람들의 모임으로서 각종 스포츠활동이나 문화활동, 취미활동 등을 말한다. 병원은 서로 다양한 직종들이 근무하며, 근무시간도 각기 상이하다. 따라서 이러한 동호인회 조직을 병원이 적극적으로 후원(지원)하게 되면 업무능력이 향상되고 참여의식이 고취된다고 알려져 있다. 병원에서는 동호인회가 일정요건을 갖추면 병원에서 활동경비를 일정 부분 지원해주고 경영진에서도 적극 참여하여 관심을 보여준다면 소속감과 애사심을 고취시키고 직원의 근무능력향상과 사기앙양에 기여할 수 있다. 병원의 동호인 종류로는 병원의 규모와 여건에 따라 다르겠지만 합창단, 등산, 낚시, 바둑, 음악활동, 볼링, 탁구, 축구, 테니스, 자전거, 사진반, 연극, 서예, 독서 등 다양하다.

2. 환자위주 업무프로세스 개선(문화)

(1) 프로세스의 개념

- 프로세스(Process)란 '일정한 목적을 달성하기 위해 관련 기능을 (최적의) 루트로 연결한 활동의 연속'으로 정의할 수 있다.
- 아래 그림과 같이 프로세스 내에 여러 활동(Activity)들이 모여서 하나 이상의 투입물(Input)을 가지고, 고객에게 가치 있는 산출물(Output)을 제공하고 가치를 창조하며, 조직과 기능 부문에 걸쳐 발생한다.

그림 11-1 프로세스 과정

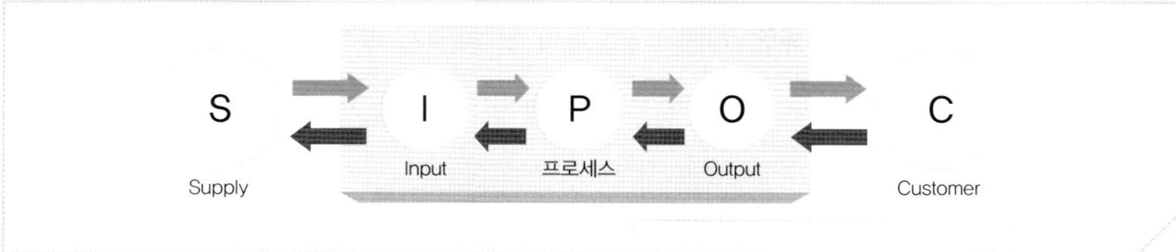

(2) 의료서비스에서의 프로세스의 중요성

의료서비스의 주요한 특성을 보면 다음과 같이 4가지로 요약할 수 있다.

첫째로 '무형성'으로 의료 서비스의 경우 고객이 서비스를 인지하기가 어렵다는 것이다. 둘째로 '비분리성'으로 의료서비스의 경우 서비스를 제공하는 동안 고객이 계속 참여하게 된다는 것이다. 셋째로 '변화성'으로 의료 서비스의 경우 서비스를 제공하는 사람, 시간, 장소에 따라서 서비스의 질의 차이가 발생하는 특징을 가지고 있다. 마지막으로 '소멸가능성'으로 의료서비스의 경우 일반제품과 달리 재고로 보관할 수 없기 때문에 수요와 공급 간의 조화를 이루기가 어렵다.

이러한 의료 서비스의 주요한 특성으로 인해 병원의 경우 프로세스에 대한 관리가 더욱 중요하다. 병원의 서비스를 고객이 평가하는 기준도 결국은 프로세스의 품질이라고 할 수 있다. 따라서 병원의 프로세스를 개선하기 위해서는 우선 전체 프로세스를 한 눈에 볼 수 있도록 세분하여 프로세스를 시각화하고, 개선대상 프로세스 및 상세 업무활동을 도출하고 관련부서 워크숍을 통해 개선방안을 도출하고 실행하여야 하며, 병원의 조직문화와도 관련이 있다고 볼 수 있다.

핵심 다지기

1 병원의 조직문화의 필요성 및 구성요소에 대하여 알아본다.

(1) 필요성

병원은 다양한 직종이 근무하고 조직관리가 복잡하지만 의료의 질 향상과 지속적인 서비스향상이 필요하기 때문에 조직문화형성이 매우 중요하다.

(2) 조직문화의 구성요소

경영이념, 업무시스템, 리더십, 의사소통, 회의 및 위원회 운영, 동호회 활동, 업무프로세스, 보상체계, 조직의 구조, 업무설계, 체육대회 및 야유회 등 다양하다.

2 병원의 조직문화를 확립하기 위한 마음가짐(좋은 병원을 만들기 위한)에 대해서 알아본다.

3 병원의 회의체 및 위원회 운영실태를 조사하고 개선방안을 강구한다.

■ A병원의 회의 및 위원회 운영에 대한 경영진단사례(약 200병상 중소병원)

(1) 현 실태 및 문제점

진료과장 회의(주간/월간), 부서장 회의(주/월간) 등을 정기 및 부정기적으로 시행하고 있으나 효율적이고 체계화되어 있지 못함. 또한 인사위원회 등 여러 위원회가 조직되어 있으나, 인사위원회만 연 1회 개최한 것을 제외하고는 활동사항(안건토의 및 기록)이 거의 없음.

(2) 개선안

- 진료과장회의는 병원장 주관 하에 주 1회(월 1회는 모든 진료과장이 참여하는 합동회의)실시 하는것이 필요하며, 행정 및 간호부서에서는 행정지원(통계제공)을 하여야 한다.
- 부서장회의는 행정관리자 주관 하에 주 1회 정기적으로 실시하고, 월 1회는 모든 부서의 계장급 이상(수간호사 포함 중간간부 이상)이 참여하는 실무책임자회의(교육 포함)를 체계화할 것이 요구된다.
- 실무책임자 회의시는 회의 전 CS교육과 보험교육을 먼저 실시 후 회의를 진행하는 것이 효율적이다.
- 타 병원 회의내용을 참고하여 경영컨설팅 시 제안한 내용은 다음 〈표 2-3〉과 같다.
- 경영의 효율화 및 업무개선, 서비스 향상, 수익증대를 위해 "병원발전위원회"를 더욱 활성화할 것을 요구됨. (예 : 운영위원은 병원장, 행정관리자, 진료부장, 간호팀

장 등으로 구성. 조직 주1회 병원의 주요사항 토의 및 의료환경변화에 대한 대응전략 수립).

- 기 조직된 위원회는 위원장 주관하에 규정을 정리하고, 행정업무의 효율성 제고와 조직문화의 확립 및 원활한 의사소통체계를 위해 2~3개월 주기로 위원회를 개최할 것을 요망함. (예 : 응급실 및 수술실 운영위원회를 조직하여 진료의 활성화방안 등을 논의)

표 11-3 병원의 회의체(A병원 사례)

회의명	주관	일정 및 시간, 장소	회의방법 및 준비 자료	참석대상	간사(총무)	회의세무내용	비고
1) 월간직원조회	이사장(병원장)	매월 첫주 ( )요일 08:00 (강당)	구두 및 시청각 청취	전직원(의사, 간호직, 보건직, 사무직, 기능직)	총무 부서장	– 병원장 말씀 – 행정원장 말씀 – 병원주요사항 공지(총무팀장) – 경영, 친절, 성공사례, 5분특강 (명사) 청취 – 신입직원소개 – 각종시상	시청각 자료활용
2) 주간 팀장 회의	행정원장(부원장)	매주 ( )요일 08:00 (회의실)	구두 및 자료 배부 (지시, 보고, 토의)	행정원장, 총무팀장, 원무팀장, 심사계장, 대외협력팀장, 기획/홍보팀장, 약제팀장, 전산실장, 간호부(과)장, 시설팀장, 임상병리실장, 영상의학실장, 물리치료실장, 영양실장, 검진팀장, CS팀장 등(약 13~15명)	원무 부서장	– 업무지시 및 진행사항 check – 주간실적 및 수익증대방안 – 업무개선 및 서비스 개선사항 – 의료계 여건 및 동향보고 – 시설환경개선 및 주요안건 토의 등 – 부서별 실시 및 예정사항 보고 등	첫 주 월간 직원 조회시는 미실시
3) 월간 실무 책임자 회의 (확대 간부 회의)	병원장	매월 둘째주 ( )요일 17:00 (강당)	구두 및 자료배부 (지시, 공지보고, 토의)	상기대상직원+, 수간호사, 수술실장, QI/QPS/감염담당간호사, 자치활동반장(서비스, 환경개선, 자원봉사), 의사직 1명 (보직의사) (약 25명)	총무 부서장	– 병원장님 훈시 – 월간실적 및 수익증대방안 – 행정관리책임자(공지,설명, 자료배부 등) – 업무개선 및 서비스개선 방안, QI사항 – 건강보험교육 및 보건, 의료정보 – 각 부서 및 파트별 업무 개선보고, 부서별 협조 지원사항 – 의료계동향 및 시설환경 개선사항 등	대부분 병원 시행중 PPT 자료 준비활용

4) 주간 진료 과장 회의	병원장 (진료부원장)	매월 첫 주/격주 ( )요일 08:00	구두	전 진료과장 (약 25명)	진료 과장 중 1명	– 병원장님 주관회의 및 공지사항	월간 진료과장 회의시는 미실시
5) 월간 진료 과장 회의	병원장	매월 둘째주 ( )요일 18:00 (회의실)	구두 및 자료배부 (지시, 공지, 보고, 토의)	전 진료과장+행정원(부원)장, 간호부장 (약 25명)	총무 팀장	– 병원장님 말씀 – 공지 및 협조사항 – 진료실적 요약분석 및 수익증대방안 보고, 토의 (PPT 자료준비) : 행정관리 책임자 발표 – 병원주요통계지표보고 – 업무개선 및 진료지원사항 – 보험 및 수가관련사항 – 진료과장건의제안사항	대부분 병원 시행중
6) 월간 간호부 간담회	행정원장	매월 첫 주 ( )요일 16:00	구두 또는 자료	행정원장, 간호부장 및 전수간호사, 검진RN, 심사간호사 (15명)	선임 수간 호사	– 질 향상 및 서비스 개선 등 간담회 – 간호업무 애로사항	건의, 제안 등 토의
7) 병원 발전을 위한 자치 활동반	행정원장	매월 마지막주 ( )요일 17:30	구두 및 자료 배부, 토의	– 서비스개선활동반 위원장 및 간사 – 환경개선반위원장 및 간사 – 자원봉사활동반 위원장 및 간사	서비스 활동반 위원장	– 병원자치활동반 업무보고 및 계획, 실시사항 토의 – 병원발전 위한 제안, 건의사항 토의 – 주요활동실적 경영진께 보고	병원에서 부분활동 지원 필요

자료출처 : 2020년 G병원 경영진단 보고서(김회창)

4 병원의 조직문화 중 조직운영의 기본방침 및 조직관리의 운영방침에 대하여 조사하고 효율적인 운영방안을 강구해본다.

K병원의 병원컨설팅 및 경영진단시 제시한 내용(사례)

(1) 조직운영 기본방침

〈기본방침-1〉 상부관리조직의 의사결정권한과 집행권한의 명백한 분화를 통해 이사장(병원장) 책임경영체계로 전환한다.

〈기본방침-2〉 병원운영의 효율성을 제고하기 위해 조직구조의 비대화를 지양하되 상호견제기능을 고려하여 편성한다.

〈기본방침-3〉 행정관리부문을 일부 조정하여 조직체계에 맞는 권한과 책임을 부여하여 경영관리와 관련된 모든 업무를 처리하도록 자율성 부여한다.

〈기본방침-4〉 개편된 조직에 따라 부서별로 하부단위에서 담당할 업무를 명확히 규정하도록 직제규정을 개정한다.

(2) 조직관리 운영방침

〈관리운영방침-1〉 조직관리의 목적을 효율적, 효과적으로 달성하는 데 적합한 기본운영방침과 조직 및 인력관리통제시스템을 구축한다.

〈관리운영방침-2〉 인력활용 효율성의 확보 및 업무자동화와 경영정보체계의 운영

- 관리사무조직을 최소로 구성하여 운영하고, 외주가 가능한 직무는 최대한 외주용역 또는 임대로 운영
- 진료예약제도 및 퇴원예고제의 전반적 실시와 통합 서비스창구운영
- 원무, 인사, 재무, 회계, 물자관리 등 병원의 관리행정업무를 최대한 자동화
- 수준 높은 경영정보시스템을 개발하여 업무처리 및 의사결정 효율화를 도모
- 체계적인 운영관리시스템을 구축하여 포괄적 의료서비스의 제공으로 고객의 편익 도모

〈관리운영방침-3〉 주요회의체 및 위원회를 구성하여 운영

- 병원의 규모와 조직과 특수성에 적합한 회의체 및 위원회를 조직하여 운영

〈관리운영방침-4〉 규정의 체계적 관리 운영

- 병원의 운영과 업무에 관한 사항의 공식화는 규정에 의해 이루어지기 때문에 규정 준수가 필요
  - 규정의 종류와 규정사항은 업무의 통합조정효과와 업무수행의 융통성을 고려하여 결정하는 것이 바람직함.
  - 규정의 시행을 위해 세부사항을 규정할 필요가 있을 경우 지침 등을 제정해야 함.

5 병원의 프로세스 개선활동 사례에 대하여 조사하고 성공 사례를 알아본다.

(1) S의료원의 표준진료지침 개발을 통한 비용절감 사례

- 환자에게 제공되는 의료서비스의 질과 양에 관계없이 질병군 [또는 환자군] 별로 미리 책정된 수가에 의해 진료비를 상환하는 제도인 질병군 포괄수가제 DRG (Diagnosis Related Group)에 따른 수익감소를 개선하기 위한 프로세스 개선 활동을 추진함.

- 질병군별로 표준진료지침을 진료과내 스탭협의를 통해 개발하고 개발된 표준진료지침에 대한 내부직원 교육을 실시하고 환자대상 설명도구를 개발함.
- DRG결정 프로세스를 개선하여 주기적으로 변이여부를 반영하도록 하였으며, 진료과별 의사별 DRG수익 통계를 상시적으로 확인할 수 있도록 시스템을 개발하여 의사들의 DRG에 대한 관심을 유도함.

(2) D의료원의 환자 만족도 향상을 위한 프로세스 개선사례

- 서비스를 전달하는 고객접점부서 직원들과 회의 토론을 거쳐 응대가 부족한 직원 서비스 질을 높이기 위해 응대 매뉴얼을 제작하고 교육을 실시함.
- 외래 검사 및 진료 프로세스를 개선하여 절차를 간소화하였으며, 병원이용 전반에 걸쳐 병원이 낯선 초진 환자분들을 쉽게 식별할 수 있도록 해 보다 더 자세하게 안내를 함으로써 편안하게 진료를 받을 수 있도록 함.

6 병원의 조직문화에 대한 운영실태를 조사해보고 문제점과 개선방안(활성화방안)을 강구한다.

(1) B병원의 조직문화 운영실태(경영진단 사례조사)

- ■ 커뮤니케이션, 주인의식, 환자중심의 조직문화, 동아리활동, 봉사활동
- 병원실태의 분석 및 부서장 면담결과 병원 내 커뮤니케이션기능은 원활하지 않은 것 으로 조사됨. 특히 제위원회가 활성화되지 못하여 의사직과 관리직종 간 의사소통이 미흡한 것으로 조사되어 위원회운영의 활성화가 필요함
- 동아리활동(취미활동반)은 운영하고 있으나 활동사항은 미흡하여 병원의 지원확대가 필요함.
- 제반 업무시스템 중 외래진료 시스템은 환자중심으로 되어 있지 않아 고객들이 불편하여 고객위주 프로세스개선이 필요함(각 진료과 환자접수창구, 퇴원예고제실시 미흡, 외래진료 Flow Chart 등)
- 외부강사 초빙교육 및 work shop(직원, 간부, 진료과장), 직무능력향상 외부교육, QI 경진대회 등은 경영의 효율성 제고 및 조직문화 확립을 위해 필요하나 실시가 미흡하여 확대실시가 필요함.
- 아침근무 전 친절다짐운동의 생활화 및 고객만족도 향상방안에 대한 CS 활동 강

화가 필요함.

- 원무팀 직원의 친절다짐운동 및 고객만족도 향상을 위한 전화예절, 응대예절, 안내예절, 설명강화에 대한 교육강화 및 활성화가 필요함.

7 병원의 바람직한 조직문화 조성의 실시 및 캠페인 사례를 조사해본다.

(1) A병원 사례

서울의 A병원은 '끊임없는 도전과 열정으로 높은 수준의 진료, 교육, 연구를 성취함으로써 인류의 건강한 삶에 기여한다'는 미션을 토대로 일하기 좋은 기업의 비전을 구체화하기 위해 바람직한 조직문화(GWP) 구축이란 전략을 선정하고, 병원 조직문화를 전담하는 조직(팀)을 운영한다.

또한 직원의 애로 · 건의사항 등을 듣고, 원활한 의사소통을 위해 양방향 커뮤니케이션 채널을 지속적으로 확보하고 있다. 커뮤니케이션 채널로는 'VOC', '열린 원장실', 선택적으로 '부서별 자체 GWP 모임'을 운영하고 있다. 이와 함께 내외부 고객 만족도를 높이기 위해 'GWP 운영위원회'를 운영한다. 사내 안팎의 다양한 의견은 취합돼 GWP 운영위원회에 상정과 논의 과정을 거친 뒤 최종적으로는 병원장에게 보고되며, 사안별 피드백이 되는 시스템을 구축했다.

A병원은 직원들이 일터에서 겪는 다양한 정신적 · 심리적 스트레스를 해소하고 일하기 즐거운 일터를 실현하기 위한 '마음지기 프로그램'을 실시하고 있다. 또한 스트레스 자가측정장비를 설치해 직원들이 자유롭게 자신의 스트레스 정도를 측정할 수 있게 했으며 주기적으로 특강을 실시해 직원들의 스트레스를 관리하고 있다.

또한 직원 안전 위해 요소가 발생했을 때 직원안전매니저가 출동해 직원을 보호할 수 있게 'Employee Safety Manager(근로자 안전관리)' 제도를 실시하고, 직원의 과도한 스트레스를 받아 휴식이 필요할 때 휴가를 부여하는 힐링 휴가제도를 도입했다. A병원은 리더십이 조직문화를 좌우하는 절대적 요소라는 점에 착안해 경영진, 주요 보직자, 부서장을 대상으로 본인, 상사, 동료, 부하 등에게서 360도 다면진단을 실시했다.

또한 A병원은 한국능률협회컨설팅(KMAC)이 발표한 2012년 '한국에서 가장 일하기 좋은 기업' 종합병원 부문에서 1위에 선정됐다고 밝혔다. 한국능률협회컨설팅(KMAC)은 지난 3월부터 약 석 달 동안 산업계 근무자와 인사관리 전문가 4,204명을 대상으로 설문 조사를 실시한 결과 이 같이 나타났다고 밝혔다. 한국능률협회컨설팅은 설문조사를 통해 일하기 좋은 기업의 구성요소인 기업의 비전과 인재관리 시스템, 기업문화 등과 구성원의 몰입도 및 전반적인 행복수준을 평가하는 '일하기 좋은 기업지수'를 산출했다.

(2) K병원사례

00병원은 조직활성화와 재도약 실현의 일환으로 '바람직한 조직문화 조성' 캠페인을 실시하였다. 이 캠페인의 중점실천사항은 상호신뢰, 관리, 서비스 등 3가지 측면에서 의료직군(교원, 전공의), 진료 지원직군, 간호직군, 행정직군 및 공통 실천사항별로 우선순위에 따라 9개씩 확정됐다. 전체 교직원이 실천해야 하는 공통 실천사항 중 1차 중점 실천사항을 살펴보면 '고객의 눈높이에서 항상 배려하고 양보한다.', '기관에 대해 부정적인 표현을 하지 않는다', '기관의 목표를 공유하고 목표관리에 따라 업무를 추진한다.' 등의 내용이다.

이해와 실천이 쉽도록 구체적이고 업무 밀접도가 높은 항목으로 선정됐으며, 이를 통해 내부 직원들은 물론 외부 고객 만족에도 기여하게 된다. 또 QI팀, 간호부 등에서 지속적으로 실시하는 '고객만족, 질 향상' 등의 캠페인 및 의료원의 이념실천을 위한 행동규범과도 효과적으로 연계하여 추진할 수 있어 00병원 조직문화 개선에 시너지 효과를 마련하는 계기가 되었다.

(3) 병원의 서비스 실명제

① M병원

M병원에서는 9월부터 모든 병원 구성원이 책임감을 갖고, 서비스를 제공할 수 있도록 하기 위해 최근 '서비스 실명제'를 시작하였다. 원무과 접수 및 수납처에서부터 각종 검사실에 이르기까지 고객 접점 부서에 해당하는 모든 부서에 담당 직원의 실명을 부착키로 하였으며, 병원의 곳곳에 설치되어 있는 '고객의 소리함'을 통해 서비스 개선에 더욱 박차를 가할 예정이다. 현재 운영 중인 '고객의 소리함'을 통해 친절 및 불친절 서비스 사례에 대한 투명한 칭찬과 독려를 위한 의견들을 접수할 수 있도록 하였고, 병원 발전을 위한 다양한 제안 공간도 마련되어 있어 고객들이 병원의 서비스 제고 노력에 보다 능동적으로 참여할 수 있도록 하였다.

또한 부서별로 모범 의료기관 현장 방문을 통해 업무 시스템 개선에 착수하고 있으며,

'이달의 M인'을 선정하여 병원 내 친절과 격려를 통한 칭찬 문화를 좀더 역동적으로 승화시키는 계기가 될 것으로 기대하고 있다. 또한 전 직원이 환자 및 보호자를 최우선으로 하는 친절 뱃지도 부착키로 하였다.

M병원은 앞으로도 지속적인 친절 시스템 운영을 통해 고객을 먼저 생각하고 고객의 목소리에 귀를 기울이고, 친절 역량을 강화하는 동시에 나아가 환자 중심의 의료서비스를 제공하는 병원으로 거듭나기 위해 최선의 노력을 다하고 있다.

② K병원

K병원은 모든 병원 구성원이 책임감을 갖고 서비스를 제공할 수 있도록 하기 위해 최근 '서비스 실명제'를 시작했다. K병원은 주요 외래 진료실 및 병동 등 접점 부서에 해당 진료실 직원의 사진을 포함한 '고객의 소리함'을 제작, 부착했다.

'고객의 소리함' 상단에는 교수, 전공의, 의료기사, 간호사, 원무직원 등 해당 진료실에서 일하는 전 직원의 얼굴사진과 이름, 직종 등의 정보를 담은 개인별 카드가 부착되어 있다. 또 하단에는 '고객의 소리'와 '칭찬카드'의 두 종류의 카드를 비치, 고객들이 병원의 서비스 제고 노력에 능동적으로 참여할 수 있도록 했다.

'고객의 소리'카드는 업무처리의 신속성, 고객에 대한 친절, 병원 분위기 및 환경, 내부 편의 시설, 직원의 업무 지식 등 5개 분야에 대해 고객이 5점 척도(매우만족, 만족, 보통, 불만, 매우 불만)로 평가하도록 했다.

(4) 병원의 친절 · 우수직원 시상

많은 병원들이 고객소리함(추천) 또는 CS 활동을 통하여 매달 또는 분기별로 친절직원을 선발, 시상하여 직원의 사기앙양과 근무의욕을 향상을 도모하고 있다(예 : 이달의 친절. 우수직원).

8 병원의 조직문화에 영향을 끼치는 직접 및 간접 요인들을 알아본다.

9 병원에서 활동하고 있는 동호인회의 종류와 활동 사례에 대하여 알아본다.

11-2 의사소통 및 병원의 팀제

{ 학습목표 } 1 의사소통의 개념을 이해하고 효율적인 의사소통방안을 수립할 수 있다.
2 팀제의 의의와 장, 단점에 대하여 이해하고 도입을 기획할 수 있다.

필요 지식

1. 의사소통

1) 의사소통의 개념

(1) 정의

의사소통(意思疏通)은 사람의 의사나 감정의 소통으로 커뮤니케이션(Communication)이라고도 한다. '가지고 있는 생각이나 뜻이 서로 통함'이라는 의미를 지니고 있으며, 인간이 사회생활을 하기 위해서 가장 필수적으로 가지고 있어야 하는 능력이다. 상호간 소통을 위해 사용되는 매체에는 구어(口語)와 문어(文語)는 물론 몸짓, 자세, 표정, 억양, 노래, 춤 등과 같은 비언어적 요소들까지 포함된다. 따라서 의사소통은 사회적 관계 속에서 목표달성을 위한 정보나 아이디어의 전달 및 이해 과정으로서 사람들 간에 생각이나 감정 등을 교환하는 총체적인 행위로 송신인(Sender)과 수신인(Receiver) 사이의 교감(交感)이라고 할 수 있다.

(2) 조직의 의사소통 필요성

조직은 어떤 목표를 달성하기 위한 협동체제이기 때문에 원활한 의사소통은 한 조직의 필수불가결한 요건이다. 조직의 구성원들이 수행하는 기능은 서로 다르지만 그 기능들은 조직의 목표달성을 위한 상호 관련된 활동이기 때문에 항상 이런 활동을 통합하고 조정해야 하는데, 이 러한 통합과 조정은 의사소통이 없이는 불가능하다. 의사소통은 사회생활을 성립시키는 기초적인 조건이므로 이것이 원활하게 이루어지지 않으면 개인과 사회 모두 바람직하지 못한 결과가 야기된다. 개인으로서는 사회적 부적응으로 정서장애의 원인이 될 수도 있으며, 사회로서는 조직운영의 능률과 나아가 관계개선에 중대한 장애가 될 수 있기 때문이다

(3) 조직에서 이루어지는 의사소통

종적(縱的) 의사소통과 횡적(橫的) 의사소통으로 분류되며, 종적 의사소통은 다시 하향적(下向的) 의사소통과 상향적(上向的) 의사소통으로 분류된다. 하향적 의사소통은 조직의 계층구조에서 볼 때 상위자가 하위자에게 주는 의사소통 형태로 대부분의 조직에서 가장 많이 이용된다. 상향적 의사소통은 조직의 효과를 평가하고 의사결정을 내리는 데 필요한 정보를 제공해 주는데, 적절한 의사소통의 경로가 확보되고 감정적인 거리감이 없을 때에만 가능하다. 횡적 의사소통은 조직원 간 또는 분과 간의 수평적 관계에서 형성되는 것으로 하향적 의사소통에서 생기는 결함을 극복하고 조직행위의 일관성을 유지하는 데 필요한 정보를 제공해 준다.

(4) 감정이입

감정이입(Empathy)은 다른 사람의 입장과 느낌을 충분히 이해하고 그러한 이해를 그 사람에게 관련 지을 수 있는 능력을 의미하며, 의사소통에 있어서 감정이입기법이란 현장에서 고객의 행동에 대한 자세한 관찰을 통하여 수집된 정보와 자료를 분석하여 고객의 입장에서 의사소통을 수행함으로써 성공적인 의사소통이 이루어질 수 있도록 응용하는 기법을 말한다.

(5) 조직내 의사소통의 목적

① 명령 및 지시

조직에서 한 명의 부하라도 가지고 있는 감독자나 관리자의 중요한 역할 중의 하나는 조직의 목표를 달성하도록 부하직원들에게 영향력을 행사하는 것이다.

② 보고

지시에 대한 피드백으로서 특히 보건의료 현장에서는 제시간에 이루어져야 한다.

③ 정보의 교환

정보는 조직의 목표달성을 하는 과정에서 발생하는 수많은 의사결정의 기초이며, 직

원들은 정보를 믿고 일을 수행하며 조직에 몰입하거나 직무에 대한 만족감을 높이기 위하여 더 많은 정보를 요구하기도 한다.

④ 감정의 표현

의사소통 시에 사람들은 인간관계에 대한 감정을 표현하며 자신에 대한 정보를 상대방에게 제공한다.

(6) 의사소통의 형태

여러 관점에서 분류될 수 있지만 흔히 사용되는 분류는 다음과 같다.

① 자기완결적인 커뮤니케이션과 도구적(道具的)인 커뮤니케이션

자기완결적인 커뮤니케이션은 탄성이나 욕설 등 자신의 정서적인 흥분을 발산하는 것이 목적이어서 반드시 상대방의 반응을 예기하지 않는 것이고, 도구적(道具的)인 커뮤니케이션은 상대방에게 자신이 전달하고자 하는 바를 이해시켜 거기에 기대하는 반응이 일어나도록 하려는 것이다. 사회생활에서는 후자가 보다 중요한 역할을 한다.

② 퍼스널커뮤니케이션과 매스커뮤니케이션

퍼스널커뮤니케이션은 소수의 사람들 사이에서 보통 직접접촉에 의해 이루어지는 것이고 매스커뮤니케이션은 인쇄물이나 전파 등 매체를 통하여 동시에 또는 단시간에 다수의 상대에게 동일한 내용을 전달하는 간접적인 커뮤니케이션을 말한다. 커뮤니케이션에는 이와 같은 분류에 반드시 해당되지 않거나 또는 그 중간 정도에 위치하는 각종 형태가 있으며, 유언비어 같은 것이 그 특이한 예이다.

2) 의사소통의 구성요소

(1) 송수신자

커뮤니케이션의 가장 기본적인 형태는 2인의 송수신자(Sender-receivers) 혹은 몇몇 사람들 사이에서 일어나는 것이다. 내가 전하고자 하는 신호의 의미를 상대방이 이해할 때(혹은 상대방이 전하고자 하는 신호의 의미를 내가 알아차렸을 때) 커뮤니케이션은 성립된다. 이는 커뮤니케이션의 주체는 '나'이지만, 상대방의 관여가 없다면 무의미해진다는 것을 뜻한다. 그러나 사람들이 서로의 정보와 생각, 감정을 공유하는 행위는 일방향적으로 일어나지 않는다. 누군가 얘기를 하면, 이어서 다른 사람이 얘기하고 싶어진

다는 “캔터베리 효과(Canterbury Effect)“의 자연스러운 커뮤니케이션의 과정으로서 상호작용(interaction)이 중요하다.

■ **송신자 · 부호화 · 수신자**

① 송신자(전달자)

의사소통에서 송신자(Communicator)는 아이디어를 제공한다든지, 정보를 전하는 등의 의사전달을 시도하는 사람을 말한다.

② 부호화(암호화)

송신자는 전달하려는 내용을 부호화(Encoding)하여 메시지를 만든다. 송신자가 전달하려는 내용을 전달가능하고, 수신자가 가장 잘 이해할 수 있는 형태(예: 신호, 제스처, 그림, 숫자 등)로 변환시키는 과정을 부호화라고 한다.

③ 해독(해석) 및 수신자

수신된 메시지는 수신자(Receiver)에 의해 해석되고 그 의미가 제대로 받아들여져야 한다. 해독(해석)이란 수신된 메시지의 의도된 의미를 해석하는 것으로 송신자로부터 전해진 메시지를 수신자는 자신의 아이디어로 환원하게 되는데 해독작업이 정확하게 이루어져야만 아이디어가 송신자가 의도한 대로 정확하게 전파될 수 있다.

(2) 메시지

커뮤니케이션에 참여하는 사람들이 주고받고자 하는 것은 결국 ‘메시지(Messages)’다. 메시지란, ‘상대방을 이해시키려는 의도에서 만들어 내는 신호’라고 할 수 있다. 그러나 메시지는 한 가지 종류가 아니며, 반드시 언어를 통해 일어나지도 않는다. 물론 언어가 가장 손쉽고 효과적인 방편이긴 하지만 손짓이나 발짓, 얼굴 표정 등 비언어로 간단히 메시지를 만들어 보내거나 이해할 수 있다. 인간 자신이 목소리를 이용하거나(언어) 몸을 이용해서(비언어) 메시지를 만들어 내는 능력을 타고났기 때문에 가능한 일이다. 문자나 그림, 상징 등도 훌륭한 커뮤니케이션 수단이 된다.

(3) 채널

채널(channels)은 메시지가 이동하는 통로다. 송신자와 수신자에게 메시지를 도달하게 하는 방법인 것이다. 면 대 면(Face-to-face) 커뮤니케이션 상황에서는 음성과

시각이 주요한 채널이 된다. 매스 커뮤니케이션 상황은 우리에게 보다 익숙한 채널의 모습을 제시한다. 라디오, TV, 신문, CD, 잡지 같은 매스미디어가 바로 그것이다. 매스미디어는 오늘날 우리에게 쉴 틈 없이 메시지를 실어 나르는 중요한 채널이다.

(4) 피드백

피드백(Feedback)이란 송수신자가 서로에게 반응하는 것을 말한다. 만약 내게 누군가 농담을 하면 웃음을 띠게 되는 것과 같은 것이다. 우리는 서로에게 하루에도 수없이 많은 피드백을 하면서 살아간다. 피드백은 무엇보다 커뮤니케이션의 활력소가 된다는 점에서 중요하다. 상대방이 자신의 의견이나 감정을 공유하고 있다고 느끼게 만드는 확실한 단서로 작용하기 때문이다.

(5) 소음(잡음)

잡음(Noise)은 메시지를 정확하게 이해하는 데 방해가 되는 것을 말한다. 송수신자 사이에서 발생하는 잡음은 물리적 · 심리적 · 의미적 잡음의 세 가지 종류가 있다. 먼저 물리적 잡음은 실제 외부 환경에서 물리적으로 발생하는 잡음을 말한다. 복도에서 나는 시끄러운 소리 때문에 수업이 지장을 받는 경우를 생각할 수 있다. 심리적 잡음은 송수신자의 마음 속에 일어나는 잡념과 같은 것이다.

(6) 세팅

세팅(Setting)은 커뮤니케이션이 이루어지는 공간으로서, 커뮤니케이션에 중대한 영향을 미친다. 예컨대 강당과 같은 공적인 공간은 연설하기에는 적합하지만 사적인 대화를 하기 위해 만나는 장소가 될 수는 없다. 따라서 좀 더 친밀한 대화를 하기 위해서라면 서로 얼굴을 마주 대할 수 있는 작고 아늑한 공간을 찾는 것이 필요하다.

3) 의사소통의 방법

(1) 언어적 의사소통과 비언어적 의사소통

① 언어적 의사소통

언어적 의사소통은 언어를 이용한 의사소통으로서 구두(口頭) 와 문서를 이용해서 상호간에 의사소통을 하는 것으로 가장기본적인 요소는 단어와 문맥이다.

② 비언어적 의사소통

언어적 의사소통은 비언어적 의사소통을 수반하며 송신자가 대화 중에 보여주는 손짓과 몸짓은 바로 비언어적 요소이다. 또한 비언어적 의사소통은 문화와 매우 밀접한 관계를 맺고 있으며, 특정적인 비언어적 의사소통 행동은 관찰자의 문화적, 민족적, 인종적인 배경에 따라서 서로 다르게 해석될 수도 있다는 의미이다.

(2) 일방적 의사소통과 양방향 의사소통

① 일방적 의사소통

일방적 의사소통(One-way communication)이란 상대방의 입장을 고려하지 않거나 또는 송신자의 정보 송신에 대하여 피드백이 없는 것을 의미하며, 특정한 개인이 다수의 사람들을 상대로 일방적으로 자신의 의견을 전달하는 경우에 해당하는 것으로 강의, 연설, 설교, 프레젠테이션 등이 있다.

② 양방향 의사소통

양방향 의사소통(Two-way communication)이란 일방적의사소통과 반대되는 개념으로서 피드백과 상대방을 고려하는 상황의 의사소통을 말한다. 개인간에 주고받는 대화나 인사, 소개 또는 상담과 면담 등이 있다. 따라서 양방향 의사소통은 상대방에 대한 정보를 얻거나 상대방의 의사를 확인하는 데 매우 효과적으로 활용된다.

(3) 텔레커뮤니케이션

텔레커뮤니케이션(Telecommunication)은 라디오, 텔레비전, 전신, 전화, 인터넷, 전자우편(e-mail), 컴퓨터를 이용한 메신저 등 각종 원거리 통신수단을 이용해서 의사소통을 하는 것을 말한다.

(4) 프레젠테이션

프레젠테이션(Presentation)이란 시청각 도구를 활용하여 개인이나 집단의 의견 또는 생각을 공개적으로 발표하는 것으로 각종 세미나, 학회, 회의, 브리핑, 보고 등에서 널리 활용되는 기법이다.

4) 의사소통의 중요성과 기능

(1) 보건의사소통의 중요성

① 환자의 관계에 영향

고객의 불편 사항 중 많은 부분이 의료진의 의사소통과 관련되어 있기 때문에 환자의 질문에 대하여 예의바른 태도로 성심껏 답변과 설명을 하며, 또한 최선을 다하여 진료하는 모습과 진정으로 염려해주는 태도가 필요하다.

② 조직의 목표달성에 기여

의사소통은 조직 속에서 구성원들의 역할관계와 협동 작업을 위한 상호관계를 유지시켜주는 집단행동의 중요한 요소이며 성과에 크게 영향을 미친다. 조직은 구조상 조직을 지탱해주는 구조(Structure)와 기술(Technology), 일(Work), 수행하는 사람(Worker)으로 구성된다.

③ 조직의 성장과 발전에 기여

대부분 경영자들은 조직에서 그 어떤 요소보다도 의사소통이 중요하다고 강조하는데, 그 이유는 조직의 구조와 활동범위가 바로 의사소통 기술에 의해 영향을 받기 때문이며 조직이 구조적으로 발전하고 사업의 범위가 확장되기 위해서는 그 조직의 구성원들이 환경에 적합한 의사소통기술을 가져야 한다는 것을 말해주는 것이다.

④ 조직의 경쟁력 강화 및 만족도 제고

병원을 찾는 환자의 만족을 극대화시키고 성공하는 병원이 되도록 하기 위해서는 차별화된 고객만족을 목표로 경영자와 모든 직원 사이에 원활한 의사소통이 이루어져야 한다.

(2) 의사소통의 기능

의사소통의 기능에는 다음과 같다.

첫째, 조직의 방침을 조직 구성원에게 전파하며, 둘째, 직원의 불만을 제거하고, 셋째, 인간관계를 원활하게 하며, 넷째, 조직 구성원들의 사기를 진작시키며, 다섯째, 협동심을 고취시킨다.

5) 효율적인 의사소통

병원은 다양한 직종과 업무의 전문성으로 인해 상호지원 및 협조체계가 필요하며, 조직 구성원간의 원활한 의사소통이 이루어져야만 조직이 활성화되고 목표달성을 할 수 있다. 또한 내원고객에게 품격 높은 서비스제공을 위해 고객만족도 향상을 위한 직원과 내원고객 간의 원만한 의사소통의 유지와 관리가 필요하다. 의사소통은 병원의 조직문화의 형성에 있어서 매우 중요한 역할을 물론 병원의 성장과 발전에 기여도가 높으므로 병원경영기획을 담당하는 부서에서는 보다 효율적인 의사소통에 대한 방안수립과 지속적인 연구가 필요하다.

2. 팀제(team 制)

(1) 팀제의 개념 및 의의

현대사회는 개성화, 전문화, 급속한 변화 등으로 특징지어지는 세대이다. 21세기 기업의 환경 변화는 누구도 예측하기 힘들며, 특히 정보화 사회의 발전으로 인한 산업구조의 변화는 기업의 환경 변화에 새로운 패러다임을 제시하고 있다. 과거 조직이 효율성을 달성하기 위해 관리, 통제의 중요성을 강조했다면, 이제는 조직의 효과성을 추구하는 비전(vision), 전략, 지원을 중시하는 개념으로 바뀌고 있다. 따라서 팀이란 소수의 사람들이 상호보완적인 업무기술을 가지고 공동의 목표를 달성하기 위해 공동의 작업 방식으로 스스로가 상호 간 책임을 가지고 협동적으로 직무를 수행하는 집단이다. 팀제 아래에선 의사결정을 신속하게 할 수 있으며 부서를 융통성 있게 신설, 확장, 추가, 해체 할 수 있기 때문에 인력을 효율적으로 활용할 수 있고 조직 내 정보교환이 (전통 조직에 비해) 원활하다. 무엇보다도 집단 계층이 수평적(과거에는 수직적)으로 형성되어 있어서 팀원들이 의사결정에 참여할 수 있다. 이로 인하여 창의적인 아이디어가 발굴되고 팀원들에겐 의사결정과정 참여 결과로 더욱 더 강력한 동기부여가 이루어지게 된다.

(2) 팀제의 정의

조직 간의 수직적 · 수평적 장벽을 허물고 보다 자율적인 환경 속에서, 인재의 폭넓은 활용으로 경영자원의 효율성을 극대화하기 위해 내부운영에 유연성을 부여한 새로운 조직형태를 말한다. 따라서 경영환경의 변화에 보다 유연히 대처하기 위해 자신들이 책임

질 수 있는 공동의 목적, 업무수행목표와 일의 추진방법에 전념키로 한 소수의 상호보완적 경험 및 기술을 가진 사람들의 집단인 팀제가 오늘날 부각되고 있다.

즉, 팀제는 부(部)나 과(課)를 대신하는 조직체계의 하나로 각 기업(병원)마다 적용하는 방법에 다소 차이가 있지만 팀장은 과장부터 이사까지 여러 직급이 맡는다. 팀제는 최근 기업들이 경영혁신의 일환으로 도입하고 있는 경영기법으로 팀장에게는 인사권과 결정권 등의 강한 권한과 책임을 부여하는 대신 팀장 외의 직원은 팀원으로서 자기 담당 업무를 갖고 팀장이 그에 대한 모든 책임을 진다

(3) 팀제의 도입 목적

급격한 환경변화에 대응하기 위해 국내 병원조직에 환자중심의 의료서비스 제공과 경영의 효율성 증대를 위한 방안으로 병원조직에 팀제를 적용하여 병원조직의 활성화를 하는데 있다. 따라서 의료환경(정보화 사회의 확산)에 능동적이며 신속하게 대처할 수 있도록 종전의 수직적 조직인 부 · 과제를 수평적인 조직으로 전환하고 있으며, 이는 부 · 과제 조직구조가 고도성장기 때는 적합한 형태이긴 하나 지금과 같은 저성장기에는 부적합한 형태라는 것이다

(4) 팀제의 필요성

현대의 모든 조직은 급변하고 불확실한 환경 속에서 기존의 전통적 조직은 한계점을 노출하고 있어 경영혁신의 한 방법으로 팀제의 도입시행이 필요하다. 첫째, 조직환경은 불확실성 및 복잡성의 증대로 인해 고도의 정보창출 및 정보유통 능력이 요구되고 과업, 기능부문간의 유기적 상호작용이 요구된다. 둘째, 모든 업무가 서로 다른 명령체계를 갖고서 부문 간에 순차적으로 진행되고 또 많은 결재단계를 거치기 때문에 업무진행 및 의사결정의 지연 및 부문 간 갈등이 발생되고 있다. 셋째, 각 개인은 위계서열에 의해 정해진 위치에서 세분화된 업무를 정해진 절차나 규정에 따라 수행할 수밖에 없으므로 조직구성원의 개인능력의 활용이 제약되고 있다. 이러한 문제점을 해결하기 위한 조직대응의 한 방안으로 팀제의 도입이 필요하다.

병원에서는 팀제를 통하여 인력 및 자원의 효율적 재분배, 행정업무의 효율성 및 효과성 확보, 행정조직관리체계 재정립의 달성 등을 실현하여야 한다.

(5) 팀제의 장 · 단점

팀제의 장점은 다음과 같다. ① 높은 성과를 이룰 수 있고 ② 관리계층의 축소를 가져와 조직의 유연성을 제고, ③ 인력활용의 효율성 ④ 조직운영의 탄력성 ⑤ 의사결정의 신속성을 도모할 수 있다.

반면 단점은 ① 팀내 · 팀 간의 갈등현상의 야기 ② 팀워크 발휘를 위해 필요한 인화가 저해될 우려 ③ 팀원 간의 개인주의가 확산 가능성 ④ 감독 · 통제의 어려움 ⑤ 보상에 대한 적절한 기준의 부재 ⑥ 팀 내부의 운영문제 대두 등이다.

(6) 병원의 팀제

병원의 설립형태 및 병원의 규모와 기능, 병원의 조직형태 등에 따라 팀제 운영형태는 다르다.

① 대형병원

- 행정부서 : 인사팀. 총무팀, 기획팀, 원무팀, 보험심사팀(적정진료팀), 시설팀, 경리팀, 후생사업팀, 진료지원팀, 예산팀, 감사팀, 검진팀, 의료정보팀, 안전관리팀, 물류팀, 구매팀, 홍보팀, 교육연구팀, QI팀 등이 있다.
- 보건부서 : 진단검사의학팀, 영상의학팀, 특수검사팀, 핵의학검사팀, 재활의학팀, 의용공학팀, 의무기록팀, 영양팀 등이 있다.
- 간호부서 : 교육행정간호팀, 간호 1팀(외래팀), 중앙공급팀, 특수간호팀, 간호 2팀, 3팀(병동팀) 등이 있다.

② 중소병원

총무팀, 기획팀, 원무팀, 검진팀, 보험심사팀, 경리팀, 의료정보팀, 대외협력팀, 시설팀, 간호팀(외래,병동) 진단검사의학팀, 영상의학팀, 재활의학팀 등이 있다.

(7) 팀제의 평가

팀장은 팀 내부의 업무분장과 권한, 책임부여에 주도적인 권한을 행사한다. 또한 팀내 업무추진 단위에 대한 총괄적인 지원과 구성원의 육성을 책임지고 있으며, 고객과 대면한 실무자가 고객의 요구를 최대한 현장에서 충족시킬 수 있도록 업무능력과 의사결정권한의 범위를 일치시키고 팀별로 권한을 위양시키고 있다. 결재라인도 팀원→팀장→

행정책임자(사무국장, 본부장, 행정부원장 또는 행정원장)→병원장으로 결재라인을 조정함으로써 기존의 계장과 주임이 결재단계에서 제외되었다.

(8) 팀제의 성과

팀제 도입으로 전문성이 높은 직종의 경우 자율성이 증대되었으며, 과거보다 자율적이고 수평적이며 공동체의식이 확고한 기능횡단조직으로 운영되고 있다. 구성원들은 팀제를 비교적 긍정적으로 평가하고 있으며, 참여와 동참을 하고 있다. 팀제 도입 후 뚜렷한 경영상의 성과는 병원마다 제각기 상이하나 구성원들의 마인드가 기능 중심적, 고객지향적으로 전환되었으며, 결재라인의 단축으로 신속한 의사결정이 이루어지고 있다. 또한 보상체계로서 팀평가를 위한 평가체계를 구현하기 위해 객관성과 투명성을 보장하는 평가지표를 개발하고 이를 적극적으로 보상 및 시상제도에 반영하여야 한다.

(9) 팀제의 문제점과 개선방안

조직혁신의 방법으로서 채택되고 있는 팀제는 아직은 능률성과의 팀으로서의 기능이 미흡하다고 할 수 있으며, 보완과 개선이 필요하다. 즉, 외형상 팀제에서 요구하는 기본적 구조는 갖추고 있는 것으로 나타났지만 팀제에서 기대하는 환경적응성, 원활한 커뮤니케이션, 참여적 조직분위기는 조성은 이직 미흡한 상태이다. 그러나 팀제는 경영환경의 변화와 조직 패러다임에도 크게 영향을 미치고 있으며, 과거 조직의 효율성을 극대화하기 위하여 관리와 통제위주의 기법을 강조했다면, 이제는 조직의 효율성을 추구하는 비전, 전략, 지원 등을 중시하는 개념으로 전환되고 있기 때문이다.

3. 멘토 및 멘토링제도

(1) 멘토 및 멘토링

멘토(Mentor)는 경험이 없는 사람에게 오랜 기간에 걸쳐 조언과 도움을 베풀어 주는 유경험자를 일컫는 말이며, 멘토링(Mentoring)은 경험과 지식이 많은 사람이 스승 역할을 하여 지도와 조언으로 그 대상자의 실력과 잠재력을 향상시키는 것 또는 그러한 체계를 말한다. 병원의 멘토링제도는 신규 채용된 직원을 조직에 빠르게 적응시키기 위해서 각 부서의 부서장이나 경력직원이 공식적인 후견인이 되어 빠른 시간 내 안착할 수 있도록 도와주는 제도이다. 따라서 업무파악뿐만 아니라 인간관계 등에 대해서도 조언을 아끼지 않는다. 이는 신규직원의 업무향상에 도움이 되며 이직률이 낮아지는 효과가 있다. 직장은 임금수준이나 업무의 과다 등으로 시작하기도 하지만, 인간관계에서 오는 갈등으로 이직하는 경우도 많기 때문이다.

(2) 멘토링의 효과

조직 생활에 대한 경험과 업무 노하우가 풍부한 선배 직원이 직접 후배직원들을 지도하고 조언해주는 활동으로 조직이 전략적인 차원에서, 핵심인재로 성장할 가능성이 있는 구성원들을 집중적으로 관리, 지도, 조언함으로써 실적향상을 유도하는 인재육성 방법이다. 일상 업무현장에서 구성원간에 상호작용을 통해 학습이 이루어지기 때문에 교육효과가 우수하다. 최근 많은 국내기업 및 대학, 병원 등이 이러한 멘토링의 효과를 인식하여 신입사원 교육의 일환으로 멘토링제도를 도입하고 있다.

핵심 다지기

1 의사소통의 개념과 정의에 대해서 알아본다.

사람들 간에 생각이나 감정 등을 교환하는 총체적인 행위로서, 의사소통은 구어(Oral language)나 문어(Written language)를 통한 언어적 요소는 물론 제스처나 자세, 얼굴표정, 눈맞춤, 목소리, 억양 등과 같은 비언어적 요소를 통해서도 이루어질 수 있다

2 의사소통의 장애원인 및 갈등 해소방안에 대하여 알아본다.

(1) 장애원인

의사소통 장애(Communication disorders)의 원인으로서는 ① 의사소통 능력의 부족 ② 송신자 및 수신자의 태도 ③ 조직체계상의 차이 ④ 송신자와 수신자의 지식부족 ⑤ 시간과 정보량의 차이 ⑥ 상호 의사소통 욕구간 시간격차 등이 있다.

(2) 갈등의 원인 및 해결을 위한 노력

① 갈등

갈등(Conflict)이란 "둘 혹은 그 이상의 실체가 적대적인 심리적 관계나 적대적인 상호작용관계에 의하여 연결되어 있는 상황 또는 과정"을 말한다.

② 갈등의 발생원인

일반적으로 갈등은 자원의 희소성, 시스템의 복잡성, 정보의 불충분 및 환경의 영향 때문이라고 하지만, 의사소통의 부족이나 미숙은 조직에서 개인 간의 갈등을 일으키는 주요한 원인으로 지적되고 있다.

③ 갈등해결을 위한 노력

갈등해결을 위한 노력으로는 상호간 공감대형성과 행동의 조화, 상황에 대한 이해, 말의 속도 조절, 노사협력을 위한 보건의사소통 등이 있다. 공감성(Empathy)이란 개인적인 요구에 대한 배려, 고객에 대한 관심, 고객요구의 경청, 고객 지향적인 시간의 배려, 진심어린 서비스로 구성된다고 하였다.

3 병원의 효율적인 의사소통 운영사례를 조사하고 운영방안을 수립하여 실행한다.

4 팀제의 정의와 필요성에 대하여 알아본다.

한국 경영자 총협회가 1996년에 내린 정의를 보면 팀이란 "과거의 전통적인 조직 체계인 부 · 과의 조직을 업무의 개편을 통해 통합하거나 분할하여 과거의 팀으로 전환함으로써 팀장을 중심으로 업무가 이루어지도록 만들어진 조직"을 의미한다고 하였으며, Harris는 "구성원이 목표를 설정하고, 과업을 달성하기 위해 상호관계를 개발함으로써 공동목적을 공유하는 작업집단 또는 구성단위"라고 정의하고 있다.

① 팀제의 효과성 인식 : 사원들은 전통조직보다 팀제를 더 효율적 조직으로 보고 있으며 자신에게도 동기부여가 되고 업무의 질적 향상이 있다고 지적하고 있다.

② 자율성 증대 : 팀제도입으로 스스로 일을 처리할 수 있는 능력이 증대되었음을 물론 규정이나 방침에 얽매이지 않고 현장중심으로 업무처리를 하고 있다고 인식하고 있다.

③ 업무능력 향상 : 팀제는 업무프로세스의 시작에서부터 끝까지 자신의 책임하에 하든지 혹은 동료 팀원들과 협조를 하는 것이지, 상급자의 책임하에 지시대로 움직이는 것이 아니기 때문에 팀내에서 생활하다보면 업무능력이 향상될 수밖에 없다는 것이다. 따라서 업무에 대한 자신감이 증대되고 그 분야의 전문가로 변신할 수 있는데 이와 관련하여 긍정적 효과가 많은 것으로 조사되고 있다.

④ 팀 동조성 : 팀 효율성을 높이기 위해서는 무엇보다도 팀원 간의 협조적 분위기가 가장 중요하다. 서로 도움을 주고받을 뿐만 아니라 서로의 능력을 향상시켜 주어야 자신도 유리한데 이와 관련한 조사 결과도 역시 긍정적으로 나타나고 있다.

5 팀제의 도입 목적과 병원 행정조직의 팀과 역할에 대하여 알아본다.

(1) 팀제의 도입 목적

급변하는 의료환경과 병원 간 경쟁이 심화되는 환경 속에서 종전의 수직적 조직인 부 · 과를 수평적인 조직으로 전환하여 신속한 대응전략 실행과 서비스향상을 통해 궁극적으로는 경영목표를 달성하고자 하는 데 도입목적이 있다. 따라서 팀제는 최근 기업들이 경영혁신의 일환으로 도입하고 있는 경영기법으로 팀장에게는 인사권과 결정권 등의 강한 권한과 책임을 부여하는 대신 팀장 외의 직원은 팀원으로서 자기 담당업무를 갖고 팀장이 그에 대한 모든 책임을 진다.

(2) 병원의 팀(부서)

① 대형병원

- 행정부서 : 인사팀. 총무팀, 기획팀, 원무팀, 보험심사팀(적정진료팀), 시설팀, 경리팀, 후생사업팀, 진료지원팀, 예산팀, 감사팀, 검진팀, 안전관리팀, 의료정보팀, 물류팀, 구매팀, 홍보팀, QI팀 등이 있다.
- 보건부서 : 진단검사의학팀, 영상의학팀, 특수검사팀, 핵의학검사팀, 재활의학팀, 의용공학팀, 의무기록팀, 영양팀 등이 있다.
- 간호부서 : 교육행정간호팀, 간호1팀(외래팀), 중앙공급팀, 특수간호팀(수술, 중환자), 간호 2팀, 3팀(병동팀) 등이 있다.

② 중소병원

총무팀, 기획팀, 원무팀, 검진팀, 경리팀, 대외협력팀, 시설팀, 간호팀, 진단검사의학팀, 영상의학팀, 재활의학팀 등이 있다.

6 병원의 팀제 시행에 있어서 대형병원과 중소병원의 운영실태 사례를 조사해본다.

7 병원의 팀제 도입 · 시행으로 조직관리와 경영성과 달성에 성공한 병원에 대하여 알아본다.

8 병원의 조직구조에서 부 · 과장제와 팀제의 장 · 단점에 대하여 알아보고 정리해본다.

참고문헌

서적 및 연구보고서

1. 직업능력개발원/교육부(2014). NCS 병원경영기획. 병원경영평가, 직업능력개발원/교육부
2. 보건의료산업학회(2013). 병원경영개론. 현문사
3. 메가정보. 원가분석 및 원가계산보고서(2016), 메가정보시스템
4. 안상윤. 문상식(2012). 보건의사소통. 보문각
5. 김수배(2012). 실무중심의 병원마케팅관리. 현문사
6. 이성란(2008). 적정진료보장. 청구문화사
7. 김회창(2021). NCS를 기반으로 한 원무관리. 보문각(제3판)
8. 김회창(2014). NCS를 기반으로 한 병원경영실무. 보문각
9. 김회창(2018). NCS 기반 병원경영기획. 장솔출판사(3판)
10. 김회창(2020). NCS를 기반으로 한 건강보험심사청구. 보문각(제3판)
11. 김회창(2020). NCS를 기반으로 한 건강보험실무. 보문각(제4판)
12. 김회창(2020). NCS 기반을 위한 공중보건학. 보문각(제4판)
13. 김회창(2013). 건강보험청구실무. 보문각
14. 김회창(2014). 최신 의료보험실무. 장솔출판사
15. 김회창(2018). 건강검진실무. 보문각
16. 임환열, 김회창(2015). 전략적 병원경영. 장솔출판사
17. 김회창 외 28인(2020). 병원행정사/건강보험사. 보문각
18. 김회창, 임배만(2012~2016).병원경영진단 및 컨설팅 보고서. HM & Company
19. 김회창(2011). 진료비수익 및 미수금관리와 보험청구, 심사관리. 대한병원협회
20. 정기선(2005). 병원경영분석과 진단. 정우서적
21. 정기선, 임배만(2012). 병원경영학개론. 일지사
22. 정기선(2006). 병원재무관리. 대한병원행정관리자협회
23. 김수배, 이도연(2015). 원무관리론. 에듀팩토리
24. 병원행정연구회(2014). 병원행정사/의료보험사. 계축문화사
25. 김회창(2021). 국민건강보험론. 보문각
26. 유승흠(1994). 보건기획과 관리. 수문사

27. 문상식, 최만규(2013). 보건행정학. 보문각
28. 김회창(2019). 노인장기요양보험관리. 장솔출판사
29. 한국보건산업진흥원(2011). 병원경영분석. 한국보건산업진흥원
30. 의료행정연구회(2013), 원무관리, 현문사
31. 박병상(2012). 병원 CEO를 위한 개원과 경영. 도서출판 정다와
32. 서울대학교병원(2005). 병원행정실무편람. 서울대학교병원
33. 양옥렬 외 4인(2013). NEW 병원정보시스템. 메디시언
34. 대한의무기록협회(2015). 의료의 질 관리. 대한의무기록협회
35. 대한병원행정관리자협회(2010~2020). 연수과정교재. 대한병원행정관리자협회
36. 김회창(2020). 의료의 질관리. 보문각
37. 김회창(2020). 병원경영과 기획. 보문각
38. 대한병원행정관리자협회(2005).병원운영규정예집.대한병원행정관리자협회
39. 강이철(2012). 교육방법 및 교육공학의 입문. 양서원
40. 대한병원협회(2011).최신 병원경영기법 연수교육(자료). 대한병원협회/HM컴퍼니
41. 보건복지부(2020). 2019년 보건복지백서. 보건복지부
42. 보건복지부(2020). 2019년 보건복지통계연보. 보건복지부

사이트

1. 한국산업인력공단 http://www.hrdkorea.or.kr
2. 한국직업능력개발원 http://www.krivet.re.kr
3. 국가직무능력표준 : www.ncs.go
4. 서울대학병원: http://www.snuh.go.kr
5. 서울아산병원: http://www.amc.seoul.kr
6. 삼성서울병원: http://www.samsunghospital.com
7. 서울한솔병원: www.hansolh.co.kr
8. 비에비스 나무병원: http://www.vievisnamuh.com

9. 평택박애병원: http://www.bagaehospital.com
10. 한국보건산업진흥원: http://www.khidi.or.kr
11. 대한병원협회: http://www.kha.or.kr
12. 의료기관평가인증원: http://www.koiha.or.kr
13. 고용노동부: http://www.moel.go.kr
14. 교육부 http://www.moe.go.kr
15. 법제처 : http://www.moleg.go.kr
16. 보건복지부: http://www.mw.go.kr
17. 국민건강보험공단 : http://www.nhis.or.kr
18. 건강보험심사평가원: http://www.hira.or.kr
19. 네이버 지식 IN: www.naver.com
20. 다음 http://www.daum.net

찾아보기